Our Creative Brains

造物之脑

[荷兰] 迪克·斯瓦伯 著

包爱民 译

上海科学技术文献出版社
Shanghai Scientific and Technological Literature Press

果麦文化 出品

目录

音乐与大脑

大脑、职业和自主权

环境和受损的大脑

思考我们的大脑和我们自己

脑科学的新发展和对社会的影响

总体介绍

所有人都是不平等的。

——汉斯·加尔贾德（Hans Galjaard）博士、教授

大脑与环境

"肯定不仅仅是大脑。"这是神经科学家们经常得到的评论，而且他们早就听腻了。以巴黎的第一任主教圣丹尼斯（Saint Denis）的传说为例吧，丹尼斯被教皇克莱门特一世（Pope Clement I）派遣到高卢当传教士，而在公元250年左右，在如今被称为蒙马特的地方，丹尼斯被罗马当局下令斩首。丹尼斯对这个埋骨地感到不满，于是他捡起自己被砍下的头颅，在一个喷泉里洗了洗，然后带着它向北走了十公里，去往他为自己选择的安息之处。正因此，他被命名为圣丹尼斯，可见似乎没了大脑你仍然可以做很多事情。

如果问那些做出评论的人"肯定不仅仅是大脑"到底是什么意思，我们会被告知是我们忽略了行为产生的特定情境。但是，每一位神经科学家都知道，大脑是在与环境的持续互动中发挥作用的，这是他们所做研究的核心原则。

因此，这种批评是荒谬的。人类始终暴露于大量信息中，既有来自外部世

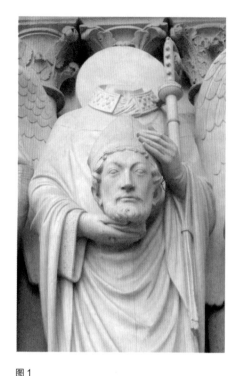

图 1

在许多教堂里，圣丹尼斯都被描绘为手捧自己的头颅，就像这里显示的巴黎圣母院的左门口的圣丹尼斯塑像。

界的信息，也有从他们自己的脑海中冒出的信息。创造力就是利用这些现存的信息制造出新的组合，以及从艺术、科学和技术的新发展中得到新的启示。就本书而言，我用"艺术"一词去代表富有创造力的表达，它们没有实用性，只是赋予我们审美上的愉悦。我意识到这个定义是有问题的。虽然我们能很快将艺术与美丽和愉快的情感联系在一起，但艺术有时也会是令人震惊或丑陋的。亚里士多德写道，人们会对自己害怕或感到恶心的事物的图像着迷，我们可以在艺术中看到这一点。

《造物之脑》（*Our Creative Brains*）这本书着眼于人类大脑的巨大创造力，这种创造力成就了我们的环境的复杂性。反过来，我们创造的文化环境又影响着我们大脑的发育和我们的行为。这本书提供了许多有关大脑和我们的文化与工作环境之间相互作用的例子。但我必须再度强调，这纯粹是因为我们拥有着创造性的大脑，这才得以促进我们的职业，用油彩和石头创作艺术，或者将振动转化成音乐和信息。创造性的大脑是科学见解的起源，也是新的医学疗法被研究出来的场所。因此，将大脑的创造力置于最中央、最重要的地位才是唯一合乎逻辑的。

身体的主要功能就是承载大脑。

——托马斯·A. 爱迪生（Thomas A. Edison）

位于中央的大脑

　　许多哲学家对我前一本书的书名《我即我脑》（*We Are Our Brains*）提出了异议。他们正确地将其描述为一个"部分整体论的谬误"，意思是这个表述混淆了部分和整体，因而是一种逻辑上的错误。然而，我当然是故意选择这个标题的，为的是强调我们的大脑在塑造我们是谁这件事上是多么的至关重要。我们的大脑决定了我们的性格、我们独特的潜力和我们的局限性。目前的临床移植手术表明，更换心脏、肺、肾脏或者其他器官并不会使一个人变成另一个人；然而，大脑关键部位的一点损伤却会使你完全变成另一个人。长在下丘脑的肿瘤可能会让你变成恋童癖，而丘脑部位的血管堵塞可以导致严重的失智症。

　　"我即我脑"这个概念的根本含义是，我们所有人都互不相同，因为我们每个人的大脑都是独一无二的。我们之间的差异始于我们从父母那里继承来的DNA的微小变异，而新的基因变异每时每刻都会出现。随着我们在与环境的互动中成长发育，我们之间的差异会变得越来越大。"先天决定还是后天决定"的争论早已过时。从最开始起，大脑的发育就百分之百地依赖于遗传与环境之间的相互作用。

　　创造性活动是一种学习过程，此时教师和学生同时存在于一个个体身上。

——阿瑟·科斯特勒（Arthur Koestler）

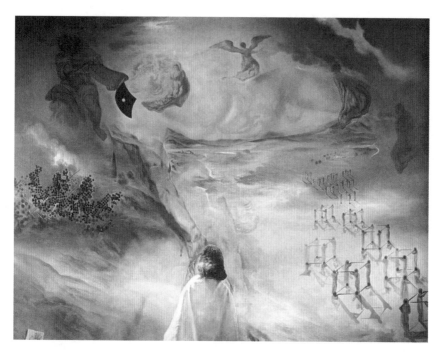

图 2

《半乳糖酸脱氧糖核糖核酸》(*Galacidalacidesoxyribonucleicacid*),或叫《向 1953 年发现 DNA 螺旋结构的沃森与克里克致敬》。这幅 1963 年萨尔瓦多·达利的画的标题是由达利的妻子的名字加拉(Gala)、达利 (Dalí) 和去氧核糖核酸(desoxyribonucleic acid,脱氧核糖核酸 deoxyribonucleic acid 的旧术语 DNA)组成的。这幅画隶属于达利的核神秘主义(Nuclear Mysticism,始于 1945 年广岛原子弹爆炸之后)时期作品。达利迷上了生命的基础脱氧核糖核酸(DNA)。不仅如此,他还说,每一半 DNA 都与另一半偶合,就像他和他的妻子加拉一样。

交流和创造力

人类是社会动物。如果没有社交网络,人类在受伤或疾病造成的应激情境下很难生存。社交排斥和社交孤立可以触发大脑的所有警报系统,而受到我们周围的人的重视则会产生强大的奖赏效应。

在人类的进化过程中,大脑体积增加的一个重要刺激因素是人类社会日益增长的复杂度。众所周知,在一个高度复杂的社会中,一夫一妻制的家庭生活需要付出巨大的努力，无论日子过得是好是坏。然而，我们离开社交互动是无法生存的。一个人可能遭受的最严重的惩罚是单独监禁，大家都知道，这种惩罚对精神病患者有着极其负面的影响。与此同时，研究脑部疾病究竟如何影响我们高度复杂和苛刻的社会中的人际相互作用也变得越来越重要。

人与人之间的有效沟通对于复杂社会的运作至关重要。随着人类的进化，我们发展出了特殊的交流方式：语言和文化。源于我们大脑创造力的冲动为我们的文化提供着源源不断的新式音乐、舞蹈、艺术、建筑和文学。艺术和科学一样，都处于我们大脑的创造性发展的最前沿。每一个创作过程都始于一个原创性的、具有想象力的想法。当科学家们探索着自己思维过程中的那些化学和物理部分时，艺术家们则通过艺术去探索心灵、探索自己的思想和感受。这两个世界的交汇之处是人们越来越关注的焦点。

近期的神经元计数技术将人脑归类为线性放大的猴脑。

——弗兰斯·德瓦尔（Frans de Waal）

创意的进化

在长期进化的过程中，对于我们作为个体和一个物种存续下去至关重要的一切——食物和性——都与脑内处埋奖赏和情感的系统连接了起来。就像为技术和科学发展做出贡献时那样，制作、欣赏艺术和音乐也能给我们带来愉悦感。食物、性、科学、技术、艺术和音乐向我们提供了进化的优势，但这并不是它们引起我们兴趣的原因。我们对其感兴趣的原因是我们认为它们具有吸引力、好玩、有趣或者令人愉快。我们将它们作为奖赏的形式，而它们也具有社会影响，它们支持着我们这个物种的存续和每一位个体的生存。科学和技术改变了社会，音乐和舞蹈则将人们聚集在一起，使群体相互凝聚。音乐的确可以对集体行动产生强有力的影响，那些风笛手带领苏格兰人参战是有充分理由的。

大约在 3 万年前，视觉艺术起源于全球的不同地方——因此似乎彼此独立。那时我们的大脑已经达到了 1500 克的重量。语言和音乐的发展则在更早以前，尽管在斯洛伐克发现的最古老的乐器只有 5 万年的历史。大多数最早的绘画描绘的是生存所必需的事物，它们传达了关于繁殖和获取食物（尤其是通过狩猎获取）的信息，也许还有精神感受。

宗教艺术直到几百年前还具有这种叙事性沟通的功能，能够向不识字的信徒们讲述《圣经》里的故事。中世纪的那些艺术向信徒们表明，尽管他们的生活艰苦，充满了考验和磨难，但是耶稣忍受了更大的无止境的痛苦。因此，信徒们必须专注于信仰、祈祷、坚持，而最重要的是按照教会的规定去生活，这样他们才能获得死后在天堂得到永生的奖赏。

对于那些不服从教会命令的人，绘画里也显示了这类被诅咒的人所能受到的最可怕的惩罚。惩罚的折磨不仅限于来世的痛苦，许多文化和宗教还将包括疯狂和癫痫症在内的疾病视为天神对那些违反规定者的惩罚。即使在当前的社会里这种观念至今仍然存在，它们藏匿于将脑部疾病视为禁忌和耻辱的念头之中。

创意的革命

大约 14000 年前，现在属于中东地区的人们开始饲养牲畜和种植庄稼，而我们的创意革命从中得到了动力。食物供应变得更有效率，因此人类能够越来越自由地从事其他活动。最早的汉字和楔形文字是在 5000 年前发展起来的，它们也相互独立。我们所知道的楔形文字中有 90% 与枣、谷物和羊的贸易有关，而目前也被破译出了可以称为文学的内容，以及宗教和科学文献。2000 多年前，一位巴比伦天文学家甚至设法使用复杂的几何学来追踪木星的轨迹。

随着社区的发展，人们越来越多地进行相互接触，并且能更加有效地分享信息。通过竞争与合作，人类共同的创造力导致了技术的快速发展。记录信息的技术被发明了，这样每一代人都可以将上一代人已经抵达的知识终点作为开始学习的起点。

更近一些年来，彻底的专业化以及更好的运输和通信手段的发展使得国际合作和竞争成为可能。因此，我们创造力的发展加速了。在很大程度上，18世纪后期的工业革命和此后的经济增长浪潮要归因于那些极富创造力的从事科学和技术的个体，他们的人数相对较少，但是他们的发明和创造却改善了全体人口的生活条件。

孩子们边玩边学。最重要的是，孩子们在游戏中学会了如何学习。

——O. 弗雷德·唐纳森（O. Fred Donaldson）

人类的大脑是非常了不起的。尽管大脑工作的基本机制都一样，但是我们比其他动物学得更多，而且做得更有效。对于类人猿来说，文化学习也至关重要。年轻的猿类通过模仿年长的同类来学会如何用棍子捕捉白蚁，或者如何用石头砸开坚果，因此有"猿类模仿"这种表达方式，意思是"复制"。社会学习，或者说向他人学习的神经生物学基础在于我们大脑中的镜像神经元。美国神经病学家维拉亚努尔·拉马钱德兰（Vilayanur Ramachandran）将镜像神经元描述为"塑造文明的神经元"。

我们能成为人类是因为我们拥有典型的人类大脑，人类大脑使得文化和自我反思成为可能。我们巨大的创造力体现在不断涌现的新技术和科学的发展上，也体现在将技术、创造力和情感结合在一起的艺术和音乐中。因为我们拥有巨大而富有创意的大脑，以及额外的脑细胞和细胞间的连接，人类比其他任何物种都能更好地适应不断变化的环境。此外，我们用大脑制造了工具和仪器，甚至创造了我们自己的复杂的文化、社会和语言环境，这些环境反过来又会以其

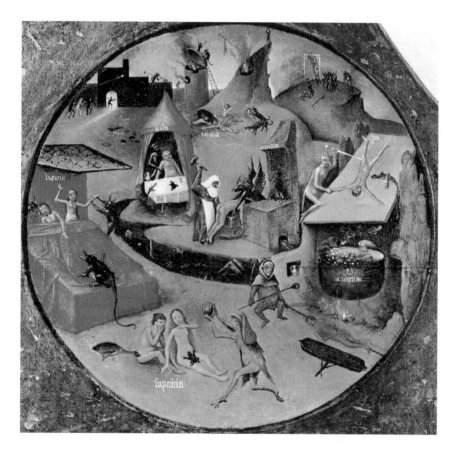

图 3

《七宗罪和万民四末》(*The Seven Deadly Sins and the Four Last Things*)的细节，显示了地狱。对于此画是否归属于希罗尼穆斯·博斯（Hieronymus Bosch）仍存有有争议。藏于西班牙马德里的普拉多博物馆。这个圆形的图像位于桌面一角。这是按照西班牙菲利普二世（Philip II）国王的要求制作的画作。1574 年，他命人将这幅画带到埃斯科里亚尔修道院（the Escorial）。我们看到可怕的恶魔在折磨罪人们，罪人们被咬断四肢，刺穿身体，被拖入地狱，而在地狱里这样的折磨将永远持续下去。有人认为博斯作品中的恶魔可能受到了麦角中毒引起的幻觉的启发。麦角中毒事件在中世纪经常爆发。麦角是一种长在潮湿黑麦上的霉菌，过度服用可以引起幻觉、癫痫发作和妄想。希罗尼穆斯·博斯就可能经历过这样的中毒。

特定的方式影响我们大脑的发展。当我们的祖先最初在五万年前开启了这个过程时，我们就成了现代人类。我们是我们的创造性的大脑。

这本书的目标

我即我脑，脑研究者迪克·斯瓦伯写道。我的同事弗兰克·科瑟尔曼（Frank Koerselman）对此做出了一个绝妙的比较，"这就像是在说每幅画都是由颜料组成的"。

——勒内·卡恩（René Kahn）教授，博士

是的，一切都始于画布上的颜料和观看画的人。然而无论上述引文在暗示什么，我相信一幅画并不仅仅是颜料。一幅画是一个艺术家灌注了他的思想、他的技术专长以及他的情感，从而向我们无声倾诉，并在我们自己的大脑中唤起情感的作品。结果，颜料变成了美丽、钦佩或者惊叹。艺术家使颜料栩栩如生，而在观画者与画作交流时，体验就产生了。正如一幅画不仅仅是画布上的颜料一样，大脑也不仅仅是一兜死气沉沉的分子。大脑由一个极其精致的、活生生的、有功能的细胞结构组成，这些细胞以极其复杂的方式彼此交流并与环境对话。

本书举例说明了我们的创造性大脑如何通过艺术、音乐、科学和技术来创造和改变我们的环境，以及环境如何影响着我们大脑的发育和功能。鉴于我们的大脑在这种相互作用中发育方式的复杂性，每一个人都会变得与众不同，我们有着对环境的不同兴趣和不同的反应。作为一个对这些内容感兴趣的门外汉，我允许自己在这里和那里做出个人选择，追求有趣的切入点，并采纳一些可能站不住脚的观点。因为我相信，我们的艺术体验是个人的，而且永远都是。

这本书从"大脑在文化环境中的发育"（第一章至第五章）开始。这些章节的核心是遗传学和自组织化等神经生物学发育机制，它们决定了我们的性格、智商、创造力和大脑的性别分化，以及表观遗传学，也即在发育过程中哪些环境因素可以借此而永久影响我们的机能的方式。

在"大脑与艺术"（第六章至第十章）部分，我讨论了通过进化，现代人类的大脑是如何达到能使艺术得以诞生的大小的。在观看和体验艺术所唤起的感觉和情感中，我们用的是与日常运作中相同的大脑系统。有意或者无意地，艺术家利用了这些大脑系统的工作原理。正如塞米尔·泽基（Semir Zeki）教授所言，"从某种意义上来说，艺术家就是一位探索着大脑的潜能和能力的神经科学家，尽管使用的工具不同"。

泽基教授是神经美学这一研究领域的开创者。该领域的研究使我们能够体验到某人或者某物的"美丽"的大脑机制。有些人认为这种方法是还原论，是胡说八道。神经科学家可以像其他任何人一样欣赏艺术或者坠入爱河。脑研究并不能消除伴随着你自己大脑的日常使用而产生的情绪。事实上，脑研究者们对艺术所涉及的机制的了解进一步增强了他们能被艺术唤起的情感，这是由于他们对大脑宏大而惊人的复杂工作新添了一份惊奇。

艺术可以用来治疗脑部疾病，而脑部疾病则会深刻地影响艺术家的作品。当我在位于杭州的中国美术学院和浙江大学进行"大脑和艺术"讲座之后，我最常被问到的问题是："是不是你必须疯狂才能做出杰出的艺术？"我的回答是："并非如此，但是众所周知它的确有帮助。"这个回答总是在学生中引起很大的骚动和争论。

接下来，在"音乐与大脑"（第十一章至第十四章）这一部分，我会讨论音乐如何在生命的各个阶段影响我们大脑的结构和功能。几个世纪以来，音乐在所有的社会中都很重要。子宫内的胎儿对音乐很敏感，音乐能刺激大脑发育并且对抗衰老症状。音乐会影响许多脑区及其化学信使，并通过它们来影响我们的情感。因此，音乐可以减轻疼痛并对脑部疾病具有治疗效应。舞蹈也具有有益的效果，例如缓解帕金森病的症状。

我们如何在与社会环境的持续互动中发挥作用是第十五章至第十七章的主题，也即"大脑、职业和自主权"。大脑的发育会赋予我们某些才能，有时甚至是音乐或者艺术的天赋。我们的职业选择部分取决于发育过程中所表现出来的潜力和局限性的范围。我们选择做最适合我们大脑的事情。在那些首席执行官或者银行经理中，我们特别容易遇到具有特定人格特征的人。反之，你选择的职业也会影响你的大脑结构和功能，正如对伦敦的出租车司机的研究所显示的那样。

我们有时会在工作中受到有毒物质的侵害，或是由于情感经历而罹患创伤后应激障碍。当人们在没有个体自主权的情形下开始运作时，就会出现那种屡次在历史上造成灾难的群众运动，而如果自主神经系统不能正常工作则个体会遇到危及生命的情况。

在脑部疾病的发展过程中，大脑与环境的相互作用至关重要。我们的遗传背景和我们的发育情况决定了我们对阿尔茨海默病、抑郁症或者精神分裂症的易感性。然而，正如我们在"环境和受损的大脑"（第十八章至第二十章）这个部分所见，环境决定了这些疾病是否会被表达出来，而且环境可以对脑部疾病的预防和恢复产生巨大影响。例如，在双语环境中成长可以有力地刺激孩子的大脑发育，以至于几十年后他可能罹患阿尔茨海默病的时间会比其他人平均推迟 5 年。

最近，大脑研究的结果让我们对自己大脑的功能，包括对自由意志、无意识的决定、道德行为、犯罪和惩罚等等有了不同的看法。实验神经科学也因此进入了从前仅为哲学专有的领域，正如我在第二十一章至第二十四章讨论的，"思考我们的大脑和我们自己"。

关于我们的大脑的知识不仅引出了旨在预防脑部疾病的新的治疗策略和措施，而且也正在对教育、刑事司法系统、政治和临终关怀等问题产生越来越多的社会影响，这部分内容我们会在第二十五章至第二十八章"脑科学的新发展和对社会的影响"中讨论。在我看来，让民众对我们大脑的运作方式以及当大脑停止正常工作时会发生的事情感兴趣是至关重要的，尤其是因为这些知识可能有助于打破仍然存在于精神疾病周围的禁忌，并消除神经和精神疾病的污名。这是非常需要向前迈出的一步。

大脑在文化环境中的发育

第一章
神经多样性：每个大脑都成长得独一无二

认识你自己。

——希腊德尔斐的阿波罗神庙上方的铭文

审视你自己。

——迪克·斯瓦伯，某次演讲

在漫长的进化过程中，大脑与社会始终相互影响，相辅相成，而人类也从中诞生。作为这种相互作用的结果，不仅我们的社会变得极其繁复，我们的大脑也同样获得了前所未有的复杂性。大脑含有800亿至1000亿个脑细胞，或称神经元，这个数字大概是目前行走在地球上的人类总数的12倍。这些脑细胞会花费几个月的时间从它们的诞生地出发，绕过一个个脑室，各自迁移到它们在大脑中的正确位置，然后就此驻扎下来。在我们未来的生命中，这些脑细胞将会一直坚守岗位，分化并长出能够连接其他脑细胞的轴突和树突。单个神经元本身都已经复杂得令人窒息，而每一个神经元还可以与其他1000至10万个神经元相连。这些神经元相互联系的地方叫做突触，而突触也是将信息"存储在记忆里"的部位。

人类婴儿刚刚降生时既无助又极度依赖他人，那时他的大脑还远未成熟。一个初生婴儿的大脑重量只有350克。这个大脑75%的神经网络尚未建立，而它所处的社会和文化环境会对其大脑发育产生重要且永久的影响。就所谓的大脑高级功能而言，这种外在影响对于神经元之间联系的建立至关重要。因为当胎儿还在子宫中时，其大脑皮质中的大多数脑细胞就已经形成，而包括文化在内的典型的人类功能正是要由这 170 亿脑细胞承担。

胎儿出生之后，另外 600 亿神经元要在小脑中形成。小脑承载着精细运动系统，并负责那些我们只要学会一次就可以自动执行的运动。最近的研究显示，小脑也与大脑皮质一起参与了对生命文化的无意识的学习和记忆。对记忆过程至关重要的海马齿状回细胞同样是在出生后才形成的。海马中的小部分神经元甚至可能直到成年后才形成（见第十六章第 1 节）。

通过测量一个孩子的颅骨周长，人们很容易就能监测他生命早期大脑快速的发育过程。儿童头颅的大小与脑中 DNA 的数量之间存在线性关系，而后者代表了脑细胞的数量。当我还是一位产科初级医师的时候，我必须给每一位由我帮助接生到这个世界上的孩子测量颅围，而那时这种儿童头颅大小与脑中 DNA 数量之间的相关性还尚未被发现。追踪大脑的发育过程非常重要，因为扰乱这个过程会使得日后罹患精神疾病的风险增高；相反，对于大脑的额外刺激则有助于弥补这种发育异常。

连接两个大脑半球的神经纤维要经过相当长的时间才最终成形。例如，在负责树立道德感并抑制冲动的前额叶皮质中，纤维的形成过程能一直持续到 24 岁。这意味着，儿童在成长过程中所处的社会和文化环境会对这个脑区的神经发育产生巨大影响，而这一影响可以是积极的，也可以是消极的。产生积极影响的环境因素包括安全、温暖，以及适当的刺激性，儿童在这样的环境中可以获得营养充足的食物，能够被理想地抚养长大；而消极的环境因素包括压力过大、被忽视、被虐待、食物匮乏或劣质的食物。

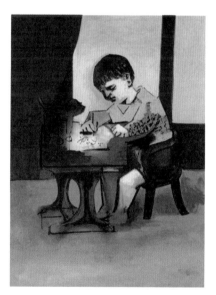

图 4

巴勃罗·毕加索，一个温暖的环境——《画画的保罗》（1923）。

大脑的每一个功能系统的发育都有其固定的时间段。也就是说，在一生中的某个特定阶段，儿童最有能力学习说一门语言，或学习阅读和书写，或学习弹奏一种乐器。在这个关键的时间段里，我们的大脑对有利于和不利于它发展的环境影响极为敏感。当这个时期结束后，我们此前学到的知识会寄宿于神经网络中，就此固定在大脑结构里。而如果没有在那些特定的时间段里获得相应的知识，那些神经网络则被用于其他任务。今后再想习得那些被错过的知识将变得更加困难，甚至不再可能。因此，出生前后不久的食物匮乏、被忽视、贫困和社会歧视等因素能够对大脑的发育造成永久性的效应，进而影响儿童的行为和能力。

关于上述这些永久性的环境影响效应，人们最近获得了一些表观遗传学方面的新见解：基因永久地沉默或者被切实地激活是由受环境诱导的 DNA 的化学变化导致的。这些效应中的一部分甚至可以遗传，这就解释了为什么在纳粹大屠杀中幸存的孩子在日后生活中发生焦虑障碍的风险更高。表观遗传效应是"社会与文化神经科学"目前的主要关注点，这是一门相对较新的学科。近年来，脑科学与社会科学的联合研究已经起步。

1
我们的性格的发育

当一个人表现得令人恼火时，我们倾向于认为他是个坏家伙，而我们拒绝面对这样一个事实：他恼人的行为是某种前因的后果；如果你对那些原因追溯得足够远，它们将把你带回他出生之前，带到那些哪怕穷尽想象也无法叫他为其承担责任的事件上去。

——伯特兰·罗素

我们的性格可以通过在我们身上体现的五类人格特质的强度来描述，心理学家也将其称为"大五类"。这五类人格特质分别是：

（1）神经质性
（2）外向性
（3）对经验的开放性
（4）和蔼可亲性
（5）尽职尽责性

当人们描述他们的宠物的性格甚至是他们的马的性格时，也会脱口而出这五类人格特质。每一类人格特质的遗传性大约在33%到65%之间。一个人的其余的性格特质则是在其早期发育中形成的。如果你打算在生命中取得成功，除了要具备相当高的智商和好奇心、雄心和动力之外，还需要拥有"大五类"的优化组合。

就我个人的观点而言，在这五大类人格特质之外还有其他一些人格特征，它们也是组成我们独特性格的一部分，例如男性或女性的性别认同、异性恋或同性恋、智商、创造力和灵性等等。"性格"一词来源于希腊语"kharaktēr"，意思是刻痕。人格特质在人的一生中几乎不会改变，而且到中年时期就完全稳定了。年轻人的性格特征主要由遗传因素决定，而环境因素对其产生的影响往往是终身的。因此也可以说，遗传对于性格特征的相对贡献会随着年龄的增长而降低。

当个体清醒却不在执行任何任务时，对他的大脑进行核磁共振扫描而显示的活性可以由"静息态"这一术语描述。实际上，这是一个相当不幸的术语，因为大脑其实是永远不会静息或休息的。但是，在这种静息状态下，我们可以看清大脑的哪些区域以及它们之间的哪些连接是高度活跃的，因为大脑执行特定任务时总会带来活性的波动。我们的大脑如何与外部世界相互作用正是由此决定的。

在静息态下，一个人的"大五类"得分与不同脑区的活性之间存在明显的

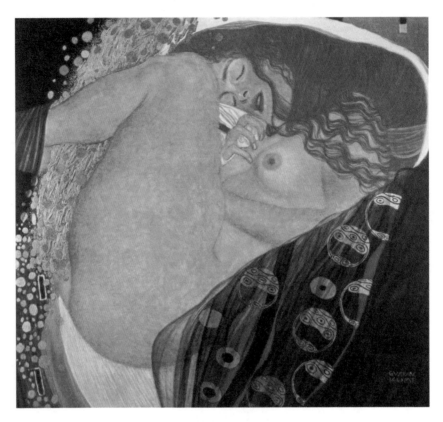

图 5

古斯塔夫·克里姆特（Gustav Klimt）《达娜厄》（1907—1908）。左边是宙斯的金色精子，右边是象征受孕的细胞和早期胚胎。克里姆特读过达尔文的著作，并且对作为生命基石的细胞结构非常着迷。在维也纳，他观察了解剖和病理学家埃米尔·扎克坎德尔（Emil Zuckerkandl）对人类尸体的解剖，后者在他的要求下为一群艺术家、作家和音乐家做了一系列关于生物学和解剖学的讲座。克里姆特也将其知识付诸实践——他和不同的女人生了至少 14 个孩子。

关联。例如，被称为"对经验的开放性"特征伴随着某些特定脑区之间的活动，而"尽职尽责性"则对应着其他一些脑区之间的活动。"对经验的开放性"特征与人们产生创意的能力一致，也和前额叶皮质最下部以及默认网络（即在"静息态"下那些高度激活的系统）的功能活性增加同步。

　　因此，大脑的静息态活性可以显示我们的性格特征，而且人们也从静息态中发现了脑区活性与个体性别认同和性取向之间的明确关系。研究者在同性恋个体的大脑中观察到，与左侧杏仁核的连接发生了"男性 - 女性脑倒置"的现象（也即男性同性恋大脑显示出女性异性恋大脑的特征，而女性同性恋大脑显示出男性异性恋大脑的特征）。恋童癖的大脑也是如此，研究者观察到在静息态下其大脑区域之间的功能连接与常人存在差异。

我们的性格特征能被具体定位在多个染色体上，以及多个脑区结构中。遗传背景和发育过程与环境的相互作用会导致成年人的大脑结构和功能出现个体差异。从受孕开始，诸多因素和过程影响着大脑的发育，包括自组织化、性激素、应激、营养，以及幼儿大脑通过胎盘接触到的或出生后接触到的化合物。随后，大量的社会和文化因素也参与进来，例如儿童成长所处的语言环境，以及成长环境安全与否、温暖与否、是否能提供足够的智力刺激和经济保障，还有教育水平和人际关系，等等。

这些过程造就了每一个独一无二的大脑，即使是同卵双胞胎的大脑也彼此相异。人与人之间的差异性可以体现在任何方面，包括我们的性格、我们的性别认同与性取向、我们对艺术和音乐的兴趣、我们的认知和行为、我们的智力、我们的同理心和其他道德行为、我们的政治倾向，以及我们罹患器质性疾病和精神疾病的概率。在随后的章节中，我还将进一步阐述大脑发育的复杂性。

2
受孕之前

每天有 200 到 300 个精细胞在成年男性的睾丸中形成。为什么那一个特别的细胞成了我？

——迪克·斯瓦伯

有性生殖的进化优势在于，来自母体和父体的 DNA 结合会导致个体之间的差异显著增加。差异性是进化的动力，它使得我们这一物种能够适应变化的环境。

人与人之间的差异起始于我们的 DNA，每位个体的 DNA 都是独一无二的。在漫长的进化过程中，DNA 发生过无数的微小变异，它们是我们最终成为人类的基础。在这些变异中，有些是由我们的父母遗传给我们的旧的突变，它们仅仅会扩大人与人之间的差异，而也有一些变异是致病性的，或者会使我们对某些疾病的易感性增加。

每一个孩子都会继承多达数十个新的 DNA 差错。它们通常没有什么害处，然而有超过 60% 的先天性智力缺陷是由这类新的基因突变导致的。此外，随着母亲年龄的增长，染色体倍增的风险也会增加，唐氏综合征正是染色体倍增的结果。而随着男性年龄增长，其基因突变的概率也会上升，这会增加他未来的孩子罹患精神疾病的风险。

遗传错误（指上文的 DNA 差错）在男性中比在女性中更为常见。这是因为女性在出生前就已经有了所有的卵子，这些卵子在女性的卵巢中处于休眠状态，每个月有一个卵子成熟；而男性则与之相反，持续从干细胞制造精子。因此，对女性而言，在那个形成她的卵细胞和她自己排出的成熟卵细胞之间，大约有 20 次细胞分裂的机会；而对于男性，到他二十几岁时，在那个形成他的精子细胞和他自己产生的精子之间已经发生了大约 300 次细胞分裂。其结果是，孩子更有可能从父亲那里继承突变的基因。自然，这一问题在年长的男性身上更加严重，因此高龄父亲的孩子罹患精神疾病的风险也更大。由于精神疾病和生育问题具有共同的遗传背景，父母有生育问题的儿童罹患精神疾病的可能性也比普通儿童高出三分之一。

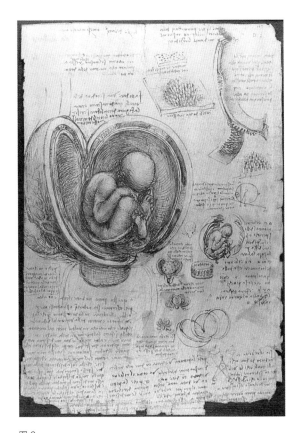

图 6

列奥纳多·达芬奇手稿，大约 1510 年。

3
子宫内的发育

怀孕后受精卵在子宫里发育成胎儿。与此相关的是，针对我们的性格是由先天还是由环境决定的争论层出不穷。例如，新生婴儿的直觉行为是一种纯粹的先天性表现，如果我们不能直觉地在母亲的乳房上找到乳头并吮吸它，我们就不会在这儿了。

直觉也会制造恐惧。我们更有可能害怕蛇，而不是花朵。人们发现，当从未见过蛇的猴子面对一条蛇的时候，其脑细胞会强烈地"放电"——这意味着这些脑细胞的电活性正在增强，并且在与其他脑细胞交换信息。因此，这种特定的恐惧似乎是进化过程本身赋予灵长类动物的。事实上，从遗传学角度看，我们已经从先前的进化中获得了大量行为，包括那些构筑起我们道德规则的基石（见第四章第 6 节）。

然而，从最开始，我们的大脑就主要通过性格与环境之间的相互作用来发育，这一点至关重要。在大脑的成长和成熟过程中，我们的基因结构与外在环境之间紧密互动。一个神经元所处的环境由其周围的数十亿神经元所构成，还包括这些神经元释放的化学物质、胎儿自身的激素、母亲的激素，以及来自周围环境并透过胎盘进入到胎儿的化学物质。我们的工业化社会对每个胎儿都有永久性的影响，因为汽车和工厂排放的微粒中的化学物质可以透过胎盘，影响胎儿大脑的发育，并因此增加自闭症的风险。从宫内发育期开始，胎儿的感官接收到的信息也会影响胎儿大脑的发育。羊水中的大蒜成分会影响胎儿日后的味觉；而胎儿也能在出生后的几个月内识别出自己在母亲怀孕后半程听到的音乐。

基于遗传背景，儿童大脑对环境因素的易感性方式有所不同，我们可以借此阐明基因与环境之间的相互作用。如果母亲孕期吸烟，而胎儿的基因结构中也有两个特定的多巴胺受体基因变异，那么这个孩子将来罹患注意力缺陷多动症（ADHD）的风险是那些没有这类基因变异的孩子的 9 倍。

孕妇的应激（压力）可能导致孩子的行为或者性情出现问题，包括自闭症、注意力缺陷多动症、抑郁症或者焦虑症。也就是说，孕期的应激事件，例如疾病、经济困难或者来自伴侣的暴力会对孩子大脑的发育产生永久性影响。研究者采用 MRI—DTI（磁共振—弥散张量成像技术，一种通过脑扫描观察大脑结构之间连接情况的技术）检查了一批 7 岁儿童的大脑。他们发现，孕期应激事件与孩子的杏仁核与前额叶皮质之间连接结构的改变相关，结果是这些孩子应对压力和焦虑的方式各不相同。

每个孩子的大脑在出生时都独一无二，这是由先天遗传因素、影响正在子宫中发育的大脑的环境因素、脑区的局部自组织化因素，以及对上述所有过程都有重大影响的概率因素之间的相互作用共同导致的。因此，我们每个人都拥有不一样的才能和局限性。每个人的表现不同，对外界的反应不同，也能在迥异的情形中感受到快乐。这是个体之间巨大差异的一部分，贯穿进化过程的始终，一直存在也将永远存在下去。因此，我们应当欣然接受人与人之间的差别，正如佛教一向宣扬的那样，也正如教皇方济各在2013年的圣诞节致辞中所提倡的那样（他没有顺带引用任何进化论的观点）。

4
孪生子（双胞胎）研究

对双胞胎的研究表明，遗传因素对大脑发育有显著影响。在这些研究中，同卵双胞胎的基因100%相同，而异卵双胞胎的基因50%相同。举例而言，这些双胞胎研究显示，幸福感的40%是由基因决定的，而成年人的智商超过80%由基因决定。

这类研究还显示，大脑灰质（脑细胞及其连接处）和白质（神经纤维）的

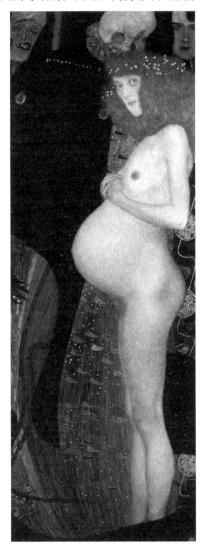

图7

古斯塔夫·克里姆特《希望I》（1903）

数量的 82% 至 90% 由遗传决定。然而，考虑到不同脑区的体积，遗传因素的差异极大，在 17% 到 88% 之间。

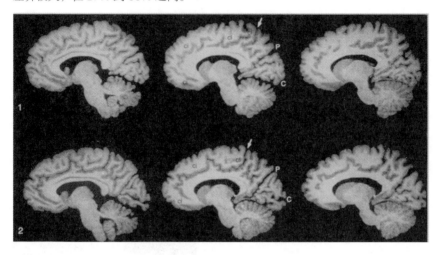

图 8

同卵双胞胎的 MRI 扫描。在 P 和箭头之间，上图中的孩子的大脑皮质有三个脑回（皱褶），而下图那位孩子则有四个脑回（斯坦梅茨等，1994）。脑回和脑沟（凹槽状）成形主要发生在孕期的最后三个月。因此，造成那些非遗传因素所致的大脑差异的原因肯定会在那个阶段显现出来。

双胞胎研究还表明，前额叶皮质的厚度受遗传因素影响的程度超过 80%，而环境因素对顶叶皮质厚度的影响程度也超过 80%。因此，环境因素的影响强度在不同脑区之间存在着巨大差异。顺带一提，目前人们对于双胞胎研究的前提还存在一些争议。过去人们一直认为同卵双胞胎在遗传上是相同的，但针对"荷兰注册双胞胎"数据的研究表明，即使在受精之后，遗传差异也会在子宫中发生。

我们大脑的结构和行为在任何情况下都并非单纯由遗传决定。同卵双胞胎之间性格差异的基础是其大脑之间的差异，这种差异即使仅凭肉眼也看得出来。大脑的发育体现在大脑皮质上脑回和脑沟（褶皱和沟）的分布模式，即使在怀孕期间，这一过程也明显受到非遗传因素的显著影响，可能是子宫环境的轻微变动，以及自组织化原则的局部效应。自组织化原则是指脑细胞在局部竞争最佳连接的过程（见第二章第 1 节）。出生以后，大脑结构和功能差异的产生会受到学习过程的影响。例如，音乐家和出租车司机之间的大脑差异就与他们的工作有关（见第十五章第2节）。

每一个大脑都是独一无二的。这一点在美国的连体双胞胎艾比（Abby）和布列塔尼·亨塞尔（Brittany Hensel）身上得到了惊人的体现。她们有着相同的遗传背景并共享同一个身体，也就是说，她们从孕期开始的每分每秒都生活在相同的环境中，拥有相同的经历。她俩各有一只胳膊和一条腿，因此为了学会开车不得不密切合作。当她们16岁需要通过驾驶考试时，有关部门之间激烈讨论了一番是应该给她们一张还是两张驾驶执照。脑研究显示，当时人们做出了正确的决定：她们有两个大脑，是两个独立的人，因此她们得参加两次考试。在一部出色地描述了她们的生活的影片结尾，她们说："我们是完全不同的两个人。"同卵双胞胎的父母们会说，即使婴儿们只有几个月大，并且彼此长得一模一样，他们的行为却不尽相同，性格也可能迥然相异。

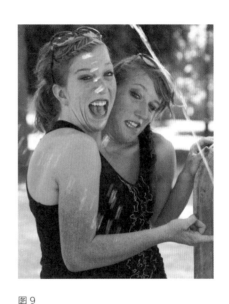

图9

连体双胞胎艾比和布列塔尼·亨塞尔。"我们是完全不同的两个人。"

第二章
我们大脑的发育和组织化

1
大脑是一个自组织化系统

人皆生而平等。

——由托马斯·杰斐逊收录于《美国独立宣言》（1776）中，后被
本杰明·富兰克林引用

尽管富兰克林的这一名言可能另有所指，每个人的大脑都是不同的。部分原因是，大脑是作为一个自组织化系统来发育和运作的器官。在一个混沌系统中，结构会自发产生。自组织化发生于所有复杂系统中，无论我们看向何处，都能看见这一原则隐藏其间：白蚁丘、商业世界，以及整个宇宙。自组织化甚至可以意味着一个群体将开始作为一个整体单元、一个超级有机体运作（见第十七章第1节）。

椋鸟群就是一个自组织化的好例子。它们成群结队地从觅食区域飞抵聚集地。它们先是上演一场壮观的特技飞行秀，随即伴随着巨大的尖啸突然俯冲入它们的栖息地。每一只鸟在飞行中都必须与相邻的那只鸟保持特定的距离，而且鸟群始终是半透明的，因为这些鸟都在避免彼此飞得太近。它们受到各自邻近伙伴们的保护，同时还能留意远处的猛禽。这需要它们极其迅速地处理和交换信息。自组织化的一个重要特征就是，没有一只鸟扮演有意要求鸟群保持如此结构的领导者角色。

人类商业界也开始欣赏起自组织化的优势。商业界的最新的格言就是：多

一些横向，少一些纵向组织。如果自上而下的管理不复存在，员工们就可以尽其所能地安排自己的世界。计划、管控，包括随之而来的对工作结果的协调、实施和评价，都不再取决于集权式的领导，而是依靠工人们自己的积极性。现在有一些成功的公司没有管理者，而是将责任本地化，这是一件了不起的事情。如果你供职于一家大型国际公司，而该公司在多个国家和地区拥有许多分支机构，那么集中管理确实仍有必要，但仅限于做出主要的战略决策。我们的大脑在几百万年前就明白了这一点。

人类的大脑是如此复杂，以至于不可能仅仅凭借遗传信息，或者依靠单一脑区的指引来进行发育。大脑已经演化为一个复杂的、自组织化的系统，并且在我们的一生中都将继续如此运作。这意味着，在发育过程中形成如此复杂网络的最佳方案是尽可能在局部寻求最优解，而大脑已经拥有了自组织化所需要的全部要素：

（1）大脑细胞网络极其复杂。
（2）大脑的不同部位之间具备极快交流的潜力。
（3）根据经验，大脑的局部网络可以发生变化。换句话说，人类会学习。
（4）尽可能多的处理过程被下放到了较低的级别，以便大脑在局部水平上自动地（也即无意识地）调节和决定诸多事件。
（5）并不存在某个中央结构去跟踪和规范所有这些局部脑区进程的小细节。

这种局部组织化的缺点是，大脑无法连续地、详细地了解不同脑区中发生的事情的概貌，也并不了解它们是如何相互联系的。有时大脑可能无法察觉到某些系统的功能出了问题。譬如，失智症患者或者精神疾病患者往往对自己的病情缺乏认识。他们会认为自己做得挺好，或者发生的问题不是他们自己的错，而是由他们所处的环境造成的。这被称为病感缺失症。

然而，如果大脑运作良好，并且在某个突发或紧急情况下有必要使诸多大脑系统以协调的方式做出反应，则某个"较高级"的大脑系统（例如前额叶皮质）可能会承担起进行战略决策的任务。然后，所有的脑系统都会按照一个终极目的，也即生存来部署，就好像所有的神经元都把自己组织起来并归入一个超级有机体。一旦情况得到解决，各种脑功能就再次被委派给局部脑区去执行。

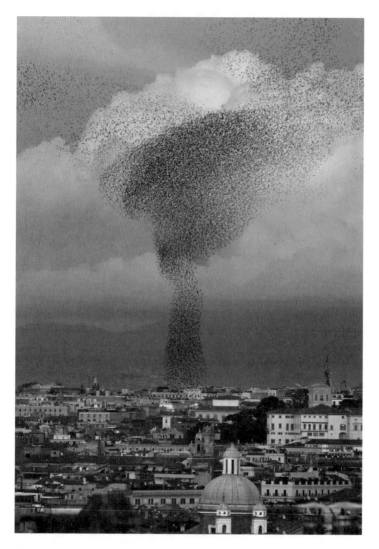

图 10

椋鸟群，自组织化的一个例子。

在图 11 中，E 显示了一个锥体细胞。这个细胞体上方的树状结构的主干和分枝是树突。来自成千上万其他细胞的信息抵达树突，等待被处理。细胞之间的接触发生在树突上的每个疣状处（树突棘）。这些结构被称为突触。轴突是那根笔直向下延伸的纤维。沿着轴突，锥体细胞将它对所接收到的信息的处理决定发送给其他成千上万的细胞。在这个例子里，卡哈尔采用白色颜料调整了自己的钢笔画。原图可以在西班牙马德里的卡哈尔研究所里见到。

卡哈尔是西班牙籍艺术家和组织学家，他在显微镜下研究了脑细胞的结构和连接，并把它们漂亮地画了出来。卡哈

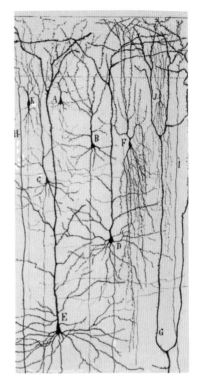

图 11

人类大脑皮质神经元，圣地亚哥·拉蒙 - 卡哈尔（Santiago Ramón y Cajal, 1852-1934）绘制。

尔——正如他自己所描述的那样——从八岁起就对绘画有着不可抗拒的狂热。他总是偷偷作画，因为他父母认为画画是在罪恶地浪费时间。在学校期间，他曾经因为画老师的漫画获得了巨大的成功——至少是在同学们的心目中——之后他被关进了小黑屋。他父亲甚至送他去当了一年修鞋匠学徒，希望能借此让他停止作画。最终，卡哈尔找到了把作画的渴望与大脑研究相结合这一绝妙的方法。卡哈尔的画作永远不适合跟照

片相提并论。他的画是一种汇编材料，是将多年脑研究的片段性成果汇集到一起，从而形成正确的大脑结构。卡哈尔采用了一种改进过的高尔基（Golgi）染色技术，它仅仅能使每一千个神经元中的一个细胞着色，但却能让那个细胞整体可见。这种染色技术是由意大利医生卡米洛·高尔基（Camillo Golgi, 1843—1926）发明的。1906 年，卡哈尔和高尔基一起被授予了诺贝尔生理学或医学奖。卡哈尔向我们展示，神经系统是由各个独立的神经元组成的，这些神经元通过专门的突触相互交流。而高尔基则一直到去世之前（甚至在自己的诺贝尔奖获奖感言中）都在质疑卡哈尔的发现，他坚称神经系统是一个单一、连续的细胞网络。然而，卡哈尔是对的。每个神经元都是一个独立的实体。卡哈尔的最终结论是，人脑的优越性得益于那些数量和形式都异常丰富的具有短轴突的神经元。换句话说，人脑的优越性是其大脑皮质的局部网络的产物。

2
为形成最佳的连接而竞争：神经元达尔文主义

一起放电的细胞们相连在一起。

——唐纳德·赫布（Donald Hebb, 1949）

由于脑细胞及其所能形成的连接数目惊人，自组织化原则在大脑发育过程中扮演着重要角色。每一个大脑，即使与其他大脑有着相同的遗传背景，也会因而变得独特。大脑中会形成由数百亿神经元组成的网络，其中每一个神经元都借助突触与其他1000到10万个神经元相互联系。这个极其复杂的神经网络是无法按照遗传学指令一个突触接着一个突触编纂的。遗传背景只提供概述大脑结构的说明书，以及局部自组织化过程的规则。那些细节后续要通过脑细胞的局部功能逐渐填充。

在大脑发育过程中，曾经产生过过量的细胞、纤维和突触。随即，它们彼此竞争，只有功能最佳的连接能在竞争中胜出。此时此刻，每个发育中的脑细胞所处的环境再度变得至关重要。首先，自发的电活动出现在神经元的局部网络中。在随后的发育阶段，决定这种电活动的信息部分来自我们的身体，部分来自外部世界，通过我们的感官传到脑中，例如通过脊髓传来的触觉、眼睛传来的视觉、耳朵传来的声音。

发育过程中在这种神经元电活动的影响下，脑区和脑细胞之间逐渐建起了相当精确的联系。如果细胞之间发生了强烈的电信号接触，这种联系就会被强化。当一个电信号到达神经末梢时，神经末梢会释放化学信使，作用于与其接触的细胞。一同放电（也即一起具有电活性）的细胞会互相形成连接。如果这种连接很弱，它就会消失，而随后涉及的这些脑细胞也会消亡。细胞死亡是大脑发育中的正常过程，是一个适者生存的例子。我们产生的脑细胞是我们最终保有的脑细胞数的五倍——这一过程有时被称为"神经元达尔文主义"（neuronal Darwinism）。

功能不佳或者被证明是冗余的突触将被删除或者"修剪"掉。据估计，得以保留的神经连接最终将确保我们的大脑中留有超过十万公里长的纤维。这一数量是如此之大，以至于在形成它们的过程中，不可避免的偶然性将导致人类个体大脑之间的差异。在发育过程中逐渐产生连接的脑细胞组，先是借助于使用化学信使的遗传程序在一般意义上"发现"彼此，随后它们再在具体运作时更精确地调整这些连接。也就是说，脑细胞的活动本身会影响连接的形成，进而影响大脑的发育；而相互连接好的脑结构会继续在今后的学习、思考和记忆等过程中共同发挥功能。

不过，这并不意味着我们的大脑将一成不变。大脑的轻微损伤或者对大脑发育的轻微损害通常可以修复，但是可修复的程度不仅取决于破坏的严重程度，还取决于受影响者的年龄。大脑越年轻，可塑性越强。为了实现记忆这个功能，人的一生中大脑始终在微观层面保持着可塑性。

3
发育的关键阶段：机不可失，失不再来

孩子的大脑系统会依据其基因编码和神经元达尔文主义在子宫内以及在出生后不久发育。这使得我们能看见东西的那部分大脑系统的发育就是该过程的一个例子（见第七章）。

基因指导着那些在大脑深层内部围绕脑室产生的神经元或者脑细胞，使它们成为某种特定类型的细胞。然后，这些细胞像尺蠖（inch-worms）一样沿着神经胶质细胞的纤维爬到初级视觉皮质（V1区），并且在那里进行自我分化。人们曾经认为神经胶质细胞就只是神经元的支持细胞，但事实证明它们在大脑发育和化学信使传递中扮演着非常活跃的角色。随后，借助于一种化学信使，神经元会吸引来自外侧膝状体核的纤维。外侧膝状体核是丘脑的一部分，这里的细胞负责接收并处理来自眼睛的信息。

当突触在这些向内生长的纤维和大脑皮质细胞之间形成后，为了让大脑视皮质的典型结构成熟并能够维持下去，这个新生的系统是否可以响应"看见"这个行为并产生电信号就变得至关重要了。也就是说，这个系统必须在出生后的这个关键而高度敏感的发育期内"学会去看"。对那些出生时眼睛的晶状体浑浊（先天性白内障）的个体而言，如果不能在这一关键期结束之前完成手术并获得新的、清澈的晶状体的话，就将永远无法学会去看。如果一个孩子有斜视，并且那只"弱视眼"在视觉皮质的发育过程中没能在脑细胞中产生电信号，那么处理视觉的脑系统往后也将永远不会对来自这只眼睛的信息做出反应。因此，要把患有斜视的儿童的那只好眼睛遮盖一段时间，从而迫使那只"弱视眼"向视觉皮质发送信息，这样才不会丧失大脑的这部分功能。

形成于大脑发育的关键期内的神经连接在我们的余生中会非常稳定。每个脑区——以及这些区域内的每一种脑细胞——都有自己的关键发育期,正常的大脑发育就发生在这些时期内。对我们的性别认同(换句话说,感觉自己是男性还是女性)以及性取向都很重要的脑区在出生前就被设定好了发育程序(第三章第 1 节),而对我们学习母语很重要的那些脑区和系统则是在出生之后才被设定发育的程序(见第五章第 2 节)。

4
化学物质与大脑发育:功能性畸形学

医学研究已经取得了如此巨大的进步,以至于几乎没有健康的人了。

——奥尔德斯·赫胥黎(Aldous Huxley)

大脑发育需要用到脑细胞之间的化学信号。这就导致了大脑在发育过程中很容易受到透过胎盘进入的物质的伤害,而出生之后也是一样:某些化学物质会对大脑发育产生巨大影响,同样的化学物质对成年前后的大脑的影响方式是完全不同的。在儿童大脑的发育过程中,其基本构成单元的形成会受到化学物质影响,这可能永久地改变大脑的结构,进而影响今后的功能。一个孩子刚出生时可能看上去很健康,但是他出生之前曾暴露于某些化学物质所带来的影响可能会以学习障碍或行为障碍,抑或精神疾病的形式出现。对这一现象进行研究的学科领域被称为"功能性畸胎学"(functional teratology)或"行为畸胎学"(behavioural teratology)。

经典的畸胎学所关注的是出生时就可以立即观察到的先天性异常,例如脊柱裂(spina bifida)或者脑的大部分缺失(无脑儿,anencephaly)。这些畸胎学异常往往与孕妇在怀孕早期接触过药物（例如治疗癫痫的药物）、农场使用的化学品或者空气污染有关。如果一名孕妇食用过含汞的鱼，可能会导致她的孩子在多年以后，到22岁时表现出低智商。基于一个缺乏事实依据的观点，即孕妇的先兆流产是由于体内缺乏激素，人工合成激素己烯雌酚（diethylstilbestrol）曾经被给予许多经历了孕早期流血的（先兆流产）孕妇服用。然而事实证明，该药物增加了他们的孩子发生精神疾病（例如精神分裂症或者抑郁症）的风险，更有甚者，有些孩子会试图自杀。功能性畸胎学所关注的是那些在出生时看起来似乎是健康的，但是日后当需要显示大脑系统功能时却发生问题的孩子。

功能性畸胎的主要原因包括孕妇酗酒、吸烟、服用可卡因或其他成瘾物质，又或是服用药物。母亲产前吸烟会导致孩子血液中的DNA发生表观遗传学改变，这种改变至少会持续到孩子17岁时。不幸的是，哪怕母亲只是使用过含尼古丁的香烟替代品，例如含有尼古丁的口香糖、膏药、喷雾剂或烟雾剂等等，也还是会增加孩子罹患注意力缺陷多动症的风险。对那些不得不多次接受手术治疗的幼儿的研究发现，麻醉药会干扰其大脑发育。因此，考虑到儿童患者的数量正逐年增长，应当尽量避免重复地在麻醉状态下进行牙齿治疗。

有些女性在怀孕期间不得不服用某些药物去控制病情，例如癫痫症患者。此时，医生就需要选择一种对胎儿大脑发育影响最小的治疗方法。包括治疗抑郁症的药物在内，其他处方药也被太过频繁地开给了孕妇，即便对抑郁情绪并不是很严重的孕妇也是如此。最常用的抗抑郁药——选择性5-羟色胺再摄取抑制剂（SSRIs）——可能导致胎儿早产、低出生体重和低Agpar评分（对刚出生婴儿状况的检测评分）。SSRI类药物还会增加儿童在日后罹患自闭症和运动功能障碍的风险。

当医生确信自己真的需要给孕妇开出抗抑郁药物时，药物的种类和剂量的选择对胎儿都是至关重要的。锂盐是一种常用于稳定情绪的药物，尤其是可以用来治疗双相抑郁症。锂盐也对治疗孕期精神病有效，但是血清锂盐的水平不能过高，否则可能会导致胎儿中毒。在腹中胎儿器官的形成过程中，孕妇使用锂盐的确会令胎儿心血管系统发生异常的风险增加，因此超声检查是十分必要的。此外，服用锂盐的孕妇发生早产的可能性也更大。

然而，如果孕妇罹患抑郁症却不进行治疗，她的孩子也会处于危险之中。研究发现，罹患抑郁症的母亲所生的孩子的大脑皮层较薄，而同样的现象也可以在抑郁症患者的大脑皮层上观察到，它可能是这些孩子罹患抑郁症的风险增加的一种早期迹象。这些孩子们经历早产和出现低出生体重的风险也会增加。他们脑中的杏仁核和前额叶皮质之间的连接会减少，具有更多的外向行为，例如肢体攻击或语言攻击、争吵和违抗规则等，同时语言智商也较低。鉴于上述这些发现，医生们可能应当考虑采用非药物疗法去治疗那些罹患轻度抑郁症的孕妇。在对照试验中，也就是将受试者随机分配到试验组或者对照组的临床试验中，光线疗法、针灸、互联网疗法以及经颅磁刺激治疗都被证明是有效的（见第十九章第 1 节）。

近年来，人们非常担忧环境中的化学物质对大脑发育的影响。邻苯二甲酸酯是被应用于无数领域的塑料柔软剂（增塑剂），它可以导致七岁儿童的智商降低，并减少儿童游戏行为中的性别差异。这会在今后对受其影响的儿童的性取向和性别认同产生怎样的效应还有待继续研究。与此同时，人们已经大大减少了消费产品中邻苯二甲酸酯的使用量。吸烟这件事，不仅是孕妇自己，甚至连丈夫在她面前吸烟都会增加孩子未来罹患注意力缺陷多动症以及其他疾病的风险。铅也已经被证实对儿童的认知发育有害，因此人们早就不再用铅作为汽油的抗爆剂了。

二氯二苯三氯乙烷（DDT）是一种被禁用的杀虫剂，但是许多国家仍然在使用它，并把大量的 DDT 储存在不受管控的地点。DDT 会干扰孩子大脑的性别分化。汽车和工厂排放的颗粒物造成的空气污染会使儿童自闭症的发病率增加。孕妇如果在怀孕期间接触到空气中的有毒物质，例如芳香族溶剂或者醛，也会增加其孩子罹患自闭症的风险。由于数以百万计的妇女使用激素类避孕药并通过尿液排出这些物质，饮用水中其实含有低浓度的性激素。此外，用剩的药品有时也会被冲进厕所或者冲进下水道。目前我们还不清楚长期接触这种小剂量的激素和药物残留物会对儿童的大脑发育产生何种影响。

针对功能性致畸效应的研究是十分复杂的，因为遗传学因素会影响不同个体对于相关物质的敏感性，这种关联性还没有被充分研究过。

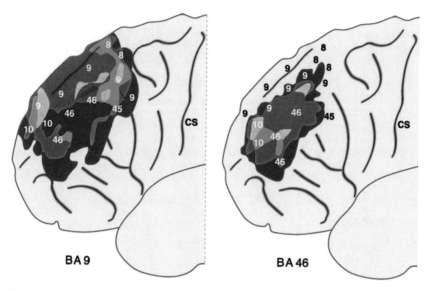

图 12

标准化后五位个体在显微镜下布洛德曼（Brodmann）9 区和布洛德曼 46 区边界的差异性。红色 = 5 位个体的重叠，橙色 = 4 位个体的重叠，绿色 = 3 位个体的重叠，浅蓝 = 2 位个体的重叠，深蓝 = 1 位个体。

5
大脑皮质基于感觉信息的分化

外界信息被用于我们大脑在子宫中的编程。这些信息是通过我们的感觉器官从环境中输入的，并且由周围神经和自主神经系统负责传输。身体的每个部位在大脑中都有其代表的区域，因此大脑可以清楚地分辨出信息来自身体的哪个部位和哪个感觉器官。这些不同的脑区也控制着它们所代表的身体部位的功能。大脑被"具身化"到了最微小的细节。

大脑和脑区的结构会随着年龄而改变，在不同人群和性别组别之间也存在差异，而即使在同一组别内部，个体差异也相当之大。大脑结构在脑回的分布模式上存在着巨大差异，个体之间大脑皮质特定区域大小的差异可以高达 40%。这个特征带来了重要的后果，因为大脑皮质区域之间的显微边界决定着它们的专门化功能。

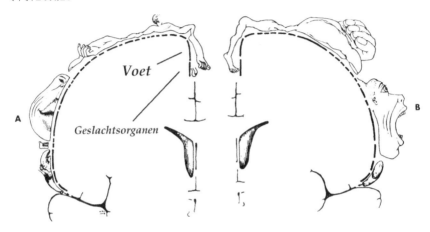

图 13

大脑皮质侏儒图，部分基于怀尔德·菲尔德（Wilder Penfield）的研究而作，显示了身体各部分如何表现于躯体感觉皮质（A，左）和运动皮质（B，右）中。在发育过程中，分配给身体某个部位的大脑皮质区域的大小与这一身体部位的敏感性（左）或者该部位与运动皮质的偶合程度（右）相一致。请注意，性器官的感受区域就在足部感受区的下方。还请注意，嘴唇（左）是格外敏感的，而面部肌肉与大脑皮质之间的对应程度相当引人注目（右）。

大脑皮层区域之间的个体差异给如何解释大脑的扫描结果带来了问题。假设一位受试者在接受磁共振影像扫描（MRI）的同时执行某项任务，如果脑研究者试图指明是他的大脑皮质的什么位置发生了特定的功能改变，他们需要在一个"标准大脑"上指示出来。标准大脑的脑区由科比尼安·布罗德曼（Korbinian Brodmann）定义并编号，他在 1909 年借助显微镜给一个人的 52 个不同大脑皮质区域做出了定义。在这些脑区中，有好几个被证实的确与特定的大脑功能相对应。然而，随着时间的推移，人们对于一系列大脑的显微镜学的研究表明，它们的"布罗德曼脑区"在大小以及位置方面存在巨大差异。这些脑区的边界只能在显微镜下看到，而无法在脑扫描中显现。因此，我们可以推测出一种可能性：在功能性脑扫描过程中，个体脑皮质的某些区域或许会发生变化，但是这种改变并没有确定性。

在发育过程中，大脑皮质分化为大量的专门区域，每一个区域都与某一种信息的处理和存储有关。这是在个体的基因和大脑发育进程的共同影响下发生的。来自不同感官的信息进入大脑皮质，而这些不同系统的功能决定了大脑的结构。就每一位个体而言，这个极其复杂的发育过程的结果存在着明显差异，见图12。我们的性格、我们的才能以及我们的局限性都会在发育过程中被确定下来。

在每一个具有特定功能的脑区内，例如感觉皮质，还会发生进一步的专门化。皮肤上收集最多信息的区域连接的大脑皮质区域也最大。因此，由于我们的嘴唇、舌头和手比起身体的其他部分（例如背部）要敏感得多，也就是接收的信息更多，如果我们去想象自己的身材比例，并要求它与处理身体各部分信息的大脑皮质尺寸一致，就会发现这一比例怪异地失真了。其结果是一个被称作侏儒（homunculus）的卡通图像。如果神经损伤或截肢等原因导致大脑皮质收不到相应信息的话，部分被剥夺了信息的区域将会被相邻的区域招募去工作（见第二十章第4节）。

如果这种大脑皮质的可塑性的例子出现在大脑发育过程中，则会格外令人印象深刻。那些先天性失明或者三岁前失明的人，他们的视觉皮质会被增选去处理来自触觉、听觉和嗅觉的信息。视觉皮质也会被用作额外的算术区。当盲人试图通过触摸来识别物体时，其视觉皮质会激活。先天性失明的个体的嗅觉系统功能更强。失聪者的听觉皮质存在着对视觉更强烈的反应，唇读和手语也能激活其听觉皮质。在截肢之后，部分处理该肢体感觉的大脑皮质区域会被邻近区域接管。如果你触碰一位手臂被截肢的患者的脸，他可能会感到你在触碰其被截去的幻肢手掌。运动皮质也表现出了这种可塑性。

大脑皮质的可塑性可能也有助于解释为什么造成"莲花足"（lotus feet）

的可怕的虐待在旧中国能够持续如此之久。人们弄断六岁女孩的脚骨，之后将其双脚分别用布缠绕起来并越绑越紧，使它们尽可能地缩小。拥有一对莲花足可以显著改善一位女孩的婚姻前景。负责生殖器官感觉的皮质和控制骨盆底部肌肉的运动皮质都毗邻足部区域的代表皮质（图13）。人们推测，缠足导致大脑皮质中与脚部有关的感官和运动区域被人为地缩小，而结果是其邻近皮质，也即负责性器官和骨盆底部肌肉运动的皮质会扩大，变得更为敏感或者更加强壮。根据当时的文字记载，小脚女人的骨盆底肌肉的确更加发达，而其阴道更为敏感，这使得她们成为更好的性伴侣。

美国神经病学家萨米尔·拉马钱德兰（Samir Ramachandran）曾经描述过一对小腿都被截肢的男性和女性，他们在性交时除了生殖器官，被截去的幻肢也能感受到性快感，因而他们的性高潮体验比截肢前更加强烈。这项发现支持了关于旧中国女性缠足的后果的假说。

实验研究揭示了发育过程中大脑皮质区域专门化的原理和细节。视觉系统所有区域中的自发电活动都有着各自的作用，首先是在眼睛的视网膜；之后在初级（信号）转换站，也即丘脑；再然后是在视觉皮质本身。即使没有来自眼睛的信息，初级视觉皮质的基本结构和功能也会建立起来，事实上即使完全没有眼睛，初级视觉皮质也会被创

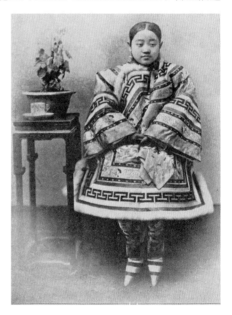

图14

莲花足，旧中国女性因缠足而变形的脚。

建。然而，如果想要视觉皮质的结构和功能充分成熟并维持下去，来自眼睛的信息是必不可少的；如果缺乏信息，视觉皮质的结构将会萎缩。

大脑皮质的其他部分在发育时则更多地依赖于传递特定感官信息的纤维的

内向生长。如果一只实验动物的视觉信息被引导至它的听觉皮层，那么视觉皮质的结构会出现在听觉皮质上，尽管不如在初级视觉皮质那里组织得好。在啮齿类动物中，人们是可以指出具体负责每一根胡须的感觉的大脑皮质区域的。如果将胚胎期大鼠的视觉皮质移植到它的初级躯体感觉皮质中，则对应其胡须的那种典型的脑结构将在被移植来的视觉皮质中发育起来，表明这种情况下大脑皮质的结构会在感官信息的影响下发育。类似地，先天失聪的小鼠的听觉皮质功能可以被触觉和视觉系统接管，因而视觉皮质会变得更大（Hunt[亨特] 等人，2006 论文）。

在大脑发育过程中，位于初级躯体感觉皮质前方的运动皮质会创建一幅身体"地图"——人体的每块肌肉都会依照这张地图来运作。在下丘脑，这个自动调节我们身体功能的脑区，特定的细胞会在发育过程中被指定去通过自主神经系统控制心、肺、肝、肾、脾脏或性器官，并收集这些器官发出的信息。下丘脑中甚至还有特定的细胞控制皮下脂肪或者腹腔中脂肪的储存和分解。

因此，根据遗传程序，我们的身体经由感觉器官捕捉的外界信息被事无巨细地呈现给大脑，一并还有来自体内各个器官的各种信息。将这些信息传递到大脑皮质的电信号有助于塑造我们大脑系统的每一个结构，而它们能否在关键的特定发育时段抵达特定的脑区也同等重要。更进一步，这些大脑系统在我们未来生命中的运作情况也在此时段被决定了下来。

第三章
发育与环境

1
大脑的性别分化

大自然喜欢多样性。不幸的是，社会讨厌它。

——米尔顿·戴蒙德（Milton Diamond）

时至今日，大脑和行为的性别差异仍旧是要被激烈争论的话题。根据 20 世纪 60 年代和 70 年代的女权主义者的观点，两性之间所有的行为差异都是由被男性主导而压抑女性的社会造成的。直到现在，某些女权主义者仍然抱持着这样的观点。心理学家科迪莉亚·法恩（Cordelia Fine）于 2011 年出版了《性别妄想》（*Delusions of Gender*）一书，她在书中提到一位名叫 Schwaab 的教授，并驳斥了他有关大脑中确实存在基于性别的内在差异的观点，将其称之为"神经性别歧视"。

生物学已经积累了大量的实验和临床数据，显示了 Y 染色体与男性激素睾酮在母亲怀孕的后半程对男性胎儿的大脑发育的程序化效应。在这一阶段，男性和女性的大脑已经具有分子层面的差异。在群体层面上，男女之间许多在大脑结构和行为上的性别差异已经被很好地记录了下来。然而，有必要注意的是，对于某一位特定的个体，他 / 她并不一定得有一个非男即女的大脑，也并非只能表现出要么是男性要么是女性的行为。各式各样偏向于男性化或者女性化的特质是像马赛克拼接那样存在于人脑中的。因此，即使是同一个人大脑的不同系统，其性别分化情况也会有很大的变数。

虽然大脑的性分化只关乎血液循环中那些能影响到大脑发育的性激素，但是根据具体受体（接收激素信息的蛋白质）到底存在与否，这些激素带来的效应在大脑的不同区域会有所不同，而且其造成影响的程度也会因为具体受到影响的行为类型和大脑结构而不同。因此，早在我们出生之前，我们的性别认同（我们对自己是男性或是女性的认同意识）以及与此有别的，我们的性取向就已经在大脑结构中被确定了。

约翰-琼-约翰（John-Joan-John）的悲剧故事表明，子宫内的睾酮对我们大脑的程序化影响是多么强大而持久。我在《我即我脑》一书第56页写了这个故事。约翰在9个月大的时候因为阴茎包皮的开口太小而做了一个小手术，因为这个问题会导致他排尿困难，乃至于肾脏受损。然而，事故发生了，外科医生在本该烧灼约翰的一根小血管止血时，烧掉了他的整个阴茎。大家于是决定索性把约翰变成一个女孩。医生切除了约翰剩余的阴茎和睾丸，家人给他穿女孩子的衣服，给他玩女孩子的玩具（他讨厌那些玩具），给他做心理咨询，并且在青春期让他服用女性激素——雌激素，然而这一切都没能改变这位孩子的性别认同。成年后约翰还是选择作为一名男性而生活。因此，无论你做出何种努力，你都无法改变一个孩子出生后的性别认同，因为它已经存在于大脑结构中了。易性癖也是如此。易性癖者的外在性器官与其性别认同，也即他们对自己是一个男人还是一个女人的感觉不一致。在这种情形下，性别认同也一样，早就已经在大脑结构中建立并且会一直维持下去。

同样地，我们的性取向也在出生之前就已经镌刻于我们的大脑结构中。第8号染色体和Xq28染色体上的基因，与环境因素（例如母亲在怀孕期间遭受的严重应激和某些化学物质）一起，都可能影响胎儿的性取向。

人们为了将同性恋改变成异性恋，已经穷尽了一切能想到的办法，但是无一奏效。人们采用过激素治疗、摘除性腺、睾丸移植、心理分析以及神经和精神病学治疗等方法，但它们从未获得过任何有记录的治疗成效。出生后的社会环境看上去对我们的性取向没有影响。

父母所树立的"榜样"也并未被孩子们遵循过。两位女同性恋母亲或者两位男同性恋父亲收养的孩子并不比异性恋夫妇抚养的孩子更容易成为同性恋。

我们可以得出结论，父母的性取向对于孩子的性取向没有影响。顺带一提，被同性恋者领养的孩子在各方面都表现良好，即便同性恋伴侣收养的孩子和异性恋伴侣收养的孩子之间存在一点点心理差异，也还是前一组孩子的心理状况更好。这个发现也不算奇怪，因为同性恋伴侣当初领养孩子的动力应该是格外充足的。

因此，担心在同性恋伴侣身边长大可能会对孩子产生不利影响的恐惧是没有科学依据的。此外，也没有任何证据表明成为同性恋只是在选择一种生活方式，或者只是因为在社会上遭受了打击。俄罗斯的法律基于一种信念，即儿童不应该接触同性恋——就好像同性恋具有传染性，这种念头没有一丁点儿科学依据。

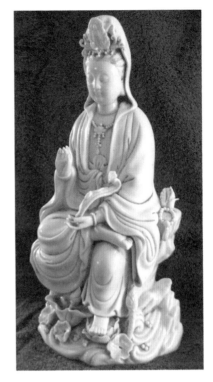

图 15

观音菩萨像。在佛教中，观音是一位给予人们慰藉和慈悲的女菩萨。她经历过我们见识过的最为缓慢的性别转变。公元 100 年左右，当这位女菩萨最初从印度来到中国时，是一位男菩萨，但是在其后的500 年岁月里，观音菩萨的形象越来越女性化。

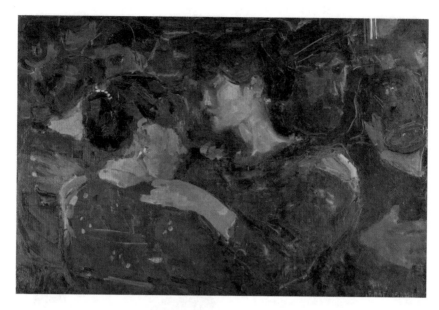

图 16

伊萨克·伊斯拉埃尔斯（Isaac Israëls）《在舞厅里》（*In the Dance-Hall*，1893）。伊斯拉埃尔斯出生在阿姆斯特丹的普林森格拉赫特区（Prinsengracht），他在作品中很好地描绘了 19 世纪末的阿姆斯特丹，展现了当年的街头日常生活、玩耍的孩子、旋转木马、工人、女店员、舞厅、剧院和咖啡馆。1893 年，当伊斯雷尔思展出这幅画时，画中两位女子相拥起舞，同时也表明了这就发生在泽代克（Zeedijk）街道（阿姆斯特丹一条充满酒吧、妓女、舞女和水手的令人觉得不三不四的街道），很是引起了一阵大惊小怪。一位奈梅亨的记者写道，他宁愿这幅画挂在"一个更加谦卑的位置"，他的意思是不如挂在高到人们看不清楚的地方。当这幅画在阿姆斯特丹市展出时，这位记者还写到艾萨克的作品与他父亲约瑟夫的相比糟糕透了。当然，对于这幅画也有些正面的反应。"这些舞女的泽代克造型被描绘得异常准确，以她们结实的身板，方正的肩以及宽阔的腰，男人的手臂几乎是无法抱得全的。……这幅画的卓越在于其绚丽的色彩，在大胆的对比中相互映衬，并让人联想到西班牙大师们颜色丰富的调色板。" 1906 年，有人向阿姆斯特丹的公共当代艺术收藏协会提出想借这幅画作，但是被该协会拒绝了，协会还同时拒绝出借布莱特纳（Breitner）的《风雨》（*Rain and Wind*）画作，显然该协会不是一家进步的机构。

2
儿童期性别差异

佛说，人性虽然有男女等无穷差异，但是其佛性没有分别。

——佛陀的教诲

人们曾经认为，男孩和女孩之间在玩耍时表现出的刻板的行为差异是由我们的社会环境强加上去的。男孩喜欢和男孩在一起玩耍，而女孩喜欢跟女孩玩耍。作为一个群体，男孩们更喜欢玩士兵或汽车玩具，而大多数女孩则喜欢玩洋娃娃。过去几十年的研究表明，这种基于性别的玩耍行为差异主要是由性激素与发育中的脑细胞相互作用引起的。

阿莎·滕·布洛克正在勇敢地对广告业开战，她认为广告业强化了男孩和女孩之间的刻板的性别差异，因而会对孩子们未来的职业选择产生长远影响。但是我看不到有任何证据表明，基于对性别的刻板印象的玩具营销会在日后给工作歧视铺路，或者会阻止长大成家的男孩们去分担家务。就连墨尔本大学的那位女权主义者、《性别妄想》一书的作者科迪莉亚·法恩也同意不存在这样的证据。此外，亚历山大和海因斯在 2002 年也证明，人类之外的灵长类动物在选择玩具时会表现出同样的性别差异：雌性猴子会选择洋娃娃并展现出母性行为，而雄性猴子则搞明白了可以用玩具小汽车干点啥。这种性别差异总不可能是猴子社会强加给猴子们的。显然，偏好某种特定玩具的根源可以追溯到我们进化史的数百万年前，也因此肯定具有遗传基础。

有些女孩因为罹患先天性肾上腺增生症而在子宫中受高水平睾酮影响。就像大多男孩子那样，她们对物体比对人物更感兴趣，并且偏爱玩男孩的玩具。母亲遭遇的产前应激会导致肾上腺内的睾酮和皮质醇水平升高，她的睾酮通过胎盘会对女性胎儿施加雄激素效应，这会导致她的女儿日后的玩耍行为更加男孩子气；母亲的皮质醇则会抑制男性胎儿的睾酮分泌，导致她的儿子日后男孩子气的玩耍行为会减少。

出生后最初 6 个月的睾酮水平与儿童在 14 个月大时的玩耍行为相关。就和实验预期的一样，男孩和女孩对小火车或者洋娃娃的偏爱的确存在性别差异。而研究也发现，男孩子对洋娃娃的偏好与其睾酮水平负相关，而女孩子对小火车的偏好与其睾酮水平正相关。这些观察数据都证实，性激素在儿童大脑的早期发育中起到了重要作用，这种作用也显示在了儿童的玩耍行为中。

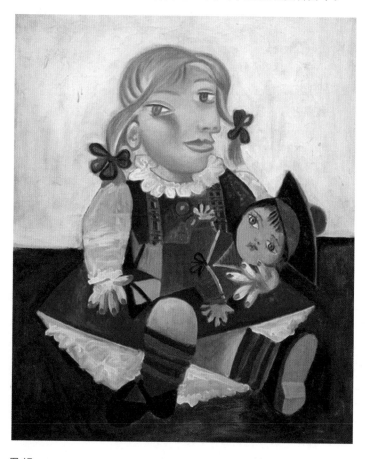

图 17

巴勃罗·毕加索《玛雅与洋娃娃》（*Maya with Doll*，1938）

一个相对较新的研究领域关注于内分泌干扰因素，也就是关注能够干扰激素与发育中的大脑之间相互作用的物质。例如，随处可见的邻苯二甲酸盐，它被用于软化塑料并且具有抗雄激素的效应。产前暴露于邻苯二甲酸盐与男孩们日后缺乏典型的男性化行为有关。儿童的青春期提前也与他们产前接触到这些特殊物质有关。这些内分泌干扰物可能对性别认同和性取向造成怎样的具体效应，还有待进一步研究。

的确，有些孩子的行为与其性别不相符合。这样的孩子更有可能遭受虐待或者可能因此罹患创伤后应激障碍。发育过程中的应激事件会影响激素水平，进而影响到行为。但是这并不意味着玩具制造业有什么错。有三项独立的研究展示了基因对不符合性别的行为存在影响，因此这才是一切的起点：基因和早期发育都可能让一个男孩"不那么男孩"，让一个女孩"不那么女孩"。对玩具的选择只是这些"非性别遵从"的孩子的一种"症状"，而非"病因"。而剩下的一切，都是由排外心理所致。不幸的是，尽管程度有高有低，无论是社会整体还是每一位个体都具有排外的特征。排外心理是人们歧视那些行为与性别不相符合的儿童的根源，也是我们真正的敌人。

在没有外界压力的情况下，如果孩子们更喜爱那些不常与他们的性别联系在一起的玩具或者运动当然没有任何问题。因此，有一个好消息是眼下乐高正在制作一些女性人偶去做那些人们认为属于男性的工作。在乐高的玩具实验室里出现了一位女化学家，不过很遗憾，她化了妆——根据女性研究者们的说法，由于化妆品可能会影响化学反应，这在实验室里通常是不被允许的。同样遗憾的是，设计人员还忘了给她戴上防护手套。乐高的玩具研究院里也出现了女性古生物学家和女性天文学家形象。

在瑞典，一家玩具工厂推出了一套性别中立的玩具，里面有穿着蜘蛛侠套装使用吹风机或推着婴儿车的男孩们，挺好。不过，假如孩子们在挑选玩具时做出了符合自己性别的选择，然后充满想象力地与它们玩耍，我们也不应该强行剥夺他们的乐趣。因此，在瑞典发生的倡导性别中立化教养的运动是令人担忧的。该运动主张，在孩子出生时，你不宜去问父母是男孩还是女孩，因为"那无关紧要"；父母要给孩子穿中性的服装，玩中性的玩具，而不是孩子们通常会热切而充满想象力地玩耍的洋娃娃和玩具小汽车。但是，这一运动是在剥夺孩子们的一项重要的快乐源泉，而它其实也不可能阻止孩子们在玩具偏好上的性别差异，因为我们面对的是在漫长进化过程中形成，并且已经烙印在我们基因里的古老模式。问题已经不再是什么是特定性别的行为，而是性别中立化的教养方式可能会对孩子造成什么样的伤害。

这种事情有时候会走向极端。一位地方政治家甚至建议不要让男孩站着小便；还有一些运动建议采用中性的代词取代会暗示性别的代词，例如在瑞典，人们提议用 hen 代替 hon（她）和 han（他）。写文章反对这些观点的人会受到威胁，有些人甚至不得不躲藏起来。如果你打算正儿八经地对性别中立式教养做个实验，是不会有伦理学委员会向你发放实验许可证的。但是，为人父母却可以在如何教养自己的孩子这件事上具有很大的选择余地。

性别差异万岁。如果不存在性别差异，我们的生活会变成什么样子？2014年春天，我和我的妻子带我们四岁的孙子（他平时生活在巴黎）去迪士尼乐园游玩——这不是一座我愿意每年都去游玩的主题公园，不过它在每日闭馆之前，会有以所有那些著名的迪士尼人物和故事为主题的专业花车巡游，非常精彩。在那时，园里到处都是穿着公主裙的小姑娘们。她们穿上那些裙子时的严肃态度，以及她们穿着裙子四处走动时的快乐，都表明她们进入了一个不同的世界，一个我不愿从她们那里剥夺的世界——她们今后有的是时间去面对粗粝的现实生活。我寻思着能否给阿莎·滕·布洛克也买一条这样的裙子，然而不幸的是这些裙子没有成人的尺码。太可惜了！我都能想象出她穿上公主裙昂首阔步的样子。

青少年和青春期

青春期是孩子们不再提问却开始质疑答案的时期。

——阿尔弗雷多·拉蒙特（Alfredo La Mont）

女孩比男孩更早进入青春期。12岁的女孩通常已经是年轻的女人了。在学校里，她们往往比同年级的男孩们高出一头。在这个时期，女孩的大脑发育也要超前男孩两年，这对她们的各项功能都有重大的影响。女孩比同龄的男孩更善于组织工作，而男孩不仅组织能力较差，注意力也更不集中，特别容易跑题。举例而言，这种性别差异会体现在女孩子拥有更好的在校成绩，获得大学录取的优势也更强。当我和乌得勒支大学的管理机构讨论这个议题时，大学注册官给我打印出了前几年博士研究生的最高成绩，然而它们几乎都是由男生们获得的。这说明在学习期间的某个时间点，如果男孩们真的能上大学的话，他们会超过女孩。

　　在青少年时期，男孩和女孩们的兴趣仍然存在性别差异，例如男孩们想要建造东西，而女孩们想跳舞。到了成年期，明显的性别差异仍旧存在。男性更喜欢处理事务性工作，而女性更喜欢那些与人打交道的工作。还有一种工作偏好与性别认同的相关性不大，而是与性取向相关，也即与同性恋或者异性恋相关的工作偏好（见第十五章第3节）。

　　然而，某些性别差异似乎也的确受到了环境的影响。多年来人们一直声称男孩子更擅长数学，而女孩子语言学得更好，但是如今在中学里女孩们在理科方面与男孩表现得一样好。因此，在理科领域的性别差异似乎主要是由文化决定的。

3
智力

我们早就知道，智力这一心理学概念找不到决定的基因。

——J. 德克森（J. Derksen）教授、博士

美国心理学家戴维·韦奇斯勒（David Wechsler）开发过以自己的名字命名的智力测验，他将智力定义为"能够有目的性地行动、理性思考并有效应对环境的能力"。当然，你也可以为智力的定义添加更多元素，例如从经验中学习的能力。

所有生物都能表现出某种形式的智力，甚至细菌在某种程度上也表现出记忆、预期和适应能力。人类能拥有更高的智力，部分原因是我们的大脑比类人猿的大脑大3倍。但是，大脑的尺寸并不是唯一的区别。我们的脑细胞处理信息的速度是老鼠的10倍。我们大脑皮质中的神经元具有比黑猩猩更长的树突树。树突树是神经元的树状结构——成千上万其他细胞的纤维与树突树的分支相接触——因此，这种树突树结构是脑细胞所能接收的信息量的限制因素。我们与类人猿的区别还在于我们拥有更多的脑细胞以及脑细胞之间的连接，而大脑皮质的细胞群的专门化程度也更高。

此外，就特定类型的脑细胞而言，人类和类人猿之间也存在差异。人类大脑皮质有193000个梭形神经元（也被称为冯·伊科诺莫 [Von Economo] 神经元或者 VENs），而类人猿只有7000个。这些细胞与快速、直觉性的社交决策有关。人类大脑与类人猿大脑之间还存在分子差异。在进化过程中，连接左右脑半球的纤维规模减小了，而每个大脑半球内的纤维连接却在增加。因此，与其他动物种群相比，人类的左右大脑皮质在功能上要更加专门化。这种功能上的"偏侧化"的一个例子是，由布罗卡（Broca）和韦尼克（Wernicke）分别辨别出的掌管语言的区域位于大脑左半球。

智力提供了重要的进化优势，这也解释了为什么智力在进化过程中有过巨大的提升。因此，智力具有坚实的遗传背景这件事几乎是不证自明的。许多基因都与我们的智力有关，但是有些基因似乎扮演了特殊的角色。*FNBP1L* 就是其中一个基因，它与6岁以上儿童的智力密切相关。

能够被智商（IQ）量化的智力是具有神经生物学基础的，至少有一部分智力可以被定位到大脑皮质的许多区域和纹状体中，而脑区之间的功能整合也是一个重要因素。不同方面的智力位于大脑的不同区域：文字或者语言方面的智商与语言区的灰质有关，而跟语言无关的智商与处理手部动作的运动区灰质有关。人的智商到了成年期就会特别稳定。

如果要谈及智力能力的性别差异，有一项惊人的差别是，在例如基础知识、空间感以及拼写等方面，男性智能的个体差异要显著大于女性。这是可以理解的：男性只有一条 X 染色体，而人们正是在 X 染色体上发现了许多对智力功能至关重要的基因。假如男性的一条 X 染色体发生了一个基因突变，他可能会极度幸运（成为高智商者），也可能极为不幸（成为智力低下者）。这是因为男性不同于女性，这条 X 染色体无法被另一条 X 染色体代偿。

智商的遗传性

在不同的发育阶段中，似乎有不同的基因程序在起作用，因为智商的可遗传性会随着年龄的增长而增加，这被称为威尔逊效应（Wilson effect）。智商的遗传性在儿童 7 岁时开始变得明显，到了 18 到 20 岁之间，智商的遗传性会表现为达到 80%，而环境影响则从 5 岁时的 55% 下降到 12 岁时的 0%。瑞典的一项研究发现，65 岁时智商的遗传性表现高达 90%，而环境的效应为 0%。

然而威尔逊效应并不意味着环境对我们智商的发育不重要。在生命的早期阶段，我们的认知刺激经验来自外部世界，这在 55% 的环境影响中可见一斑。随后的发展经历会越来越多地取决于每位个体自己的选择，而个体学习的成效则是由遗传背景决定的。这项观察结果给"先天还是后天"的争论带来了全新的转折。

低智商

日益提升的技术水平使我们从那些不幸有着低智商的个体 DNA 中发现了越来越多的小错误，它们都是自发产生的新的基因突变，并不存在于父母的基因中。在发育过程中，智商低下的人受遗传因素影响更大，而受环境的影响较小。西班牙电影《我也是》（*Yo, tambien*）展示了唐氏综合征患者之间的智商差异会有多人。电影的主角，就像扮演他的演员演绎的那样，是第一位罹患唐氏综合征却获得了大学学位的欧洲人，尽管这样一个故事在过去和将来都只会是特例。在发育过程中，某些化学物质也会对智商产生负面影响。

高智商

人与人之间智力上的差异首先来自遗传因素差异（我们 DNA 中的微小变异）。高智商可以遗传，因此会在家族中传递下去，它和正常智力一样都是由遗传和环境因素共同导致的。在 7 岁左右时，高智商者的大脑皮质比寻常智力者的皮质更薄；而在此之后，高智商者的大脑皮质，尤其是前额叶皮质会比寻常智力者变得更厚。高智商者经历的大脑皮质增厚时期也更长，这表明他们的脑细胞之间建立突触连接的时间要比其他人更长。因此，他们的大脑发育过程其实是与众不同的。

有些环境因素似乎也能对智商发育起到正面作用。巴西的一项研究表明，那些母乳喂养时间更长（超过一年）的孩子在 13 岁时的智商要比那些没有接受母乳喂养，或者母乳喂养时间较短的孩子高出 3.8 分。统计上而言，这些人接受教育的年限也比其他人长出一年，而且他们获得的薪水也更高。

脑内电刺激传导的速度与智商有关。在解决问题的过程中，高智商的人的大脑新陈代谢较慢，因此似乎能更高效地使用大脑。你的智商越高，你接受的教育就越多，薪水就越高，寿命就越长。但是，超过 120 的智商并不会带给你在社会上取得更大成功的机会。爱因斯坦的智商是 150，但即使你拥有 180 的智商，也不会比智商为 130 的人具有更大的赢得诺贝尔奖的机会，因为赢得诺贝尔奖还涉及许多其他无法用智商来衡量的因素，包括创造力、实用智力和社交智力（也就是你在成长过程中学会的与他人相处并自我表达的能力）。

脑的大小和智商

民众们经常把大脑的尺寸和智力联系在一起。它们之间的关联确实存在，但是非常轻微，以至于我们应该对所有相关的奇闻轶事保持怀疑态度。阿姆斯

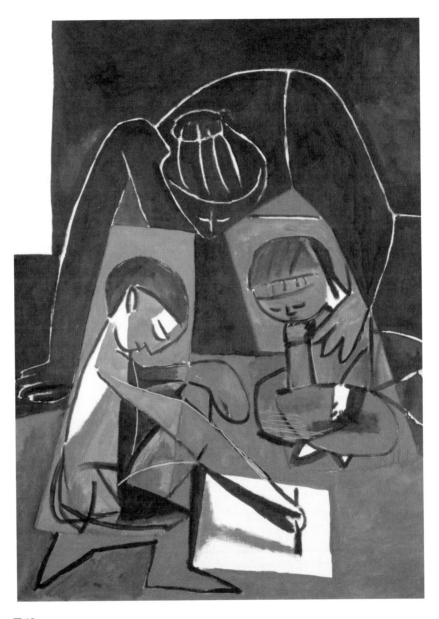

图 18

巴勃罗·毕加索,《克劳德为弗朗索瓦丝和帕洛玛作画》(*Claude Drawing Françoise and Paloma*, 1954)。

特丹的解剖学教授 L. 博克（L. Bolk）博士引用 1905 年和 1911 年的文学作品作为"滑稽的间奏曲"："教授们的头围显著大于官员们的……拥有 52 厘米的头围至少可以成为一位产科教授，而假若成年男子的头围小于 50.5 厘米，就别指望他能有任何有意义的精神表现了。"我曾用这句话捉弄过我的父亲，他就是位产科医生。

另一个关于脑的大小与智力之间的伪科学联系来自乔治·奥威尔，他在西班牙内战中作为志愿者与佛朗哥作战。经过长时间的寻觅，他终于买到了一顶足够大的草帽盖住自己的头。而他得出的结论是，显然所有的士兵都是小脑袋，这让他回想起曾经从一位权威人士那里听到的评论："老天爷啊，您认为我们的前线不需要聪明人，是吗？"

4
天赋与练习

我没有任何特殊的天赋。我只是具有强烈的好奇心。

——阿尔伯特·爱因斯坦

音乐、象棋、数学以及视觉艺术（比较少见）方面的神童显然都具有天生的惊人才能。8 岁的莫扎特以及他 4 岁的妹妹被他们的父亲利奥波德（Leopold）从一个宫廷带到另一个宫廷去演奏。肖邦在 7 岁时就创作了两首波兰舞曲，而李斯特在 12 岁时已经是一位经验丰富的音乐会钢琴家了。至于更近一些的时代，你可能会记得耶胡迪·梅纽因（Yehudi Menuhin），时年 7 岁的他在 1923 年与旧金山交响乐团一道演出；还有鲍比·菲舍尔（Bobby Fischer），他 14 岁时获得美国象棋冠军；露丝·劳伦斯（Ruth Lawrence）在 12 岁时（1983 年）被牛津大学录取，而现在她是一位数学教授。但即便是这些孩子，想要开发自己的巨大天赋时也逃不开艰苦的努力。

近期一项针对超过 1.1 万名参与测试者的荟萃分析表明，在某件事上的练习量与表现之间确实存在关系，但是关系微弱。练习量可以解释 26% 的竞技游戏中的个体表现差异，这个数字对于音乐表现来说是 21%，对于体育表现是 18%，对于教育表现是 4%，而对于职业表现则小于 1%。因此，靠练习决定成功的程度远小于我们的想象，人们还是最近才认识到这一点的。最终结果以及所能达到的成就的高度似乎主要取决于天赋及开始练习的年龄。以下这些参数其实是相互关联的：一个拥有音乐天赋的孩子热爱演奏，很快就能达到必需的 1 万小时的练习量；而一位没有音乐天赋的孩子则不愿意去练习，并且可能永远达不到 1 万小时的练习量阈值。

除了开始练习的年龄之外，在运动和学业上取得成功的另一个条件要靠运气，也就是你的出生日期。加拿大和美国大学的三年级冰球队的顶尖球员们大多出生于 1 月至 3 月之间。队员入队的年龄限制按照前年的 12 月 31 日到今年的 1 月 1 日之间计算。所以假如你出生于今年的 1 月 2 日，则无论你多么有才华，你都必须等到明年入队；而到了下一年，你将以最年长的、比别人几乎大一整岁的年龄加入队伍。届时你会比大多数其他队员发展得更好也更加强壮，于是你将脱颖而出，获得更多的激励性支持，并且能从比赛中获得更大乐趣。同样的效应也见于小学和中学。年龄比班上其他同学稍大一些是一种优势，而这种优势将会伴随你一生。8 月 31 日是中国的剖宫产的高峰日，其原因是家长们希望孩子将来能及时入学（中国小学开学时间通常为 9 月 1 日）。然而，这一天出生的孩子今后将以最小的年龄进入班级，所以这实际上可能对孩子不利。

某些超凡的孩子在数学、艺术或体育方面拥有天赋，并且能在很小的时候就表现出成年人的水平。一些间接证据表明，与学者们相似，他们拥有一个异常发达的右脑半球。拥有数学天赋的孩子们的右脑半球的活性增加。此外，比起常人，拥有数学、艺术或音乐天赋的人是右利手的概率更低，这再次指向了可能存在非典型的大脑发育。比起群体中的其他人，拥有数学或音乐天赋的个体有着更多的双侧性和对称性脑组织活动。当拥有数学天赋的青少年接受功能性磁共振成像（fMRI）脑扫描并完成指定的任务时，可以观测到他们的双侧顶叶和额叶活性增加。

在学业上有天赋的孩子和表演者会更多地表现出左侧大脑半球功能降低，这可能会显示为语言障碍和阅读障碍。在 20 位世界级数学家中，没有一位在上学前就能够阅读，这比大多数在学业上有天赋的孩子的阅读障碍还要严重。虽然有一些孩子具有广泛的天赋，但是更多孩子表现出了语言和数学能力之间的不平衡。拥有艺术或体育天赋的孩子通常对学业不大感兴趣。拥有音乐天赋的人的智商有时仅能勉强达到人群的平均水平。不过，事实上拥有音乐天赋的孩子大多在学业方面表现优异，尽管目前只有学习古典音乐的孩子做过这种测试。因此，我们尚不清楚其他类型的音乐天赋是否也同样如此，比如重金属音乐和说唱音乐。

第四章
我们的社会性的发育

人类天生就是社会动物；如无意外，假如一位个体天生就不具备社会性，那么他要么已经超越了人类的范畴，要么根本不值得常人去留意。

——亚里士多德

1
社会因素：社会行为中的个体差异

我们的心理健康取决于我们的发育史和我们的遗传背景，其中遗传背景决定了我们对心理疾病的易感性。社会因素，例如童年期遭受的忽视、虐待或谩骂，会增加今后生命中罹患包括抑郁症、精神分裂症和边缘人格障碍等精神疾病的风险。乡村城市化、地域歧视和移民带来的压力会使精神分裂症的发病率翻倍。表观遗传学机制在这里也会起到作用。社会因素可能成为自杀的诱因，但是它们同样对精神疾病的康复至关重要。

人们发现如下四个脑细胞网络是社交互动的中心。

（1）杏仁核周围网络，负责处理对社会的观察，尤其是涉及情感和社交所致痛苦的观察。

（2）"心智化"网络，主要涉及思考他人和思考自身；这个网络与默认网络有很大的重叠（见第二十二章第 1 节）。

（3）负责同理心的网络。

（4）镜像神经元网络，后两者之间存在着紧密的联系。

通过社交游戏行为，动物幼崽能学会在群体中与其他动物互动，而年轻的灵长类动物也经常在一起玩耍。灵长类动物的杏仁核与下丘脑的大小与其社交游戏行为的次数相关。被他人排斥或者被他人拒绝会引起社交痛苦，本质其实与身体能实际体验到的物理性痛苦有很大程度的重叠。社交痛苦的增加也会导致身体痛苦的加剧，反之亦然。源自社交的支持可以减轻身体疼痛，而止痛药也有助于缓解社交痛苦，也就是说，社交痛苦与身体痛苦在大脑内的真实程度是不相上下的。对于这两种痛苦，每位个体的敏感程度的确存在很大差异，正如人的各种性格特质之间存在很大的差异一样。

人类是社会动物。在伤病之类的应激情况下，你需要全然依赖他人的帮助，而假如在此时遭到社交孤立或社交排斥则可能危及生命。可以理解，在这种情况下你大脑的所有报警系统都会被触发，例如在杏仁核、前扣带皮质、前岛叶皮质和导水管周围灰质内的报警系统。应激系统，也即下丘脑—垂体—肾上腺轴和交感神经系统也会被激活。如果这些应激系统长期处于激活状态，则有可能引发疾病。相反，当一位个体感受到被社会接受、被爱戴或者被珍视时，脑内奖赏系统就会被激活，多巴胺和吗啡样物质从腹侧纹状体内释放，而催产素则会放大这种由愉悦的社交互动产生的感受。

2
我们的社会脑的发育

存在先于本质。

——让·保罗·萨特

在所有事务之中，我们的大脑是为了社交互动而构筑的。因此，我们需要在一个存在社交的语境中检视大脑。人类婴儿可以辨别人脸，并通过模仿而学习。婴儿们在 14 个月大时就能做出利他行为。如果有人掉了东西（显然是不小心地，而非故意），婴儿会替他们捡起来。人类儿童在 3 岁时就会区分他想帮助和不想帮助的对象。在整个进化过程中，一个复杂社会中的社交互动、竞争与合作一直驱使着我们的大脑不断成长，也驱使着人类最终成为人类。

我们尺寸可观的大脑赋予了我们一项巨大的进化优势——让我们有能力成为一个复杂群体中的成员。在各种灵长类动物中，大脑的大小与其群体中的个体数目以及群体的复杂性密切相关。一个人在社交软件上拥有的社交网络规模与大脑的颞上回、杏仁核和前额叶皮质的大小有关。看起来，我们似乎需要相当多的脑细胞来维持这样一种社交网络。然而，尽管我们可以通过社交媒体拥有大量"朋友"，与我们保持真正联系的人数仍然只有 150 至 200 人左右，这与我们的祖先在大约 1 万年前组成的社会群体的规模大致相同。

我们的社会脑由许多相互作用的大脑结构组成，其中包括眶额叶皮质、颞顶叶交界处、颞极和背内侧前额叶皮质，它们负责处理有关我们人类同胞的信息。社交能力是与生俱来的，它在我们出生后的最初几天就已开始发挥作用了。出生 1 至 5 天的婴儿在看到人脸时后颞叶皮质会有反应，而只看到一条手臂时则没有反应。因此，我们要讨论的是一种并不依赖于社会学习，而仅仅由基因调控的程序化反应。

环境在漫长的进化过程中变幻莫测，而大脑也在这一进程中不断与环境相互作用，持续发展并发挥其功能。通过学习来应对所有那些变化，并将学到的信息传递给下一代的能力，对于作为一个物种的我们是至关重要的。最擅于交际以及在社交中学习，并借此适应了环境的人将会被社会环境选择，从而将基因传递下去。

对于一个群体来说，极端好斗的或暴虐的个体具有破坏性，因而最终将会被驱逐或杀死。他们的基因也因此从群体中消失，这是一个自我文明化的过程。利用这一机制，我们通过选择对人类缺乏攻击性和恐惧感的狗，创造了这些现代品种的狗。不过新的基因突变和新的基因组合总会出现，也总是会产生具有攻击性的狗狗个体。

3
文化知识的传递

猿类也在进行文化知识的传递。它们互相学习如何使用工具来收集食物，例如，使用像钓竿一样的棍子来捕捉白蚁，或用大石头当锤子来敲开坚果。我们的孩子也和猿类一样，使用着这套在进化中积累了亿万年的大脑系统，通过模仿大人的方式而学习。孩子们有时候会走向极端。2007 年 1 月，前独裁者萨达姆·侯赛因伊拉克被绞死。有人秘密地用手机拍摄了对萨达姆的行刑过程，并将画面传播了出去。在随后的几周里，至少有 8 名阿拉伯儿童在模仿这次行刑的恐怖游戏中丧生。

这种对致命的行为的模仿并不是第一次。1774 年，约翰·沃尔夫冈·冯·歌德撰写了他的第一部小说《少年维特之烦恼》。他写这本书的灵感来源于发生在他自己生活中的事件。小说中的维特遇见了洛蒂并一见钟情，但是洛蒂已经和阿尔伯特订婚了。当洛蒂和阿尔伯特结婚时，维特的痛苦变得无法忍受。维特写了一封告别信给阿尔伯特，借口要去旅行，向阿尔伯特借了两支手枪。处于兴奋情绪中的洛蒂读了信并向维特寄出了手枪。接着，维特就自杀了。这本书引发了一波自杀浪潮。

在正常的社会交往中，成年人会不由自主地模仿周围环境中的各种行为。我们经常使用相当负面的术语，例如"猫咪模仿行为"或者"猿类模仿"来形容这一现象，然而这种模仿的结果通常都是正面的。如果有人模仿你的动作和态度，那么你们双方都会产生自信，因为所有参与模仿的人都会在无意识中确信自己可以融入这个群体。因此，模仿就像是一种社会黏合剂。在应激、动荡的环境中，人们会更多地模仿彼此。某些个体的大脑额叶受过损伤，他们会无法自控地重复去做他们看到的其他人在做的事，这种情况被称为模仿症或者模仿运动症。

模仿行为在很大程度上是自动的，对此我们可以称之为"镜像（行为）"。人类婴儿在几个月大的时候就能模仿成人动嘴巴。在看不见自己面部肌肉的情况下，一个孩子是怎么知道该如何安放它们的呢？答案是，大脑会自动对它所看到的环境作出反应。当你想象一个情景或者当你看到那个情景，在你的大脑中会产生类同的反应。看着别人的手部运动时，你脑中的神经元激活情况与你亲自进行该手部运动时的激活情况大致相同。

有经验的钢琴家们聆听一场钢琴音乐会时，其大脑前运动皮质中与钢琴演奏相关的机制会自动激活，而这并不发生在不会弹钢琴的人身上。女性芭蕾舞演员在看到由女性表演的芭蕾舞动作时，脑内会出现更多的这种镜像活动；而男性芭蕾舞演员在观看男性的舞姿时也会表现出更多的镜像活动。当他们看见自己曾经反复练习过的动作时，脑内这种镜像反应发生得更为强烈。在观看电视上播放的一项你自己也曾参加过的运动时也是如此。运动员在他们大脑的想象中操练困难的动作，而这种想象操练被证明是有用的。

4
镜像神经元

我们对于别人将要做什么的预期是基于我们自己会做什么。

——克里斯蒂安·凯泽斯（Christian Keysers, 2012）

经由模仿他人来进行运动学习的神经生物学基础是位于前运动皮质的镜像神经元。它们是由帕尔马大学的贾科莫·里佐拉蒂（Giacomo Rizzolatti）教授实验室发现的。根据《纽约时报》的报道，在1991年的一个炎热的日子里，一位研究人员回到实验室，实验室里有一只脑运动皮质被装了电极的猴子。当这位研究人员舔他自己的冰激凌时，这只猴子脑内的神经元也激活了，就和这只猴子自己吃坚果时的激活状态相同。不过，据里佐拉蒂教授自己说，事实并非如此，是报纸编造了这个故事。"我的实验室里不允许吃冰激凌。"他说。

事实是，当一位研究人员从给动物发放奖励的罐子里拿了一颗花生吃时，猴子的脑细胞活动被激发了。而在过去很长一段时间里，研究人员都把猴子的这种脑活动仅仅当作是记录脑电信号时的小干扰电位，直到他们意识到猴子真的在自己的大脑中模仿它在周围看见的动作。

因为有镜像神经元，你会自动感受到别人的痛苦。幸运的是，我们脑中镜像神经元区域的活动只相当于真正经历痛苦的人的10%，而且你还可以通过训练来减低你的同理心感受。毕竟，如果在急诊室工作的医生感受到的疼痛程度与每个被送进这个科室的病人的真实疼痛程度相同就太可怕了——医生们可没法那样去工作。话虽如此，患者家属有时可能会觉得医生就是个麻木不仁的傻瓜。当你离身处痛苦中的人越近，你越会对他产生更多的同理心，这是事实。

研究者推测，镜像神经元能够使人们立即、自动地理解他人的情绪和意图。自闭症患者不太擅长这点，因为他们的镜像神经元较少，或者即使他们拥有相同数量的镜像神经元，却没能将其训练到和常人一样的反应程度。精神病患者或者精神变态者的同理心的"开关"是关闭的，除非你明确地要求他去想象自己处于某个特定的情境中，他们才会"打开"自己的同理心。

只有10%的前运动皮质神经元是镜像神经元，它们会无意识地促使大脑中的运动系统去复现在其他人身上看到的行为。对芭蕾舞者的镜像神经元反应的观察实验表明，镜像神经元系统并非在出生时就完全成形，而是随着经验的积累逐渐得到训练。镜像也显示了大脑皮质的可塑性：出生时没有手臂的人可以在脑内用镜像模仿嘴唇或脚部运动的脑区去镜像模仿手部的运动。此外，在他们的大脑皮质中，反映脚部运动的区域占据了有手的个体大脑内通常反映手部运动的区域。

镜像神经元系统使我们能够在脑内模拟行为并估计其后果。通过这样的方式，有效的结盟、合作、分组和团体联系出现了，它们形成了群体间的社会黏合剂。我们被我们的镜像神经元联系在一起。

镜像神经元还有助于形成从众行为，比如当你的国家队踢进世界杯足球锦标赛时大家的反应——尽管有些人甚至连这个都可以成功抵抗下来。当我们调整自己以适应群体的规范时，脑内奖赏系统就会分泌多巴胺。

相反，如果我们不去适应群体，我们的脑内会产生一种不安的感受。我是从我自己在国际委员会的工作经验中了解到这种感受的。这些委员会要对研究项目做出评估，并就对于项目的经费补贴做出决定。在我检查了一项我能够恰当地进行评估的研究并发现它相当不可靠之后，我决定给出一个负面的评价。而当我看到其他我尊敬的经验丰富的研究人员一个接一个地对这项研究给出赞美性的判断时，我开始感到不大舒服。也许我对这个项目的判断是错误的？最终，我还是足够坚定、坦率地表明了自己的意见，但是显然我跟大家的不一致引发了我相当程度的不安。

克卢恰列夫（Klucharev）等人在 2009 年研究发现，如果在这种情况下你选择不服从群体，那么你的大脑的扣带皮质的最前端以及腹侧纹状体会发出一个信号，告诉你，你的行为是错误的。即使对某一特定情景的回忆强烈而准确，人们也很容易去调整自己的短期记忆和长期记忆以配合他人的错误记忆。这是我们学会去适应群体规范的一种方式。我们的大脑是为了表现得跟其他人的大脑一样而设计的，尽管这不可避免地会带来危险。在极端情况下，这会导致超级有机体的形成（见第十七章第 1 节）。

5
镜像情感

镜像神经元也参与情感的分享，使得我们有可能感受到别人的感情。它们构成了同理心的基础。同理心存在明显的性别差异。在一项研究中发现，男性只能感受到诚实的测试参与者的情感，而感受不到那些因作弊而受到惩罚的参与者的情感；女性则可以感受到所有受到惩罚者的情感，包括那些作弊者的情感。男性对敌人没有同理心，只对朋友怀有同理心，这在战争情况下非常有用处。移情关注分数最高的测试参与者在看到他人处于痛苦时，自己的疼痛区也会激活得最强烈。借助移情系统，我们甚至能够感受到艺术家在创作作品时的心情。当我们观看凡·高的画时，我们能感受到他的不安。

如果你观看一部电影，电影中的人脸正在表达厌恶情绪，那么你不仅会由于面部模仿和前运动皮质系统激活而无意识地作出同样的面部表情，还会在岛叶皮质中显示出替代活动。岛叶皮质负责处理嗅觉、味觉并控制我们的肠道。在对意识清醒的患者进行脑部手术时，电刺激岛叶皮质可以引起患者胃部收缩并导致他们干呕。

看到表达恶心或厌恶的面部表情而引起脑岛叶皮质活动的机制被称为"情绪传染"。在一位因脑出血而导致岛叶皮质损伤的患者身上，这一情绪传染机制失败了。患者无法从一个人的面部表情看出他是否感到厌恶。岛叶皮质显然是情绪传染必需的大脑结构。阅读到对不愉快的场景的描写也会激活岛叶皮质，然而这不是通过前运动皮质系统，而是通过布洛卡区。

甚至婴儿都能感受到他人的情感。在产房里，如果一个孩子开始啼哭，整个"乐团"就会开始"演唱"。显而易见的结论是，我们在我们自己负责相同的行为的脑区里观察他人的行为，也在我们调节自己情感的脑区里感受他人的情感。一位好的演员会确保观众通过镜像神经元感受到他正在演绎的一切情感：恐惧、愤怒、爱、恨……

在镜像神经元的帮助下，我们任何时候都可以从他人的面部表情推断出他们的感受或者想法。这被称为心智理论，或心理

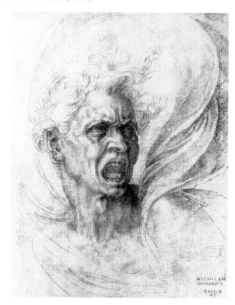

图 19

米开朗基罗，《暴怒》（*Fury*，约 1525）。

化能力，这是一种孩子在出生后的四到五年内发展出来的能力。通过阅读肢体

语言来感觉他人打算做什么，我们能够预测他人的行动。包括大脑颞顶叶交界处和内侧前额叶皮质在内的区域对这一功能至关重要。顺带一提，心智理论的简单形式并不仅局限于人类和猿类，狗和海豚也能理解你指向某物是什么意思。两三岁的孩子就会不断地用手指着东西进行交流，而自闭症儿童做不到这件事，因为他们缺乏正常运作的镜像神经元。

面部表情对于人类的社会行为至关重要。脑内杏仁核参与评估面部表情的社会意义以及对其作出的反应的正确性，下丘脑则参与体验社交行为带来的愉悦感。

正如达尔文所言，最重要的与情感相关的 6 种面部表情是与生俱来并普遍存在的。在世界各地，当人们感到恐惧、喜悦、愤怒、厌恶、悲伤和惊讶时，他们的表情都是一样的。面部表情在交流中发挥重要的作用。即便是控制面部表情的微小基因变异也可以遗传：盲测参与者（观测者不清楚被测者，也即文中所述盲测参与者的亲属关系）在情感表达上表现出典型的家族特征，哪怕他们是由养父母抚养长大的也一样。能够从他人的面部表情辨别他们的情感当然是非常重要的，而通过与你具有血缘关系的亲属的典型面部表情识别出他们，也具有重要的进化意义。

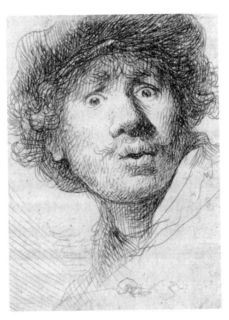

图 20

伦勃朗，《戴帽子的自画像，嘴巴张开》（*Self-Portrait in a Cap, Open-Mouthed*，1630）。伦勃朗在镜子前面练习情感表达。他看上去不知所措。

在艺术中，情感对于艺术家想要传达的信息具有重大意义。伦勃朗在其早期作品中很难做到这一点，但是在对着镜子苦练之后，他成了传达情感的大师。

6
道德行为

我稍微提升了猿类，然后，呃……稍微降低了人类的等级。

——弗兰斯·德瓦尔

达尔文声称，我们的道德意识可以总结为"己所不欲，勿施于人"这条黄金法则，这来自于群体生存至关重要的社会本能。达尔文甚至有一个乌托邦式的愿景：对他人的关心将逐渐蔓延到所有国家的所有人民，并最终蔓延到所有生物。

我们社会行为的进化起源于母亲对其子女的同理心，而这种同理心已经扩展到整个群体。通过优先帮助家庭成员和子女，你帮助了自己的基因存活下去，或者，正如贝尔托尔特·布莱希特（Bertolt Brecht）所言，"先有食物，后有道德"。当周围环境改善时，同理心的范围就会扩大。

帮助他人的愿望奠定了建立联盟

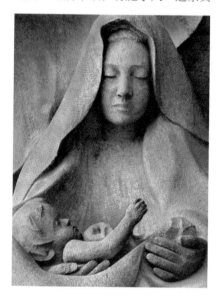

图 21

同理心起始于一位母亲照顾她的孩子（圣家族大教堂，高迪，巴塞罗那）。

的基础，这些联盟日后可能会派上用场。最终，甚至连动物都被纳入到人类的同理心范畴，在过去的几年里我看到越来越多的中国人开始遛狗。中国经济已经有了很大的改善，动物保护者们甚至可以通过把狗买下而阻止它们在中国广西一年一度的狗肉节上被吃掉。关于吃狗肉这个话题，互联网上存在着激烈的争论。

猿类对群体中其他个体命运的担忧意味着悲伤会给它们留下相当深刻的印象。简·古多尔（Jane Goodall）描述过一位黑猩猩母亲，她的一只幼崽死于脊髓灰质炎（小儿麻痹症）。黑猩猩母亲流露出了明显的悲痛，在她把死去的幼崽带入森林之前，她来让简再去看看它。其他动物也具有道德本能。大象们会在一片象哞声中帮助被枪击的或受伤的同胞站起来。它们还会表现出哀悼的行为，用鼻子去检查死去的大象，并且在其尸体周围放置仪式性的植物。在五天的时间里，其他象群的大象将会来到此处吊唁自己同类的尸体。大象们还会用鼻子去仔细研究死去的大象的骨头，尤其是其颅骨，这种行为并不仅局限于同一象群里的大象。

社会控制也非常重要。当社会控制消失时，例如在战争环境中敌人被非人化对待时（正如曾经发生过的那样），道德规则似乎就不再适用了。显然，任何一个国家的士兵都有犯下战争罪的能力，包括20世纪40年代末在印度尼西亚的荷兰士兵，他们至今仍将自己的罪行描述为"警察行为"。但是，并不是每个士兵都会犯下战争罪，这里存在着个体差异和例外的情况。

猿类与我们人类——德斯蒙德·莫里斯（Desmond Morris）将我们描述为"裸猿"——在大脑结构和行为上的相似性是惊人的。人类的微笑源自一种猿类也有的安抚信号，而我们经常采用形容猿类行为的术语来表征他人的行为，例如"拍马屁""膝行肘步""捶胸顿足"。弗兰斯·德瓦尔已向我们证明猿类和我们拥有相同的道德规则：它们会结成政治联盟，并懂得互惠互利；它们会支持那些支持它们的个体，会表达感激之情，并且就像其他许多动物一样，它们会进行报复。

猿类具有群体意识，有时会表现出利他行为，也就是说它们可以无私地进行互相帮助。这涉及前额叶皮质，这个脑区遏制我们的自我本位倾向。猿类不仅在必要的时候会进行合作，它们还会记住最佳的合作伙伴。它们会分享食物，并具有强烈的公平感。例如，通过同样的努力，当它们看到自己只获得一片黄瓜，而另一只猿猴却获得了更好的奖励（一颗葡萄）时，它们会拒绝再和研究人员"玩"下去。

猿类具有乱伦禁忌，正如所有的人类文化一样。这是一种降低先天性畸形发生率的好机制，不过这不是我们现在讨论的重点。就像猿类一样，我们本能地认为乱伦是错误的。另一个人与猿类的共同点是迈克尔·加扎尼加（Michael Gazzaniga）提到的"解释者"现象，也即我们的大脑会为我们的行为编造出一个故事，一个虽合乎逻辑但不一定正确的故事。猿类也会因为违反规则而感到羞耻，并且害怕受到惩罚。

大型猿类和其他动物表现出的道德行为在本质上与我们人类自身的道德行为一致，这意味着我们如今的道德规则肯定已经有了数百万年的历史，并且写在了基因里，因为这些道德规则对于群体的正常运作至关重要。这些规则有些可以在《圣经》和其他"圣书"中找到，但是它们肯定不像人们经常宣称的那样源自宗教。

1940 年 11 月 26 日，时任莱顿大学解剖学和胚胎学教授的巴什博

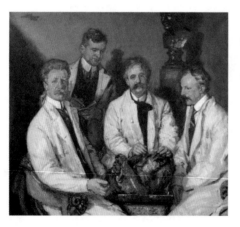

图22

《路易斯·波尔克教授的解剖课》（*The Anatomical Lesson by Professor Louis Bolk*）。这幅画悬挂于阿姆斯特丹医学中心的解剖系里，是马丁·莫尼克肯达姆（Martin Monnickendam）1925 年绘制的。阿姆斯特丹大学的解剖学家解剖了一只死于城里的阿提斯动物园的红毛猩猩。这只猿猴的大脑目前仍然存放于荷兰神经科学研究所。左边第三个人是路易斯·波尔克。

士在他的实验室里就遗传、种族和人群做了一次演讲。这次讲座是关于体质人类学的，在讲座中他以科学事实为基础，论证了纳粹种族主义教条的荒谬性。在同一天，鲁道夫·克莱文加（Rudolph Cleveringa）教授在莱顿大学法学院做了一场著名的抗议性演讲，聚焦于一位名叫梅杰斯（E. M. Meijers）的犹太人教授所遭受的不公正待遇，梅杰斯教授被德国占领当局撤了职，巴什和克莱文加也遭逮捕，尽管他们后来都在圣米希尔斯赫斯特尔（Sint-Michielsgestel）的集中营中幸存下来。这只是人类道德行为的一个惊人的例子。

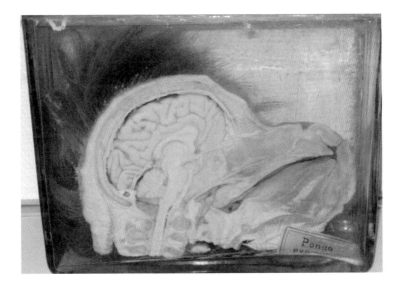

图 23

由荷兰神经科学研究所收集的红毛猩猩（Pongo）的大脑。它有着与人类大脑惊人相似的大脑结构。

7
催产素、血管升压素和社会行为

产生社交互动的部分原因是镜像神经元。大脑利用性激素，例如睾酮、雌激素，以及被称为神经肽的小蛋白（包括催产素和血管升压素）来影响对社会信息的处理。在我们的大脑中，有一百多种神经肽扮演着信使的角色。

催产素是由下丘脑的脑细胞产生的，并通过血液输送到子宫，在那里催产素会在分娩时引起子宫收缩；催产素还会到达乳腺，在那里使得乳汁分泌。20 世纪 70 年代和 80 年代，人们发现催产素可以作为一种化学信使在脑内释放。人们证实了它会在脑内参与社交互动和应激调节。催产素甚至在狗和主人之间的依恋关系中也起到了作用，当狗和主人相互盯着对方的眼睛时，催产素在他们双方的大脑中都有释放。在增加这种眼神接触之后，从狗的尿液中测得的催产素水平会变得更高，而在注射了催产素之后，母狗们会更加频繁地盯着主人看。

拥抱激素

一个拥抱能价值千金，但它却是免费的。

——一位曾经有社交接触障碍但日后克服了障碍的男孩的评论

催产素在分娩、哺乳以及进行社交接触时，例如温柔地触摸、拥抱、抚摸和做爱时释放。催产素是出生后立即在母亲和孩子之间建立起联系的一个重要因素。就在不久前，人们发现了一种由薄层神经纤维构成的系统，专门负责传递通过温柔的接触和抚摸来表达的社交信息。这些 "CT 神经纤维" [C 型触觉（Tactile）纤维] 主要分布在手臂的下部、身体的背部和头部，这些部位正是当母亲将婴儿抱在胸前哺乳时，她拥抱并抚摸婴儿的典型部位。这种感情或情感触摸系统在轻微的身体接触下最为敏感，能以每秒 5 厘米的速度传输信号。神经纤维会投射到大脑岛叶皮质，这是专门处理情感的脑区。从出生的那一刻起，CT 系统就处于活跃状态。通过催产素的释放，它可能在帮助母亲与孩子之间形成依恋关系时发挥重要作用。

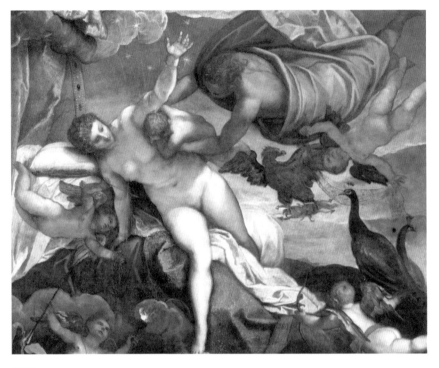

图 24

丁托列托（Tintoretto, 1518—1594）《银河的起源》（*The Origin of the Milky Way*）。由于催产素对乳腺平滑肌组织的作用，乳汁从乳房流出。

相反，在早期发育过程中经历过极端情感忽视的个体往往伴随着相当低水平的催产素。在今后的生活中，这样的孩子在温情的身体接触中并不会表现出催产素的正常释放，他们成年之后很难与他人建立起联系，并且罹患抑郁症的风险增加。大脑中的这一系统在成年后仍然可能被重新编写。如果曾经遭受过性虐待的年轻成年女性受到某种形式的社交应激，20 分钟之后，其催产素水平反而会显著下降，而非上升。

催产素可以激活许多脑区，在这个范畴下它们都被指代为"母性脑"，包括前额叶皮质、岛叶皮质、丘脑和杏仁核。这些大脑结构也与其他社会功能有关。如果给予个体临床治疗剂量的催产素，会导致其产生更大的信任感、更多的同理心，并增强他的眼神接触和心智理论（也即从面部表情推断他人的感受、想法或者将要做什么的能力）。催产素还能改善一个人对面容的记忆，并增加慷慨程度。在面临威胁刺激时，催产素能减少焦虑感以及杏仁核的活性，并且提高对社交焦虑症治疗的响应。因此，催产素似乎非常适合让一个人变得更善于社交。但是，催产素也有一个缺点：它让一个人变得对群体之外的其他人更不信任。

对催产素的响应存在着性别差异。催产素可以强化女性的利他行为，而在男性身上则会强化利己行为。因此，在研究催产素在精神病学中的可能应用时，我们需要将性别因素考虑在内。

对催产素敏感性的差异

个体的社会行为之间存在着显著的差别，其基础在于催产素受体的差异——部分差异来自遗传因素，另一部分则由表观遗传学因素造成。受体是一种蛋白质，它负责接收催产素传递给脑细胞的信息。根据我们的 DNA 中被称为单核苷酸多态性（SNPs，通常发音为 snips）的微小差异，催产素受体可以有30 种不同的形式。催产素受体基因的单核苷酸多态性伴随着它与催产素结合时的差异性，而这也跟个体的社会交往差异性相吻合。人与人的面部识别能力差异很大：有些人非常擅长识别人脸，而另一些人，比如我本人就极不擅长识别人脸。这种差异，至少在某种程度上，是由我们从父母那里遗传来的催产素受体的特定遗传学差异决定的。

事实证明，基于催产素受体的差异性，销售人员展现出的帮助客户的意愿也有强有弱；而当他们在磁共振脑扫描实验中被要求解读他人的面部表情时，他们的社会脑区例如杏仁核、内侧前额叶皮质和额下回之间的有效功能连接也同样有多有少。因此，我们有时会见到一些销售人员非常享受为客户服务，而另一些销售人员却很不情愿，这其实与他们内在的甚至是遗传的催产素系统差异相关。

血管升压素

和催产素一样，血管升压素在我们的社会交往中扮演着重要角色。催产素和血管升压素是密切相关的。在这两种各自由 9 个氨基酸构成的神经肽中，有 7 个氨基酸完全相同。血管升压素在传统上被称为抗利尿激素，因为它促使肾脏在过滤血浆后再次将水分吸收回身体，每日的水分回收量可以达到约 16 升。这种水分再吸收机制紊乱的个体每日可以排出 15 升尿液，也就是所谓的尿崩症。但是，血管升压素也同样在大脑中释放，作为信使，它能被血管升压素受体 1（V1）或血管升压素受体 2（V2）接收。这些血管升压素受体的差异往往伴随着人们在音乐天赋、经济决策能力以及社会行为上的差异。V1a 受体基因变异十分常见（发生在 40% 的人群），这与个体的利他性程度、伴侣关系、婚姻状况、所经历的婚姻问题的程度以及婚姻质量都有关联。

8
催产素、血管升压素和精神病学

催产素系统与许多精神疾病有关，包括自闭症和各种形式的抑郁症。

自闭症是一种大脑发育疾病，患者从 3 岁开始就表现出社交困难和沟通能力低下。据估计，自闭症的遗传性在 50% 到 80% 之间。自

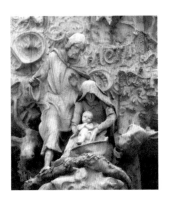

图 25

儿童需要进入一个温暖、安全、富有刺激的环境（圣家族大教堂，高迪，巴塞罗那）。

闭症患者的大脑较少关注社会世界，因此，在他们的学习过程中，脑内的镜像神经元以及社交行为所需的神经元连接都无法顺利发育。

人们通过研究催产素受体基因差异、血浆催产素水平以及患者对催产素治疗的响应，发现了催产素与自闭症之间的关联。被最深入地研究过的自闭症基因之一——RELN，负责发出生产 reelin 蛋白的指令，reelin 蛋白是一种与催产素受体功能有关的脑蛋白。部分自闭症患者血浆中的社会神经肽，即催产素和血管升压素水平低下。

一些研究发现，自闭症与催产素或血管升压素 V1a 受体基因的基因变异（SNPs）有关。一项对于催产素受体的 16 种变异体的荟萃分析显示，其中 4 种变异与自闭症有关。少数自闭症患者被证明拥有关闭催产素受体基因的突变，这会导致他们的大脑对催产素不敏感。

事实证明，给予聪明的自闭症患者催产素鼻喷剂治疗对其社交行为是有益的，这能改善他们的眼神交流、社交记忆以及对社会信息的使用。给予自闭症患者催产素鼻喷剂还可以使其同理心、情感、认知和心智理论有所提升，这都是借由催产素对前额叶皮质和 / 或前扣带皮质的效应实现的。

大脑发育早期的不良社会条件可能会对催产素系统产生永久性的负面影响。人们发现，有过被虐待历史的女性的脑脊液中催产素水平低下。

而我们研究所的研究人员发现，忧郁型抑郁症患者大脑中催产素的生产量很高。这可能显示出了大脑在试图抑制这些患者体内的激素对应激的过度激活反应。血管升压素也会导致抑郁情绪。在忧郁型抑郁症中，我们发现患者脑中血管升压素的产量增加了相当多，而有时这种特殊激素在患者血液中的水平也会升高。一些家族表现出伴随着高水平血管升压素的抑郁症，因此血管升压素系统的遗传变异有可能会影响人们对于心境障碍的易感性。过量的血管升压素引发心境障碍的一个例子是，一位患者因患有肺部肿瘤而导致血液中的血管升压素水平增加，这使他也罹患了抑郁症，而肿瘤被切除后他的抑郁症也自行消失了。

9

儿童期虐待

被弄皱的纸再也不会重新变得光滑了。

——尼科·弗里日达（Nico Frijda, 1927—2015）

在所有可以预防的导致精神问题的诱因中，儿童期虐待是最重要的一个。大脑发育的"机不可失，失不再来"原则意味着，儿童出生后在大脑发育阶段遭受的伤害，例如环境刺激不足、被忽视、被虐待或者应激——例如在德国人占领荷兰期间躲藏起来的犹太儿童的经历（参见上面的引文）——可以通过表观遗传机制对大脑发育和脑功能产生长期的甚至是永久性的影响。这些机制也能使脑中的应激系统永远处于高活性状态。此外，被虐待的儿童的大脑皮质较薄，而且大脑皮质会发生局部改变。受到影响的脑区包括前扣带皮质、部分前额叶皮质、胼胝体、尾状核和海马。

儿童受到的严重创伤性应激，无论是由情感、身体虐待还是性虐待引起的，还是由忽视、体罚或者其他暴力行为引起的，都会导致应激激素皮质醇水平的永久性升高，并且会导致甲状腺激素水平的持续改变。这样的孩子罹患抑郁症、自杀企图、焦虑症、成瘾、边缘人格障碍以及创伤后应激障碍的风险更大。他们的大脑前额叶皮质和颞叶皮质的灰质体积更小。在儿童时期遭受过创伤的退伍军人的大脑皮质，尤其是旁中央回皮质和前扣带回皮质更薄。而大脑皮质越薄，他们的创伤后应激障碍就越严重。这个人群的海马体和杏仁核的大小也与其创伤后应激障碍的严重程度相关。这些相对较晚发育的大脑结构参与了情感和认知功能，而这些功能在这个群体还是孩子时发生了紊乱。

遭受长期机构（例如医院、孤儿院等收养机构）忽视的儿童以及在罹患抑郁症的母亲身边长大的儿童的大脑杏仁核会增大。因虐待而导致杏仁核增大的

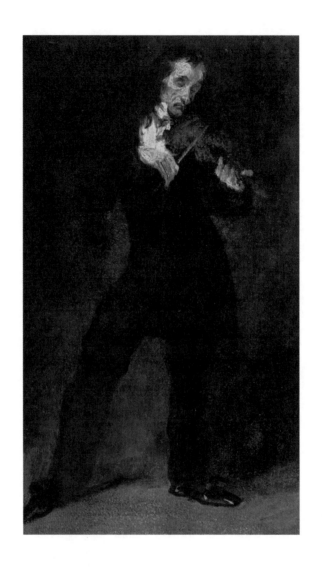

图 26

尤金·德拉克洛瓦（Eugène Delacroix）《帕格尼尼》（*Paganini*，1832）。尼科罗·帕格尼尼的父亲是热那亚的一位不成功的商业经纪人。每当他把所有的钱都赌光的时候，尼科罗就会在家里挨打。但是，每当这位父亲兼出色的曼陀林演奏者赢钱的时候，就会有庆祝活动。尼科罗自学了弹奏曼陀林和小提琴。当他的父亲发现了儿子的天赋时，父亲想着也许能从中赚钱，因此就给儿子施加了巨大压力。如果尼科罗练习得不够努力，他父亲就用棍子揍他。尼科罗在十几岁时离家出走，拉着小提琴漫游欧洲。他负债累累，并涉嫌抢劫和过失杀人。像他的父亲一样，尼科罗也染上了赌瘾。他在巴黎开了一家赌场，不久就破产了。随后他疾病缠身，心力憔悴，就像他的朋友德拉克洛瓦在这幅画中所画的那样。

发育最敏感时期是 10 岁或者 11 岁左右。遭受过早期创伤或者罹患边缘人格障碍的儿童的杏仁核较小。杏仁核参与了社交互动、攻击行为和情绪调节。

杏仁核确保了将那些可怕的、威胁性的经历格外稳妥地保存起来。这是具有进化优势的，如果同样的事情再次发生，你可以立即做出正确的反应。这就解释了为什么我们大部分生命早期的记忆都天然带有一层焦虑感：对它们的存储非常有效，即便在那些愉快的记忆都消失很久之后，这些记忆却仍然可以被记住。斯蒂芬·霍金最早的记忆可以追溯到他两岁半的时候，当时他焦虑地站在学校托儿所的一群陌生人中间，哭泣着，感到自己被遗弃了。他肯定不是唯一一个拥有这种记忆的人。然而，无论这种强大的负面记忆存储机制能带来什么好处，如果它的工作效率太高，就可能会导致抑郁症或者创伤后应激障碍。

许多研究表明，在大脑发育早期缺乏母爱的个体和抑郁症个体都伴随着海马体的体积较小的现象，而海马体是对认知以及情绪和应激调节至关重要的脑结构。海马体过小是罹患抑郁症的一个风险因素。前瞻性研究（也即从最开始跟踪随访研究被试人群，而非研究已经发生过的特殊现象）发现，儿童 3 至 5 岁期间受到母亲的照顾是他们在学龄期（7 至 13 岁）海马体大小的一项有力预测指标。人们发现这种关系在健康儿童中比在抑郁症儿童患者中更强。（在这类研究中，父亲总是较少受到关注。）研究还发现，儿童期被忽略的孩子的纹状体对预期的奖赏的反应较弱。

大脑发育早期的环境刺激至少可以在一定程度上消除儿童期忽视所带来的负面效应。研究发现，丰富的、有刺激性的环境可以诱使早产儿的多个大脑参数得到改善，包括几个脑区之间的连接状况。孤儿们有时会表现出大脑发育和认知功能发育的严重延迟。已有研究发现，如果将被严重忽视的儿童安置在治疗性的寄养家庭中，会对其认知、社交和情感功能具有正面效应。这种正面的效应随着孩子被迎入新家时的年龄的增加而减弱。被收养的孩子在进入新家庭前的杏仁核更大，而在被收养后其杏仁核更小，这表明随着时间的推移，他们能更好地控制自己的情感。

儿童期虐待的性质可以是身体上的、性方面的或是心理上的，而且当然虐待也并不总是伴随着忽视。近年来，我们听到了越来越多的关于中国"虎妈"

的报道，她们试图从自己有天赋的子女们身上榨取出最优秀的东西。这并不是一个新现象。莫扎特的父亲给小阿玛迪斯（Amadeu）施加了巨大的压力，而尼科罗·帕格尼尼受到的对待则更加极端（图 26）。鉴于我们已经了解了它可能造成的效应，我们也许应该将父母对那些有天赋的孩子们所施加的惊人压力作为一种虐待儿童的形式来进行研究。

10
性虐待

2015 年在荷兰的林堡省进行的一项研究表明，性虐待是一种常见现象。有超过 40% 的年龄在 12 岁至 25 岁之间的女性在生命的某个阶段曾遭受过违背其意愿的性经历，从接吻到性侵犯都有。在年轻男性中，这一比例超过 20%。年轻的男同性恋者和女同性恋者受到非自愿性行为侵害的频率要比同龄的异性恋者高得多。在 73% 的猥亵案件中，施虐者是受害者的家人或受害者认识的人；在强奸案件中，这一数字高达 89%。

儿童期性虐待是导致其发展出精神病理的重要风险因素，这些精神病理包括焦虑障碍、抑郁、成瘾以及性行为紊乱。它们可能成为永久的精神问题，其具体内容和严重程度取决于受虐待儿童的遗传易感性、环境带来的应激水平、儿童的性别以及儿童受虐待的年龄。例如，研究发现创伤后应激障碍会在那些 9 岁或 10 岁时受到性虐待的儿童身上发生。

遭受性虐待的儿童的大脑皮质和海马区都发生了改变。海马体发育成熟的时间较早，儿童 4 岁时它已经能达到成年时体积的 85%。海马体的突触的形成在很大程度上取决于母亲的照料，以及当需要时母亲是否在孩子身边。实验研究表明，儿童受到虐待而导致的高水平应激激素可能会延缓这一大脑结构的发育。这是会导致日后罹患抑郁症的风险增加的大脑结构变化之一。

每个脑区都有对应激高度敏感的关键时期，它们各不相同。在 3 岁至 5 岁或者11岁至13岁之间受到性虐待的成年女性的海马体的体积较小。在9岁或10岁时受到性虐待的成年女性连接两个大脑半球的胼胝体较小，而在14岁至16岁受到性虐待的女性的前额叶皮质较小，因为其发育成熟较晚一些。4岁女孩的杏仁核就能达到成年期的体积，而在那些受虐者中杏仁核的大小都是正常的。这一切都取决于这些大脑结构可能受到永久影响的关键时期。

11
贫穷和社会经济状况

在所有的长期家养的兔子中，它们的大脑要么没有随着头部长度和身体尺寸的增加而成比例地增加，要么……相对于这些动物生活在自然状态下的情况来说，实际上它们的大脑是减小了。

——查尔斯·达尔文（1871）

在发展中国家，有两亿人在极端贫困中长大，他们根本无法充分发挥自己的才能。而即使是在富裕的荷兰，也有大约10%的儿童生活在贫困之中。贫困会导致儿童受到的环境刺激较少、玩具和书籍较少、受教育和使用电脑的机会较少、外出活动较少，以及参加体育俱乐部的机会较少。

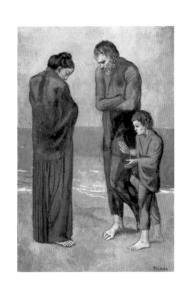

图27
巴勃罗·毕加索，《悲剧》（1903）。

研究表明，居住在荷兰鹿特丹南部塔威克（Tarwewijk）的居民比居住在鹿特丹北部内塞兰德（Nesselande）地区的居民平均早逝 7 年。内塞兰德的男性平均寿命接近 81 岁，而塔威克的男性平均寿命不到 74 岁。女性的预期寿命也有所不同。家庭医生纳比尔·班塔尔（Nabil Bantal）同时在这两个地区工作。他的结论是，"在内塞兰德你在生活，而在这个城市的南部你只能存活"。

鹿特丹伊拉斯谟大学的莱克斯·伯多夫（Lex Burdorf）教授对此给出了一些解释。他声称，其中 5.5 年左右的预期寿命差异可以由居民自己的背景情况和行为来解释，而另外 1.5 年可以由地区特征来解释（比如说，该地区的绿化面积较少）。受教育程度与寿命长短的相关性最强。因此，搬家其实不会对这一结果产生多大影响。社会经济赤字往往会伴随着不健康的生活方式。那些受教育程度较低的人吸烟更多，更有可能失业或从事更艰苦的工作，住在更破的房子里，邻居也更为贫穷，他们感到无法掌控自己的生活。无法获得资格证书或者无法获得工作都会造成负面应激。一个家庭的社会经济状况与家庭中孩子的大脑早期发育所能受到的刺激密切相关。美国的一项核磁共振成像研究显示，来自低收入家庭的 5 个月到 4 岁的儿童的大脑灰质较少，也即大脑额叶和顶叶的脑细胞和细胞连接较少，他们的大脑成长缓慢，并且这也跟语言发展和执行功能低下相关。他们表现出更多的行为问题。另一项研究报告称，在低收入家庭中，对年龄在 3 岁至 20 岁之间的个体而言，家庭收入的微小差异往往会伴随着他们那些负责语言、阅读、执行功能和空间技能的脑区大小的巨大差异。而在高收入家庭人群中，这种差异要小得多。

成年人的情况亦是如此，例如来自格拉斯哥弱势社区的成年男性，虽然其神经系统健康，但是大脑皮层的多个部位的脑区都较小或者较薄。令人惊讶的是，城市中最贫困和最富裕地区人口的预期寿命能相差 29 岁之多。

社会的经济状况与智商、语言发展和学校教育之间具有很强的相关性。在对频繁发生的基因突变（单核苷酸多态性）进行双胞胎研究和分子遗传学研究中发现，遗传因素与社会经济状况、教育、智力等之间都存在着很强的相关性。此外，研究者观察到一个人生活早期的贫困比晚期的贫困具有更强的预测能力，

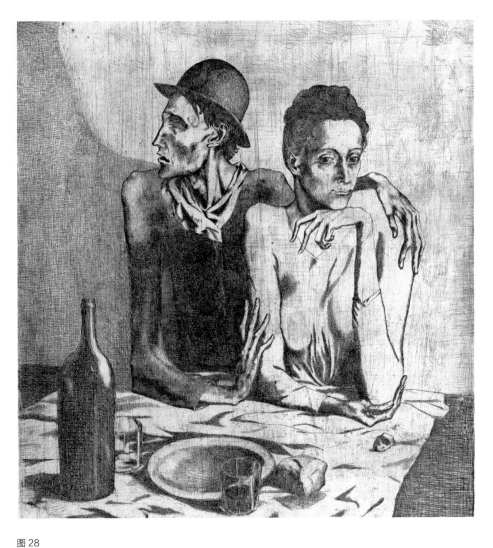

图 28

巴勃罗·毕加索,《节俭的晚餐》(*The Frugal Repast*,1904)。

也即早期环境因素对大脑发育的负面影响会继而影响个体未来的社会经济状况。不健康的生活方式和遗传背景之间可能存在相互作用,这也是一项相当重要的科学假说,不过目前它还没有在上述研究中被调研。

第五章
发育与文化

1
文化因素

　　关于文化因素能造成的影响，关键问题在于它是否只是会在特定的敏感期影响大脑发育，还是说由于大脑的可塑性，即使到了成年期文化因素仍然能对大脑的结构和功能施加影响。毕竟，有些脑区例如前额叶皮质直到 24 岁都还未彻底成熟，因此它们会在很长一段时间内受到环境的影响。

　　人们已经描绘出了各种大脑机制中的文化差异，包括视觉感知、注意力、语义关系的处理、心算、面部识别以及肢体语言、同理心和音乐等大脑机制。对于一位德国人，西方音乐和中国音乐对其大脑结构的激活状况是迥然不同的。文化偏好，例如对某种特定类型的音乐的偏好，最终会通过对脑中奖励系统的刺激，以促进多巴胺释放的方式呈现自我。

　　人们首先在其他器官，而非大脑中发现了特定环境所致的基因调节。教科书上有一个关于基因与文化共同进化的例子，那就是乳糖耐受性的发展。新生儿能在乳糖酶的帮助下消化牛奶，但是一些成年人却失去了这种能力。在欧洲北部的大多数地区，奶牛已经被饲养了 5000 多年。由于乳糖酶基因的表达，很大比例的欧洲成年人能够消化牛奶。相反，乳糖酶在中国成年人中的表达率相当之低。我第一次去中国时带了些用红纸包裹的漂亮的高达奶酪球，现在想来把它们作为礼物可能不太明智，我担心它们导致了很多次腹泻。但是硬奶酪似乎乳糖含量不高，在中国一般不会引起什么问题。

　　最近在中国的藏族人身上发现了一种遗传适应性，它使得藏族人能够生活在喜马拉雅山上海拔四五千米的高原地区。他们所处的环境中氧气短缺，这通常会刺激红细胞的产生，以至于他们的血液变得非常黏稠，导致他们处于血栓形成和心脏病发作的高风险中。然而，在大约 8000 年之前，他们体内一种叫作 *EGLN1* 的基因发生了两种突变，并因此抑制了红细胞的生成，使得血液的流动性并未降低。在中国西藏，氧气的匮乏被人体内增加的血流量代偿了。这是完全有可能的，因为他们的血管壁会产生更多的血管舒张分子——一氧化氮。

在过去的几十年里，文化神经科学一直致力于揭示存在于大脑和行为变化中的这种适应性基因与环境的相互作用，试图以此来解释部分人群之间的行为和疾病差异。接下来，我将描述其中的一些研究结果。

个性差异

> 不是每个灵魂都拥有相同的体会幸福的能力，正如不是每一块田地都会有相同的收成。

> ——弗朗索瓦·勒内·德·夏多布里昂

正如荷兰心理学家海尔特·霍夫斯泰德（Geert Hofstede）描述的，人们成长时所处的文化间的一些差异会影响人们的个性。

一项明显的差别是，有些文化，例如美国文化在本质上更加个人主义；而另一些文化，例如亚洲国家的文化则更加集体主义。一般来说，西方人认为自己更独立，更注重自我；而东方人更倾向于在社会的大背景下看待自己。

个人主义和集体主义之间的差异似乎是随着血清素转运蛋白基因的两种不同变异体的出现而演变的。血清素转运蛋白是一种对化学信使血清素的功能非常重要的分子，而血清素则与社会行为有关。该基因的较短基因型更常见于倾向于关注群体的人群；而在更加关注个体的人群中，较长基因型更为常见。短基因型与更加严格地执行社会规范有关。研究还发现一种"社交肽"催产素的受体的变异体，在 12 个国家中都发现其与集体主义文化价值观相对应。

面对一张森林中老虎的照片，东亚人会较为全面地观察它，并联系整个环境去观察这只老虎。而相反，西方人的思维更具有分析性，更加关注画面中心的物体，即那只老虎本身。这种差别与视觉皮质处理背景时表现出的差异相吻合。文化差异也能反映在大脑中用于社交及其他任务的网络中，这一点可以从功能磁共振影像学研究中清楚地看出。对于东亚人，任务所激活的大脑结构主要与情感以及对其他人想法的结论有关；而对于西方人，被激活的大脑结构主要与个体自己的想法和情感有关。

另一项文化特征的差异性体现在对不确定性的避免上。在这一方面，希腊可以名列榜首，而新加坡的人们则最能够容忍不确定的前景。在权力距离指数（Power Distance Index, PDI）方面也存在明显的文化差异，PDI显示了一个人尊重等级和权威的程度。在1974年，有这样一个引起国际关注的低PDI的例子：荷兰总理乔普·登·乌伊尔（Joop den Uyl）与其他荷兰民众一道去葡萄牙度过了一个大篷车假期，这样的故事对于在PDI较高的国家担任权力职务的人（例如在比利时或法国）来说是不可思议的。

韩国是一个等级森严的国家。有证据表明，在大韩航空，这种高度尊重权威的文化可能会给飞机的驾驶舱带来重大风险。当驾驶舱里的机长犯错时，副驾驶即使看到了极其危险的情况也不敢张嘴指出。这就导致了相当糟糕的航空安全记录。在那之后，这种问题已经得到了解决。韩国的飞行员们学会了在平等的基础上用英语交流，不断地互相检查和纠正。

在学术界，高PDI不一定是危险的，但是对于那些来自那种唯老板马首是瞻的文化背景的人来说，高PDI确实会妨碍到他们的创造力。在我的经验里，优秀的西方博士研究生们会迅速而主动地去改变他们所参与的项目，而一个优秀的项目负责人则会欣赏这种改进。高PDI是中国学术界的特征。我告诉我的中国博士研究生们的第一件事就是，我禁止他们对我客气，而如果他们能指出——正如经常发生的那样——我错了，或者如果他们能够想出更好的方法去做某件事，我会特别感激。他们很快就鼓起勇气与我进行了激烈的辩论。结果是，他们能在其课题研究中成长，并且从批判性地阅读科学文献中获得了更多乐趣。因此显而易见的是，这些特征至少在一定程度上是可以改变的。

尽管如此，在东方，老师们仍然备受尊重。每年的9月10日是中国的教师节，我会收到我过去的中国学生们发来的令人愉快的电子邮件。我也教过许多其他国家的学生，却从未收到过任何表示感谢的东西。顺便说一下，在东方，母亲的地位也很高。母亲的相片和名人的相片能激活中国人大脑中的同一处结构；而西方人的大脑则不然，这两类相片对于西方人大脑的激活存在着结构差异。

脑功能紊乱与文化

不同人群对精神疾病的易感性存在着显著差异。例如，不同种族之间存在着对尼古丁成瘾的发生率的差异，至少部分原因是 *CYPA6* 基因的表达存在差异。那些与降低吸烟成瘾的可能性相关的基因变异在欧洲人和非洲人中很少见（发生在大约 3% 的人群中），但是在日本人和朝鲜人中较为多见（大约 24%）。

歧视也与某些遗传特征有关。携带较短的血清素转运蛋白基因变异体的人有更大的歧视倾向，而且出现这种基因多态性的频率也因人群而异。必须注意的是，对于大脑和行为，我们永远不能说特定的基因能对特定的行为负责。这些大脑和行为的差异基于大量的遗传以及其他因素。

少数族裔移民者罹患精神分裂症的风险要高于本地人，尽管这种特殊精神疾病的易感性在很大程度上是由基因决定的。人们将这一发现的原因解释为少数族裔的移民所承受的压力更大。德国移民者的确表现出比其他德国人更强的大脑前扣带回皮质对应激的反应性。

我们经常能看到中国人患抑郁症的风险降低的报道，但这种报道其实是基于一种误解。在中国，精神疾病还是一个非常忌讳的话题，这导致了对于疾病的漏报以及患者的讳疾忌医。这也解释了，或者至少部分解释了中国自杀率极高的原因。自杀主要发生在抑郁症患者身上。现在，中国正在尝试通过智能手机诊断和治疗抑郁症患者，以此规避他们对污名化的精神病治疗的恐惧。

2
大脑发育和语言

> 是自我创造了语言，还是反之亦然？在任何情形下，二者都缺一不可。

—— 古斯特·吉尔斯（Gust Gils）

儿童大脑发育的一个重要因素是他们所处的语言环境。语言会永久性地影响许多大脑系统的结构和功能。语言环境本身会对儿童的母语发展起决定性作用；而遗传背景似乎没有什么特别的相关性。孩子们生来就具有学习任何语言的能力。通过与环境的互动，孩子们能够学会识别该环境的语言系统；如果孩子在双语环境中，则可以识别两种语言系统。然而，在一岁之后，儿童识别其他语言的能力就会下降。

与之相反的是，假如一个孩子在一岁后被领养并带出中国，在法裔加拿大家庭长大并再也没有接触过中文，这个孩子的脑中却仍旧存在中文的神经表征。即使 12 年不听中文，中文的声音仍然能够激活其脑内颞上回的颞平面，就像那些由中国父母所生的在法语和中文双语环境中长大的孩子一样，而那些在婴儿期从未听过中文的孩子就并非如此。

根据你的母语的不同，不同的声音会分别在左侧或右侧半脑的皮质处理。换句话说，处理场所与你的基因和种族背景无关。这些差异只会在语言发展过程中显现。比起会说多种语言却不会说中文的欧洲人，那些会说中文的人的左岛叶皮质和右颞叶的额区有更多的白质和灰质。这种差异在母语为汉语的中国人和成年后学习汉语的欧洲人身上都有发现。这表明了这些脑区具有某种特定的功能，只有在使用含声调的语言时才会发挥出来。

日语中"r"和"l"的发音不作区分，但是日本婴儿直到 9 个月大时都还是有能力区分它们的。因为日本婴儿没有接触过这些声音之间的细微差别，所以他们后来失去了这种能力。由于在非中文的语言环境中发育，9 个月大的美国婴儿失去了区分某些中文声音的能力，但他们还能够再学会如何区分这些声音——前提是他们要听一位母语是中文的人直接对他们说中文——只从视频或录音中听到中文是无法令这种区分能力恢复的。因此，从这个意义上来讲，社交互动是至关重要的。这也再次证明了被有血有肉的人教导的重要性。我们可能要对在线学习是否真的像我们目前被告知的那样有效抱有疑问了。

　　跟语言没有直接关联的脑区在不同的人群中也有所不同。中国人和西方人的初级视觉皮层似乎存在差别，但为了搞明白与文化背景相关的大脑结构，仍然需要进行大量的研究。

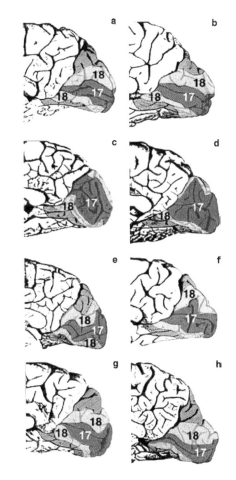

图 29

初级视觉皮质（V I 区，也即布洛德曼 17 区）和布洛德曼 18 区和布洛德曼 19 区大小的差异。西方人的大脑是 a，b，e-h。中国人的大脑（c 和 d）的初级视觉皮质（布洛德曼 17 区）更大。

在双语环境中成长

不同的语言是不同的人生观。

——费德里科·费里尼（Federico Fellini）

我的孙子从出生起就在巴黎的双语环境中长大。他妈妈只对他说法语，而他爸爸只对他说荷兰语。他现在 5 岁了，令人惊讶的是，取决于他在跟谁交谈，他可以完全自然地在法语和荷兰语之间来回切换，并且在必要时翻译刚刚所说的内容。双语教育对大脑发育是一种强大的刺激，以至于双语者在许多心理测试中的得分都高于平均分。在学业上也是如此，从长远来看，他们比在成长过程中只有单一语言的孩子们做得更好。他们的前额叶皮质也拥有更多的白质。

双语儿童建立了额外的认知储备，作为一个群体，他们比仅有一种母语的儿童平均晚 4 到 5 年患阿尔茨海默病（见第十八章第 7 节）。有时，我的孙子在说荷兰语单词时会显露他的法国根（他用法语 salon 指代"客厅"，而不是荷兰语中通常用的 woonkamer；用法语 bureau 代替 werkkamer 来指代"办公室"）。但是，双语的唯一缺点是，两种语言的词汇量增长都会更慢一些。双语本身并没有丝毫不寻常，世界上一半以上的人口都会说两种语言。

你开始学习一门语言的年龄决定了你的哪些大脑结构会参与学习。对语言技能至关重要的布洛卡区位于前额叶皮质。如果你在成年后学习第二语言，那么布洛卡区中的不同区域将对应不同的语言来发挥作用；但是如果你从一开始就在双语环境中成长，那么两种语言则会使用相同的布洛卡区域。另一个语言区，也即位于颞上回后部的韦尼克区在早期和晚期习得第二语言之间几乎没有表现出任何差异。此外，连接大脑不同区域的白质也有某些特征与双语教育有关。

左侧尾状核控制着双语者使用哪一套语言系统，无论这双语是德语和英语，还是日语和英语。一位会说三种语言的而脑部尾状核的头部有病变的女性患者仍然可以完美地理解这三种语言，但是在说话时，她会自发且毫无自觉地在这三种语言之间切换。这证实了大脑的这个区域对于在不同语言之间进行切换的能力是多么重要。前额叶皮质也被认为参与了语言之间的切换。

3
信仰与灵性

每个人都应该可以自由地为自己选择自身信条的基础，而且这种信仰只应通过其成果来加以判断。

——斯宾诺莎

我们都有一定程度的灵性，也因而具有一定程度的宗教接受能力。双胞胎研究表明，这种接受能力有 50% 由遗传决定，这是根据同卵双胞胎和异卵双胞胎之间的差异计算得出的。迪恩·哈默（Dean Hamer）发现了一个基因，其微小变异可以决定一个人灵性的程度。

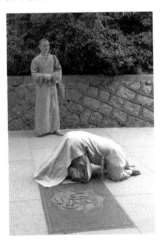

图30

对孩子大脑的信仰的编程取决于其大脑的灵性感受以及环境中的信仰。如果人的灵性感受和强烈，则会导致一种只为信仰而服务的生活。

宗教是大脑对我们的精神感受做出的局部诠释。在大脑的早期发育中，你父母的宗教信仰会以类似于建立母语的方式奠定于你的大脑中。然而，你的遗传背景对于父母信仰根植在你的大脑中的强度有着很强的影响，它决定了你将终身坚持这种信仰，还是能够很容易地摆脱它。

4
富于刺激、丰富多彩的环境和学校教育

玩耍是一种无论多么认真对待都不为过的活动。

——雅克-伊夫·库斯托（Jacques-Yves Cousteau）

达尔文写道，被圈养的野兔和兔子的大脑要比野外的同类动物小 15% 到 30%。但是，如果将实验室里的动物与其同类一起饲养在一个"丰富的环境"中——一个装满了每天都会更换的玩具的大笼子里——它们的大脑会变得更大，脑细胞之间的连接也更多。同样，对于学龄期儿童来说，一个充满刺激和挑战的环境也十分重要。一位有魅力且敬业的老师

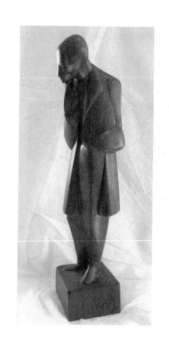

图 31

亨德里克斯·扬（德里库斯）[Hendrikus Jan (Driekus)] 和詹森·范加伦（Jansen van Galen, 1871—1947），《教师》。

可以是决定一个人未来职业选择的至关重要的因素。一个被忽视的孩子最终可能会有一个永远都比较小的大脑。

　　人们会问，被忽视的孩子的发育进程能在多大程度上弥补回来，以及被忽视多长时间以内还能有恢复的可能。有证据表明，在一些极端的情况下，某些孩子，至少在某种程度上还可以收复失地，我们看看下文雷姆兹·卡夫达尔（Remzi Cavdar）的故事。

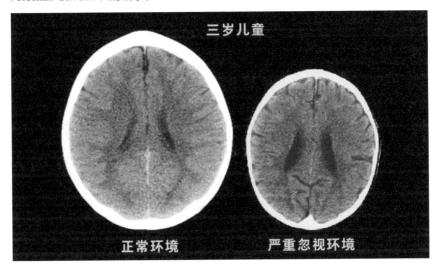

图 32

CT 扫描显示了相比于在正常环境中长大的三岁儿童所拥有的大脑的平均大小（左），遭受严重忽视对三岁儿童大脑的影响（右）。被忽视的孩子不仅大脑更小，其脑室也更大，而且脑回之间的空隙也更大。

遭受忽视后的恢复

　　雷姆兹·卡夫达尔在他生命的头两年里发育正常。然后，他的父亲因走私毒品在葡萄牙被判处 7 年徒刑。他的母亲只能独自抚养他。这对他母亲来说太过困难，以至于变得精神错乱。4 岁时雷姆兹被人发现在家里遭到忽视，身边全是垃圾。他严重营养不良，也没有任何玩具。由于他母亲已经两年没有跟他说话，并一直把他关在家里，他没能学会说话而只会尖叫几声。专家们称他为"狼孩"，并确定他有智力缺陷。

在随后的十年里，雷姆兹在荷兰至少13家为智障者设立的机构里待过。日后人们发现这是一个错误。他跟许多几乎无法与人交流的孩子们生活在一起，还有些孩子会把自己的粪便涂在墙上。即使在雷姆兹的智商从50提高到79之后，相关人员仍然把他留在这些机构里，对儿童健康诊所在最初几年报告说他进步迅速的事实熟视无睹。

一位健康问题随访员（下文的贝普女士）是第一个意识到雷姆兹并没有精神缺陷的人，这位随访员主动辅导了雷姆兹好几年。雷姆兹说："如果不是贝普，我还会一直待在那种地方。"后来的测试显示，雷姆兹的智商高达118，他决定学习计算机科学。他一度陷入抑郁，并且放弃了已经开始的大学课程。现在他正在通过法院为相关人员对他所犯下的错误寻求赔偿。抑郁症是他为人们对他的所作所为而付出的代价。

充足的美食、认知刺激、充分的运动和良好的睡眠都是在学校取得良好成绩的必要条件。睡眠紊乱会导致明显的学习障碍。充足的非快速动眼睡眠（non-REM sleep）对于在记忆中存放信息至关重要；睡个好觉之后，你能更好地记住在前一天学到的东西。睡眠紊乱在青春期可能成为一个严重的问题，因为在青春期升高的性激素水平对参与计时的神经元的影响会导致大脑生物钟的节律发生变化。青少年很晚才上床睡觉，而且在清晨表现不佳。到了大约20岁，生物钟节律才又倒转回来。

每个大脑的结构都是独一无二的，特定脑区的大小及其之间连接的效率将决定一个人的潜力和局限性。因此，基于大脑的结构，我们可以预测个体对所学课程的反应的差异。在对8岁和9岁的孩子教授算术的研究中，人们通过观察大脑结构的大小以及那些对记忆重要的连接来预测他们所授课程的有效性。具体的预测因子是海马的体积，以及海马与部分前额叶皮质和纹状体之间的连接。和研究人员的预期相反，那些与算术直接相关的大脑结构（例如顶叶和颞叶皮质）的大小或者它们之间的连接反而并不是预测因子。这项研究所涉及的其实是陈述性记忆，或者说可以被调用的记忆，而不是可以由纹状体的体积来预测的那种程序化、自动化的学习。

能够在社会上取得成功的重要个体特征包括好奇心、意志力、社交行为、适应性和敏感性，而这些特征也都需要在学校得到激励。一个始终未曾解决的问题是，如何选择那些最适合去学习某一门课程的学生。除了查看学生在校的考试成绩以外，大学正在越来越多地倾向于"分散选拔"，这包括去测试学生是否具有对他们的专业领域有帮助的人格特征。

在一个正在迅速变得更加复杂的世界中，创新的能力变得越来越重要，因为它使得人们能够适应这种快速的变化。因此，学校应该去培养孩子们的创造力。教导学生们放下戒备，让他们敢于去尝试新事物，以及让学生们去做自己喜欢并且乐在其中的事情。学生们还应该学会提出批判性的问题。2014 年，荷兰教育部部长杰特·巴斯梅克（Jet Bussemaker）相当正确地提倡要塑造"有能力的反叛者"。

5

青春期：适应新团体的时期

青春是美好的。把它浪费在年轻人身上简直就是犯罪。

——通常被认为是乔治·萧伯纳所说的话

伴随着一系列其他的行为变化，常常在青春期造成浩劫的性激素会促使性行为和攻击性行为增加。青春期的进化优势与性成熟的实现紧密关联。繁殖不能在亲属关系密切的圈子里进行，否则突变基因的堆积可能会导致更高概率的遗传异常。因此，年轻人需要离开父母的家，获得新的经验，并在这样做的时候无惧风险。青少年只考虑最直接的后果，并且他们在做出冲动的选择时对惩罚并不敏感。这意味着他们有酗酒、滥用烟草和滥用非法药物的危险，这些都会对未成熟的青少年大脑造成永久性损害，并且使他们有沉迷于危险驾驶和无保护性行为的风险。

上述内容都得到了人口统计学数据的证实。但是，事实是，绝大多数青少年并不会造成任何形式的灾难。我们应该将典型的青少年行为看作是有益适应的一部分，而将上述风险视为那些有用的和必要行为的相对少见的副作用。作为开始，青少年需要开启一项我们每个人都要面临的最为困难的转变：离开父母的家并掌管自己的生活。之所以青少年们能够做到这一点，是因为他们对父母的猛烈批评、对冒险的渴望、接受新挑战的意愿，以及拒绝过多考虑在此过程中可能遇到的危险。因此他们下定决心时只需要做短期的考虑。青少年对父母表达了许多批评，却没有意识到这有时会多么使人受伤。比起负面的反馈意见，青少年们对于正面的反馈意见要敏感得多。

青春期的行为不仅从遗传角度来看是有益的，它还具有很大的社会学优势。社会瞬息万变，父辈或许能够为社会提供稳定性和连续性，但是他们一般都很保守，难以跟上新的发展，也远不急于去实施那些急需的变革。与此同时，社会一直在政治、生态、技术和气候方面发生变化。

青少年想跟上这些变化。他们想要刺激并尝试新事物，他们喜欢创新并渴望社会变革。他们的行为意味着社会能够很好地适应新的发展。事实上，假如没有年轻一代的创新，一个社会就不可能存在。而且，青少年在新的发展中天生就是当领导的料，因为他们比老一辈承担的责任更少，在经济上和政治上的稳定度也更低。

在任何情况下，青少年其实并不完全以自我为中心。许多青少年志愿为援助组织工作，甚至出于利他的原因而准备参加战争，这有时会违背其父母的意愿。我们不应该忘记，在青铜时代，大多数人的死亡年龄在 20 岁到 30 岁之间。这意味着数千年来，社会一直掌握在青少年手中，而且从进化的角度来看，显然绝没有造成什么灾难性的结果。

荷兰莱顿大学神经认知发展心理学教授伊芙琳·克罗恩（Eveline Crone）对"啊哈!"（aha!）洞察力做出了解释，这是一种崭新的、相当有用且有目的性的洞察力，是创造力的重要组成部分。她让人们用一定数量的火柴棍做出一个新的形状。青少年比成年人更快地看出了新的解决方案，他们更快获得了"啊哈!"体验。前额叶皮质对完成这一任务至关重要，而在成年人中，前额叶皮质已经建立了解决特定问题的快速运作通路。青少年的脑中则尚未建立起那些既定的通路，所以他们做计划时会感到困难；但是在面临需要创造性的任务时，他们的前额叶皮质中尚未被确定的潜力要比成年人多得多，因而获得一些崭新结果的速度也更快。

青春期的另一个特点是，负责做计划的前额叶皮质与奖赏中心的伏隔核之间还没有联系。前额叶皮质与杏仁核之间的联系也尚未成熟。杏仁核的刺激对于作出冒险的决定非常重要。认真权衡风险应该涉及恐惧感，但是在这个层面上，青少年所受到的阻碍更小。

在年轻人中，执行基于心智理论或者心智化的任务，也即涉及对他人和对自己的思考的任务时，会激活颞顶叶的交界处和内侧前额叶皮质。在青春期和成年期之间，尽管年轻人在此类测试中的表现会不断进步，其内侧前额叶皮质在此类任务中的激活将逐渐减少。在 14 岁到 24 岁之间，大脑皮质的许多结构发生了变化，而其中存在着性别差异。前额皮质的体积在 24 岁之前一直在增长。换句话说，一些大脑结构和功能很晚才成熟，而无论立法者是怎么想的，人类大脑在 18 岁时还远未"成年"。因此，派遣 18 岁的士兵参战是相当不负责任的。

6
选择伴侣

一夫一妻制

　　人们当然有很多种方法去评价一夫一妻制的异性恋伴侣模式。"多妻制的问题在于妻子太多，一夫一妻制也是一样。"这是奥斯卡·王尔德的看法。从他作

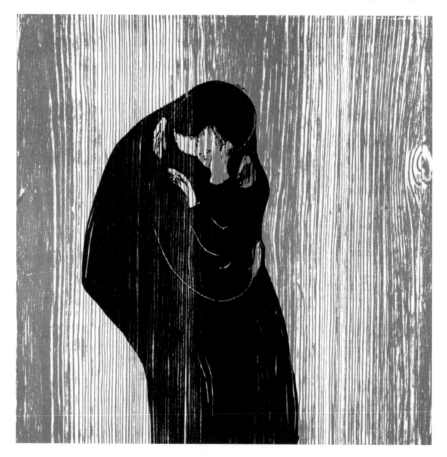

图 33

爱德华·蒙克，《吻 IV》(*The Kiss IV*, 1902)。

为同性恋者的角度来看，这种观点是可以理解的，但人类的一夫一妻制是从大约 350 万年前发展起来的一种久经考验的机制。现代人的先驱非洲南方古猿，理论上可能也是一夫一妻制。坠入爱河是一个普遍存在的过程，它是持久的、以一夫一妻制为主的关系的根源，这种关系对父母的健康和孩子的生存机会都具有重要的进化优势。进入长期伴侣关系的男性，尤其是当他们成为父亲并花大量时间陪伴孩子时，其睾酮水平会下降，这有助于维持亲子关系并增加父亲们对孩子的同理心。

各式各样的道德结构，包括不忠这个概念都在保护着家庭。这也顺带引发了许多问题，既包括有人认为通奸可能具有进化优势（有人声称通奸有助于传播男性的 DNA），也包括社会对于通奸行为充满敌意的反应。如今，通奸和繁殖不再直接相关，但是要改变在我们的进化过程中被设定好的程序特征实属不易。当今社会，家庭的形成可能意味着结婚，但是它也能导致离婚、再婚、跟踪骚扰，甚至是谋杀。尽管如此，一夫一妻制，即一个男人作为母亲的唯一伴侣帮助抚养家庭，已被证明即便存在上述风险也仍旧具有进化优势。它还降低了家庭中任何一个孩子是另一个男人的后代的可能性，不过这不是一个无懈可击的系统，因为 DNA 测试表明有 2% 到 3% 的孩子的生父不是他们被法律认可的父亲。人类一夫一妻制家庭的构建在一个复杂的社会中对我们的大脑有很高的要求，因此该模式可能通过进化对大脑的发育做出了重大贡献。

在这个方面，值得注意的是，帮助形成配偶关系的大脑工作进程与那些参与了成瘾的过程之间存在着很大的重叠。因此，配偶关系破裂会伴随着戒断症状。甚至有研究表明，表现出更多社交行为的老鼠不那么容易对安非他命（一种精神类药物名称）成瘾。而对人类的研究表明，同居和结婚的人们较少成瘾。因此，人们似乎要么更容易对某些化学物上瘾，要么对伴侣上瘾。

外貌、宗教信仰和社会经济因素在我们坠入爱河时都发挥了作用，但是基因也参与了配偶关系的形成。在中国，对于血清素系统所依赖的基因的研究已经精确定位了血清素 1A 受体基因的变异（多态性），这类基因变异者坠入爱河的可能性比保持单身的可能性更大。一项涉及 522 对双胞胎的研究表明，男性血管升压素受体 1A 的基因变异会增加婚姻失败的风险。携带这种基因的男性经历婚姻危机的可能性是其他人的两倍，他们更有可能发生婚外情，而他们保持未婚状态的可能性也是其他人的两倍，在女性中则没有发现这种联系。

催产素作为一种社交激素增强了恋爱中两人之间的纽带关系。研究发现，恩爱伴侣的催产素水平要高于那些没有恋爱关系的人。这种升高的催产素水平在个体中是稳定的，并且在相爱的伴侣中能保持长达六个月的高水平。正如母亲和孩子之间的依恋一样，伴侣之间交往的质量和高催产素水平之间存在着相关性。根据最初测得的催产素水平，你可以预测哪些伴侣在 6 个月后仍然会在一起，而哪些会分手。相爱的两个人之间的共情互动也与催产素受体基因的微小变异有关。另一项研究表明，当进行头颅磁共振扫描时，那些在 40 周之后仍然与伴侣在一起的人的前额叶皮质、扣带回皮质和伏隔核对伴侣或者伴侣的照片的反应要比那些随后分手的人的反应更强烈。因此，在恋爱初期所做的脑影像学扫描、催产素水平测定以及对催产素受体基因变异的 DNA 分析都能向你透露不少在不久的将来可能会发生的事情。

信息素

气味可以唤起伴随着情感的强烈记忆。它们在选择和留住伴侣这件事上也很重要。恋爱中的人善于识别伴侣的气味，但是不善于识别异性朋友的气味。所以，通过气味，恋爱会让你的注意力远离潜在的可替代伴侣。气味，例如信息素，也会影响我们的性行为，即使我们自己都没有察觉到。从睾酮中提取的信息素会以相同的方式刺激异性恋女性和同性恋男性的下丘脑的活性，但它不会在异性恋男性的下丘脑中引起反应。异性恋男性似乎对这种男性气味不感兴趣，而且信息素在性行为中所能起到的作用取决于我们的性取向。

2008 年 2 月 21 日，施华蔻公司将名为 Got-2b 的发胶推向市场时并没有考虑到这些事实（或者他们可能故意忽略了这些事实）。施华蔻使用了一种气味，一种源自我们的汗液中分泌的黄体酮的信息素，它在男性身体中的浓度是女性的 10 倍。该公司声称，发胶中的信息素（雄甾二烯酮）可以通过刺激女性的嗅觉系统产生有益的效果，从而增加男性吸引女性的能力。我当时在广播和电视上发言，说应该让男人们了解瑞典斯德哥尔摩的萨维克（Savic）教授的发现，即信息素会同时刺激同性恋男性和异性恋女性的下丘脑。因此施华蔻公司给出的信息中所包含的免责声明具有误导性。上面写着，"关于信息素对同性个体的影响知之甚少"。如果那款发胶确实具有该公司声称的效果，那么一位顶着它走进酒吧寻找女性伴侣的男人可能会收获一份不想要的惊喜。我没有得到任何证据证明该发胶的效果。自从那个产品推出以来，我没有听到或看到更多关于它的信息。

嫉妒

正如达尔文告诉我们的那样，我们应该谦卑地意识到，大脑和心智能力在我们与高等动物之间没有本质的区别，只是程度不同而已。即使在动物中也有可能探查到快乐和痛苦、幸福、不幸以及嫉妒，达尔文如是说。他声称，你能看到幼犬、小猫和小羊等动物幼崽就像我们人类的孩子一样在一起玩耍，这是再明显不过的关于快乐的例子了。嫉妒是一种强烈的情感，在人类中它当然不仅限于性关系。6个月大的孩子就能表现出嫉妒的反应。在很多文化中，嫉妒是谋杀最重要的动机之一。

达尔文指出，当一条狗注意到它的主人喜爱另一个人时的反应是动物会嫉妒的一个很好的例子。我妻子帕蒂从小到大一直在养宠物狗拳师

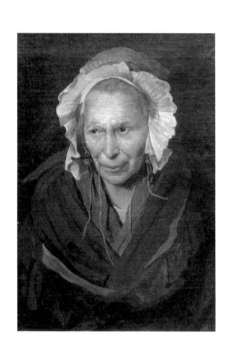

图 34

西奥多·席里柯（Théodore Géricault）《疯狂的女人》，原标题为《嫉妒的独角兽》（La Monomane de l'envie），一个患有强迫性嫉妒的女人的肖像（1822 年）。

犬，她最近在养的那条拳师犬名叫法姆克，这是她养过的第 7 条狗。如果我拥抱帕蒂，拳师犬们通常会表现出极大的嫉妒和愤怒，法姆克也不例外。它会大声吠叫，试图把自己挤在我们中间。嫉妒是应对可能失去宝贵关系的威胁的一种反应，因此它提供了显著的进化优势。而对于一条狗来说，有谁能比给它食物的人（在这里是我妻子）更重要呢？

另一条狗，甚至一只玩具狗也能引起狗狗们强烈的嫉妒。哈里斯（Harris）和普鲁沃斯特（Prouvost）在 2014 年进行了一项实验，要求宠物狗的主人忽视自己的狗而去和一只玩具狗玩耍一分钟。玩具狗会呜咽、摇尾巴和吠叫。大约 86% 的宠物狗都在玩具狗的后面嗤之以鼻，因此实验结果被认为是非常真实的。四分之一的宠物狗变得具有攻击性并且咬了玩具狗；三分之一的宠物狗挤到了玩具狗和主人中间，而有四分之三的宠物狗要么推开玩具狗，要么推开自己的主人。因此，在这个实验中你能看到不同程度的嫉妒，就和人类一样。某些狗明显比其他的狗们更加善妒。

而决定一个人的嫉妒程度的生物学和社会学因素还有待深入研究。当夫妻双方都需要照顾成长中的孩子时，嫉妒对于维持伴侣关系是有用的。但是在那之后，嫉妒有时会适得其反。因为道德规则及其伴随的情感是通过漫长的进化传递给我们的，所以我们也有理由去推问，它们是否在当今社会仍然具有同等程度的功用，以及是否应当对我们生命的所有阶段都一视同仁。

在一项功能磁共振影像学研究中，被试的学生需要聆听读给他们的会激起嫉妒心的关于他们伴侣的文本，结果发现，男性和女性的嫉妒程度相同。但是在男性身上，与性和攻击有关的大脑区域，也即下丘脑和杏仁核被强烈地激活了；而在女性中，被强烈激活的脑区是颞上沟的后部，该区域与失望和对社会规则的违反有关。它们可能是具有进化意义的已有数百万年历史的性别差异吗？人们一定还能发现更多的东西。弗兰斯·德瓦尔称"他的"黑猩猩们"根本就是嫉妒的、性别歧视的并且充满了占有欲的家伙"。这种兽性对于我们来说并不陌生。

7
政治倾向性

因此很明显，国家是自然的产物，而人天生就是一种政治动物。

——亚里士多德

许多进化生物学因素参与了政治。我们的大脑可以在 180 毫秒内辨认出一个人的种族，并在 450 毫秒内识别其性别。几个月大的婴儿更信任有着他熟悉的口音的陌生人，而不太信任操着陌生口音的不熟悉的人。我们都拥有排外心理和种族主义的自动反应，它们与大脑杏仁核的活性相一致，只不过我们中的有些人比其他人能更好地控制它们。我们也倾向于选择来自我们"自己组"的人，我们会在 170 毫秒内决定某个人是否属于自己组。这与很多个脑区的活性有关。我们对左翼或者右翼的政治倾向也有生物学基础。

孩子的政治倾向与其父母的政治倾向的重合率为 69%。这曾经被归因于父母的教养方式，然而，双胞胎研究表明，我们的政治倾向在很大程度上是由基因决定的。然后，政治倾向会在我们与环境的互动中发展。在年轻人中，这还涉及功能性和结构性的大脑差异。

政治倾向性与处理恐惧和不安的心理过程有关。进步派人士更喜欢新形势和不确定性。他们对冲突的监控也更敏感，冲突监控在前扣带回皮层进行。选择进步党派的人士的大脑扣带皮层的主要部分往往体积很大，该结构与监控、容忍冲突与不安，以及对行动的选择相关。保守派人士对威胁和冲突的反应比进步派人士更强烈、更积极，他们对别人的威胁性面部表情也更加敏感。在执行危险任务时，进步派人士的大脑岛叶皮质会被激活，而保守派人士的右侧杏仁核会被激活。岛叶皮质负责调节身体机能，这解释了进步派人士对冲突具有更强烈的身体反应。在面临风险和恐惧的情况下，杏仁核会参与决策。

因此，保守派和进步派之间的区别首先在于他们处理焦虑的方式不同。果不其然，保守的政治态度与右侧杏仁核的体积更大有关，而杏仁核是处理恐惧的重要结构。基于扣带皮质前部和杏仁核之间的大小差异，对一位个体进行政治倾向预测的准确率能高达 72%。而基于岛叶皮质和杏仁核之间活性的差异，对一位个体进行政治倾向预测的准确率能高达 83%。在大脑发育过程中究竟哪一个先出现，是政治倾向性还是其伴随的大脑结构差异？换句话说，何者是原因，何者是结果？这件事还有待研究。

　　雅普·范·金内肯（Jaap van Ginneken）对我们选择领导人的方式进行了一项精彩的调查。某些因素，例如那些在很久以前的进化中相当重要的身高、年龄、性别和外表的男子汉气质等，仍然在发挥着作用。如果你身材高大，即使在今天你也有更好的机会获得高职位、领导者的地位以及丰厚的薪水。法国总统夏尔·戴高乐戴着他的凯皮帽（平顶水平帽檐的法国军帽）站起来时有两米多高，他曾经对身材同样高大的荷兰外交部部长约瑟夫·伦斯（Joseph Luns）说："我们大人物……必须领导那些小家伙。"低沉的声音往往与男子气概和力量联系在一起。英国首相玛格丽特·撒切尔接受过语音训练，以使自己的嗓音更低沉。我们也会以貌取人，而对称的面容是良好基因的标志。从这个意义上来说，外表漂亮比看起来聪明、表现出友善或鼓舞人心的自信更加重要。我们能以闪电般的速度根据外貌做出选择。只需要看黑白相片一秒钟，我们就足以预测一个中意的选举结果。这解释了为什么第一印象至关重要，以及为什么"速配"会有效。

8
人类的进化停止了吗？

　　除非我们故意闭上眼睛，否则根据我们目前的知识，我们大致能认出我们的出身，而我们也不必为此感到羞耻。最卑微的有机体都远高于我们脚下无机的尘埃。任何一位心无偏见的人都能够研究任何生物，无论那生物是多么卑微，研究者都会充满激情地被其奇妙的结构和属性打动。

——查尔斯·达尔文

正如达尔文所描述的那样，人类的大脑具有巨大的潜能，并在发育过程中体现出个体差异，它是随机突变和自然选择最合适变异过程的产物。在进化过程中，我们的大脑以前所未有的速度变大，因此其能承载的功能也以前所未有的速度增长。在短短的300万年里，它的重量从500克——黑猩猩和红毛猩猩等类人猿的正常脑重——翻了3倍，到现代人的1500克。

在这300万年的发展过程中，我们获得了额外的脑组织，远超控制我们身体所需的脑组织的数量，而且能够更加有效地思考并解决日益复杂的问题。在复杂的社会中，更大的大脑提供的优势是进化压力，它能导致大脑快速成长。

然而，使我们成为人类的不仅仅是大脑体积的增加。有些人的大脑和黑猩猩的一样小，但是大脑的整体结构正常。与黑猩猩不同的是，这种小头症患者可以说话。尼安德特人的大脑比我们的大脑还大，尽管他们无法与智人相匹敌。大脑并非越大越好。不同物种之间在大脑的构建模块，也即神经元的基本特征方面也存在着差异，正如人类神经元传递信息的速度是小鼠的10倍。

顺带一提，应对环境的最佳适应策略并不一定是大脑的扩大。这取决于具体情况。必须潜入水中寻找食物的动物实际上受益于它们较小的大脑，其所需的氧气要少得多，因此这些动物可以在水下停留更长时间。一个极端的例子是海龟，尽管它们的大脑很小，但是海龟已经存活了两亿年。尤金·D.罗宾（Eugene D. Robin）将其称之为"愚蠢所具有的进化优势"。有些海龟可以在水下足足待上一个星期。当下水几个小时后，它们的氧气耗尽时，海龟依靠一个不需要氧气就能提供少量能量的系统（无氧糖酵解）来维持它们的小脑袋瓜持续运转。在如此有限的能量供应下，更高的认知功能是无法实现的。

在我们的环境中，作为人类，大脑的确越大越好。米歇尔·霍夫曼（Michel Hofman）已经计算出目前人类大脑皮质的总表面积为200平方厘米。一立方毫米皮质的灰质包含50000个神经元和5000万个突触。大脑皮质有许多皱褶——这是将大面积皮质装入紧凑的颅骨里的绝佳策略——而基于这样的折叠结构，皮质中功能单位之间的连接可以很短，并且能以非常快的速度传输信息，使大脑高效地工作。顺带一提，大脑新皮质的折叠规律就和你揉皱一张纸一样。在进化过程中，我们的大脑变得如此之大，以至于白质中各部分皮质之间的连接已经变得太长。因此，让不同的皮质部分发展出专门的功能会更有效率。例如，只在左侧半脑中发展出与语言相关的结构。

我们现在是已经达到了人类智力的极限，还是说大脑的进化将会继续进行下去？从理论上讲，米歇尔·霍夫曼已经计算出人脑的大小可能还会再增加两到三倍，然后它将达到其信息处理能力的上限，因为大脑各部分的连接会变得更长，响应时间也会增加。只有在大脑结构完全改变的情况下，大脑的更进一步扩大及其功能的提升才有可能，而那当然是不可能通过进化而实现的。

因此，我们的大脑可以继续变大，但是它们会吗？让大脑继续长大至少需要三种条件：（1）个体之间存在实质性差异；（2）将人群成组地隔离在各自的环境中，这样新的人类物种才能出现；（3）环境突然发生了彻底的改变，以至于只有少数碰巧具有正确的遗传适应性的年轻人从灾难中幸存下来并能够进行繁殖。我认为我们不该对我们大脑的进一步进化抱有太大期望。史蒂夫·琼斯（Steve Jones）同意我的观点，而作为伦敦高尔顿实验室的遗传学教授，他应该心知肚明。这个实验室是以查尔斯·达尔文的堂兄弟弗朗西斯·高尔顿（Francis Galton）的名字命名的。高尔顿是第一位谈论优生（即改进人种）的人，而且他接受在他那个时代很正常的种族主义思想。

确实有下列几个可以用于辩称智人的大脑不会继续进化的理由。首先，当几十个人类于大约65000年前从非洲迁徙出去时，个体之间的差异就变得非常之小。由于种族群体和人口的混合，剩余的差异性只会进一步降低，其所能达到的程度是，以欧洲为例，事实上目前的预测表明在几个世纪内就可以将欧洲视为一个具有单一近交种群的地区。当然，地球上从来没有过如此众多的人，也就从来没有出现过如此众多的基因突变，但变异是一个缓慢的过程。它的平均速度约为每年每20亿个DNA碱基对上发生一个突变，并且这些突变已经不再有机会通过被隔开的人种去传播了。突变需要一个机会去自我增加，而这需要在隔离的状态下发生。因此第二个论据就是，人类以群组居住的隔离区的数量已经急剧减少。山脉或者河流等自然屏障已经不再能够有效地隔开人群，世界变成了一个大村庄。

第三个论据是，我们开发的工具已经如此先进，以至于与一万年前相比，为生存所做的斗争已经微不足道。自然选择作用于繁殖中的差异，而如今这些差异几乎不再存在，因为出生后每个人的生存机会已经或多或少都相同了，我们生下的孩子数量也都大致相同。自从现代人类从非洲迁徙出来之后，他们已经消除了他们起源的群组所施加给他们的进化压力，其方法是杀死其他原始人或者同化他们，就像同化尼安德特人那样。因此，至少在发达国家中以及在不久的将来，人类大脑的进化似乎已经停滞。

由于现代人类的先驱的个体之间存在着巨大的差异，竞争和选择能在整个进化过程中发生。脑容量多一点的个体可以更好地应对复杂的社会，而其他个体则随着时间的推移逐渐灭绝。人类社会的复杂性仍然在增加，甚至速度远胜以往，这是职业人士的深远专业化和创新的全球化所带来的结果。大脑进化性的容量增加花费了300万年，这已经是很快的速度。但是，它不可能跟得上人类社会的复杂性增长，因为在两万年里，社会已经以指数速度发生了翻天覆地的改变。在未来，我们是否能够通过植入芯片获得功能更强大的大脑，或是否能通过基因操控来增加人脑的大小，都还有待观察。其中，后者已经在小鼠身上发生了。一段参与大脑皮质早期发育的人类DNA已被插入到一只小鼠的基因组。带有这种基因的小鼠胚胎确实会发育出更大的大脑，但我们必须等着看这种小鼠在今后是否真的能因更大的大脑而受益。作为我们进化的引擎，变异仍然存在，并将永远存在。但是大脑进化同样必需的自然选择不再发生，所以它的进化停止了。这本身并不是一个问题，因为我们已经开发出了能够储存世界上所有专家的知识和经验的技术，因此文化仍然会继续发展下去。它使得我们能够以上一代人所取得的一切成就作为起点，在我们自己的发展中迈出下一步。

大脑与艺术

第六章
大脑的进化与艺术

一切真正伟大和鼓舞人心的作品都是由能在自由中劳动的个体创造的。

——阿尔伯特·爱因斯坦

我们的大脑是一台富有创意的机器，是艺术天赋的基础，也是观察、选择和表现艺术的地方。人们越来越清楚地认识到有关艺术体验和艺术创作的机制，以及脑部疾病会对其造成的影响。

1
艺术在大脑进化中产生

在过去的 300 万年里，人类大脑的体积增长了两倍。人类在漫长的时光中额外发展出了比其他任何物种都要多得多的脑组织，它们包覆在那些负责指挥和控制身体的基本脑组织之上。伴随着人脑回路的复杂性的增加，这些额外的脑组织使得艺术创作成为可能。在大约 4 万年前，人类的大脑已经和现在一样发达了。那时创造力出现了一次爆发，那次爆发的高潮则以壮观的洞穴壁画的形式被留存了下来，分别位于法国的拉斯科（Lascaux）和西班牙的阿尔塔米拉（Altamira）。当智人这个物种开始创造艺术时，它们就成了现代人类。

在大致相同的时期，艺术同时出现在了如今属于法国、德国、奥地利、捷克、俄罗斯、中国和印度尼西亚的部分地区，而每一个地区的艺术都是独立于其他地区而存在的。在那时，身处（法国）多尔多涅（Dordogne）的现代人不可能与远在 1.3 万公里外的印度尼西亚的现代人有过接触。因此，似乎只有当大脑容量与身体的其他部分达到一定的比例之后，艺术创作行为才会出现。最古老的欧洲洞穴壁画发现于西班牙北部的埃尔卡斯蒂略（El Castillo）洞穴中。它们至少有 40800 年的历史，这让人怀疑现代人是不是在那个时候到达该地区的，或者那些壁画可能是尼安德特人画的。大约 1.5 万年到 3 万年前的艺术描绘了当时生活的三个重要方面：繁殖、获得食物（特别是狩猎），以及可能的精神（灵性）体验。

繁殖

首先，我们有与繁殖有关的艺术作品，例如维纳斯雕像，这是最古老的女性形象。它们是用猛犸象的象牙或岩石雕刻而成的，在捷克、奥地利、斯瓦比亚侏罗和多尔多涅都发现过。在阿布里·卡斯塔内地区（Abri Castanet），也即法国南部韦泽尔山谷（Vézère Valley）的一个倒塌的岩石掩体区内发现了刻在岩石上的古老图像。它们可能有 3 万到 3.7 万年的历史，据说描绘的是女性形象。

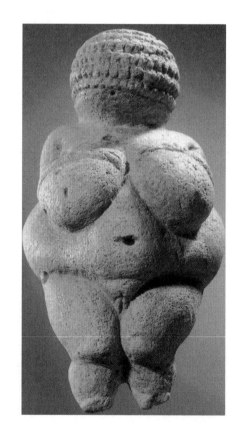

图 35

威伦多夫（Willendorf）的维纳斯（公元前 24000 年至公元前 22000 年）。威伦多夫位于今天的奥地利。

从地球上最古老的建筑中也可以辨识出有关繁殖的隐喻。我曾经很惊讶地在建筑师哈里·马尔格雷夫（Harry Mallgrave）的一本发表于 2011 年的书里读到"最早像子宫形状的小屋子被设计出了一个阴道状的入口"，但是，当我去往撒丁岛的苏努拉西村（Su Nuraxi on Sardinia），看到了 3000 年前努拉吉克（Nuragic）文明在那里建造的房屋时，我顿时明白了他的意思。

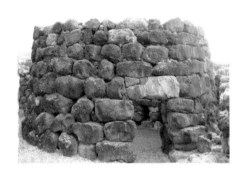

图 36

根据建筑师哈里·弗朗西斯·马尔格雷夫的看法，人类最初居住在带有阴道状入口的子宫模样的小屋里。这个小屋出自撒丁岛巴鲁米尼的苏努拉西村，属于 3 万年前的努拉吉克文明。

关于艺术中的繁殖隐喻，一个更加近期也更加独特的例子是画家梅勒·奥尔德博里格特（Melle Oldeboerrigter, 1908—1976）的作品。作为一名艺术家，他以名字（梅勒）而非姓氏而闻名，而且他不想被认作是一位超现实主义者，而更愿意被认作是一位"有远见的画家"，因为按照他的说法，幽默在他的作品中扮演着重要角色，而他认为法国的超现实主义者缺乏幽默感。他觉得唯一能和自己产生共鸣的画家是杰伦·博斯（Jeroen Bosch）。人们很早就认识到了梅勒的才华。荷兰社会主义性质的报纸《人民报》的政治漫画家阿尔伯特·芬克·库珀（Albert Funke Kupper）建议他："继续前进并且永远也别接受教训。"

梅勒的作品主要由性器官以及各种与繁殖相关的幻想图形构成。他从来不做预备研究，也不打草稿，只是简单地从画面上方的角落里开始"涂鸦"。他自己也不知道画布上最终会出现什么，而且会对成品表现得相当惊讶："哇哦，瞧我都画了些什么！"不过，关于这幅画应该是什么模样的一切细节早已呈现在他的想象中了。

这些画面似乎浮现于潜意识，而且通常与生育和死亡有关。再加上梅勒似乎总是痴迷地、自发性地工作，这一事实给性学家和分析精神病学家科恩·范·埃姆德·博阿斯（Coen van Emde Boas, 1904—1981）带来了素材，他在1958年对梅勒的工作进行了精神分析。范·埃姆德·博阿斯后来成了阿姆斯特丹大学和莱顿大学医学院的第一位性学教授。他甚至把梅勒的画作《新海伦运河》（Nieuwe Herengracht）挂在书房里。这是一幅我从小就很感兴趣的绘画。根据范·埃姆德·博阿斯的说法，婴儿的心理机制在梅勒身上起了作用。他将梅勒画中的性器官解释为童年的幻想与恐惧，最初起源于他与母亲和两个姐姐睡觉的壁龛。因为梅勒"把它们从自己身上画了出来"，所以他才能像一位健康的成年男性那样行使功能，范·艾姆德·博阿斯如是声称。然而，梅勒自己却说他只是想表明人类总是被繁殖的冲动所驱使，而这正是我们存在于地球上的主要原因。很难否认这种说法的真实性，而且我们也没有办法去证实精神分析的解释。范·埃姆德·博阿斯的这篇文章在1958年遭到A.J.努普·考夫曼斯（A. J. Cnoop Koopmans）的猛烈抨击，他指控博阿斯违反了自己的职业保密责任。这是无稽之谈，因为这篇文章是博阿斯与梅勒密切协商之后写成的。

梅勒把他的很多画作都送了出去，并将作品主要出售给了在

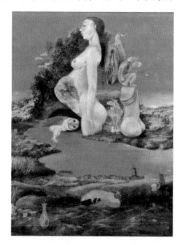

图37

梅勒。繁殖隐喻的一个较新的例子。

110

阿姆斯特丹的朋友们，这就是我早年间通过我的朋友的父母们接触到这些画的缘由。弗里达·贝林凡特（Frieda Belinfante）是一位大提琴家，后来她在美国成了一位音乐指挥（见第十五章第3节）。她曾经非常高兴地于1940年从梅勒那里购买了他的一整个作品集，其中包含100幅画作。因为她无法作出选择，所以她以低价买下了整批作品。后来她将这些画带去了美国，并且时不时地把画送给学生。梅勒在出售自己的画作时非常挑剔，这在著名的艺术收藏家佩吉·古根海姆（Peggy Guggenheim）登门拜访并按响他的门铃时显而易见。梅勒打开门说："画家现在不在家。"

狩猎

作为人类的食物来源，当地的动物是洞穴艺术的第二个主题。人们在印度尼西亚苏拉威西岛的洞穴里发现了完成于35000年前的"巴比鲁萨斯"（babirusas），有时也被称为鹿猪（一种栖息在森林中的野猪，长着数个上翘的角状獠牙）的洞穴画。法国的克罗马农人（Cro-Magnons）描绘了那个时期在欧洲漫游的动物，当时土壤被冰和冰川覆盖。当时这些智人最爱吃的食物是驯鹿，被发掘出来的无数驯鹿骨头可以佐证。一些洞穴画中描绘了被狩猎的动物，但这些史前画作中同样也显示了许多并非猎物的动物，我们难免要问一句为什么。拉斯科的许多洞穴画上的动物都是从一种扭曲的视角描绘的，动物脑袋的一部分被画成了侧面，而另一部分则是正面。这立刻让人联想起了毕加索的画，而毕加索在1940年参观了这个洞穴，据说他的评论是"我们什么也没发明"。

在多尔多涅的史前洞穴艺术中，人类肯定不是一个受到喜爱的主题。几乎没有任何壁画描绘了人类，而且少数一些确实显示了人类的绘画和雕刻则完全无法证实作者的艺术才能，不像另外的那些动物画作。在拉斯科，唯一的一幅关于人类的绘画被藏在一个矿井里，远离所有美丽的动物画，而且看上去画得非常笨拙。那个长着鸟形人头的小家伙被一头受伤的野牛击倒在地，当然这对于猎人们来说是一个很有用的警告。同样，在鲁菲尼亚克（Rouffignac）的洞穴中，几张人类面孔的漫画也被藏在一个矿井里。在干邑（Cougnac）的洞穴里，一个画得很烂的小人被许多长矛刺穿。看起来，那时的人类似乎也在互相残杀。而相对于上述这一切的一个例外是，在圣 - 切尔克 - 拉皮（St.-Cirq-Lapopie）岩洞的岩石上雕刻着一个相当容易辨认的男性形象，距今约有 17000

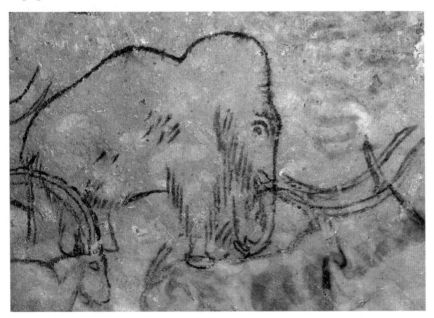

图 38

鲁菲尼亚克（Rouffignac）洞穴中的猛犸象和比利山羊（13000 年）。这些线条无法被修改，所以当作者开始作画时，这些动物的各个细节就已经被决定好了。我们甚至可以看到猛犸象的肛门鳃盖，这是一种坚硬的皮瓣，猛犸象可以用它来关闭自己的肛门，这对于它们在苦寒的冰川上生存很有用。

年的历史。今天的人们称他为"巫师"，他的特征是一个巨大的性器官，不过在我看来把他的勃起归因于巫术似乎有些过头了。

在阿布里·帕托（Abri Pataud）的岩石上雕刻着一个女性形象。图像是示意性质的，我不会将其称之为艺术，但是同样的问题再度出现了：史前人类为什么要画它呢？为什么克罗马农人要在通常只能爬着进去，并且不得不仰卧着作画的洞穴里完成所有这些绘画和雕刻？为什么他们只画动物，很少画人，而且从来不画其他东西，例如他们生活的环境如何？在多尔多涅的史前洞穴里，没有发现任何关于山脉、树木或者其他植物的绘画。史前历史令人沮丧之处就在于，永远无法为这类问题找到一个令人满意的答案。

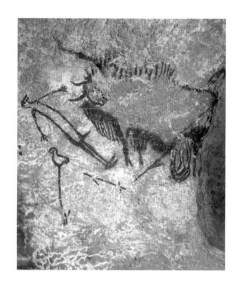

图 39

拉斯科的洞穴壁画（公元前 15000 至公元前 10000 年）。一头受伤的野牛攻击一位猎人。隐藏在一个矿井里的一幅非常原始的画。

在我访问中国期间，当我的同事们又开始谈论他们国家 5000 年的文明时，我会自豪地向他们展示拉斯科、鲁菲尼亚克以及肖维（Chauvet）的洞穴中的美丽的绘画相片。"可是那些都出现在我们不再住在山洞里的很久之后了。"他们说。实际上，克罗马农人并不住在他们作画的洞穴里。因此他们为什么要在洞穴里作画是一个谜。

在中国武汉的湖北省博物馆里，我看到了 15000 年前的壁画。所以中国也有早期（虽非史前）的艺术，而有趣的是这些刻在岩石上的壁画的确描绘了山川和人类，但是那个时代的

图 40

大约公元前 1500 年的早期中国艺术。与法国洞穴壁画形成鲜明对比的是，在中国的早期艺术里不仅有人类，还有他们周围的环境画像。这是否可能是中国人与西方世界相比更注重社会的早期反映（参见第五章第 1 节）？

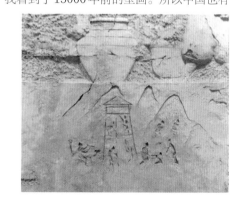

中国壁画艺术的质量完全无法与多尔多涅洞穴里的画作相媲美。

即使在今天，中国人在他们的艺术中也更多地关注环境，而我们则更多地关注于某个中心主题。在中国宁夏北山，最近发现了6000件原始岩石雕刻，分别描绘有太阳、月亮、山脉、羊、马、牛、鹿、老虎、剑、斧、猎人和士兵。它们被认为有3万年的历史。

我只能得出这样的结论，即史前人类在洞穴中描绘的大部分狩猎场景都没有实际用途。因此它们标志着人类出现的又一个新阶段，即艺术表现阶段。

灵性

如今，人们能从一切中幸存，除了死亡。

——奥斯卡·王尔德

艺术专家们将有关繁殖和狩猎以外的其他艺术作品与精神感受联系在一起，大多会联系上死亡。除此之外，还有人身狮头或者人身野牛头像，以及遍布整个欧洲和阿根廷与印度尼西亚的洞穴艺术：周围满是色彩的未着色的手印。这些都被解释为与精神世界进行象征性的接触的尝试，但是缺乏确凿的证据

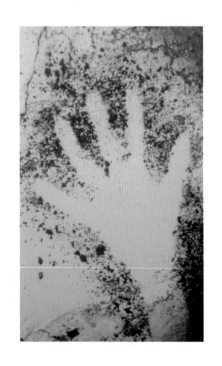

图 41

法国圣日耳曼昂莱（Saint-German-en-Laye）国家考古博物馆收藏的距今27000年的科斯奎尔（Cosquer）洞穴中的人手印版画。这幅版画中会藏有灵性的意义吗？

支持这样的结论。西班牙北部埃尔卡斯蒂略洞穴的手印至少有 39290 年的历史，而印度尼西亚的手印大约是在同一时期制作的。有趣的是，在法国和西班牙的洞穴里的史前手印中，似乎有四分之三都是女性的手。

这一时期女性骨骼附近的珠子被推测是一种暗示：当时的人们认为她们需要在死后世界中展现其最好的样貌。然后，在许多洞穴中都有一些符号，它们以小屋顶的形式出现，屋顶下有条纹、圆点和交叉影线，不清楚这些符号是否具有精神功能，或者它们也可能是写作的开端。一些研究人员将灵性甚至宗教意义赋予了洞穴壁画中的动物图案，但这也仅仅是一种猜测。基督教成功地将灵性这一主题发扬光大了。几个世纪以来，基督教一直是最重要的艺术品委托人之一（许多艺术品描绘了基督教故事）。

2
洞穴艺术的早期先驱们

人们在多尔多涅和欧洲其他一些地区发现了越来越早的智人洞穴艺术先驱。在直布罗陀的戈勒姆（Gorham）洞穴中，人们发现了一块简单的岩石雕刻，其历史可以追溯到 3.9 万年前。当时，现代人还没有抵达那里，但尼安德特人曾经在那里生活过。根据描述这一发现的作者所说，这一发现证实了尼安德特人会从事艺术活动的理论，甚至证实了尼安德特人具有抽象思维能力。当您看着那岩石表面上由一些水平和垂直的划痕组成的简单图案时，您会觉得关于抽象思维能力的说法似乎是过度解读了，哪怕有计算表明做出这些图案需要 188 到 317 个划痕。媒体很快就给出了提示，这个图案或许是为了玩井字棋游戏。值得注意的是，在 2014 年，人们发现印度尼西亚苏拉威西岛的洞穴画比多尔多涅岛的还要古老。在马罗斯·潘凯普（Maros Pangkep）山上的 9 个洞穴中，人们采用铀元素分析法，发现了 39900 年前的手印画。那些洞穴是在 20 世纪 50 年代发现的，但是当时人们认为那些手印画的历史不会超过几千年。

早在许多不同地方发生这种大脑创造性爆发之前，还存在着很长一段时期的更为原始的艺术表达。现代人最初来源于非洲，而我们最早的艺术先驱也是在那片大陆上被发现的。在南非的布隆博斯（Blombos）洞穴里，人们发现了两枚曾经用来盛装赭石的贝壳，它们的历史都可以追溯到 10 万年前。这些赭石混合物与后来被用于法国洞穴壁画的颜料相同。人们还发现了原始的艺术品，包括珠子和装饰过的石头与骨头。

最近的惊喜则是发表在《自然》杂志上的一篇文章的主题。荷兰医生尤金·杜波依斯（Eugene Dubois）于 1886 年前往印度尼西亚搜寻类人猿和人类之间缺失的连接，他在那里挖出了后来被称为爪哇人的化石。我们现在知道它们其实是直立人的骨头，是我们这个物种也即智人的祖先。杜波依斯还带回了一些贝壳，现在保存在荷兰自然博物馆的一个抽屉里。在一位澳大利亚籍贝壳专家识别出其中一枚贻贝壳上的划痕之后，一项历时 7 年的研究展开了，并给出了这些贝壳有 50 万年历史的结论。那么，那划痕就是迄今为止人们所发现的最古老的雕刻了。这些锯齿状图案一定是直立人作出的。在赭石块中也发现了锯齿状的图案，但那是由 7 万年前的智人创造的。很难说这种图案究竟是艺术的开端还是别的什么，例如说算术的开端。

3
艺术的进化优势

没有创意就不会有进步，而我们也只能永远重复同样的模式。

——爱德华·德博诺（Edward de Bono）

现代人创造艺术已经有 4 万年的历史了，因此值得一问的是，艺术创作是否能够提供进化上的优势？最简单的答案——是的。因为艺术是一种交流的形式，因此它对社会的运转相当重要。极权主义统治者总要一次又一次地禁止艺术表达，就证明了这一点。

艺术家的大脑与其观众的大脑有很多共同点，这是因为对艺术的感知深深植根于生物学机制中。无论在哪种文化中，成年人和孩子们对美丽面庞的判定都是相同的。在出生后的一周内，孩子们注视一副具有吸引力的面孔的时间会比注视不好看的面孔的时间要长。因此，判断一副面孔是否具有吸引力的能力似乎在很大程度上是与生俱来的。对这一现象的公认解释是，我们喜欢看到那些代表良好健康的特征，所以我们会发现对称的面孔十分迷人。

对称的面庞会自动刺激大脑结构的整个网络，包括奖赏系统，这是人类选择伴侣并继而成功繁殖的重要机制。不对称的面庞可能意味着发育缺陷，也因此没有多少吸引力。或许是出于相同的原因，雌性燕子在选择伴侣时非常注重雄性燕子尾巴纹饰的对称性。女性的面庞如果显示了代表生育能力和高雌激素水平的特征，例如丰满的嘴唇，则会更具有吸引力。

人们使用了相同的大脑回路去欣赏艺术中的美和美丽的面孔。此外，我们对那些制作得十分精妙的东西有着与生俱来的钦佩。因此，艺术之美可以从进化的角度展现创造者的健康、手艺和力量，并因此表明其具有良好的基因，这对于选择伴侣至关重要。这种机制，正如丹尼斯·达顿在他的著作《艺术本能》（*The Art Instinct,* 2010）中声称的那样，与达尔文的性选择概念完美契合，达顿用它来解释为什么两性之间的某些差异在选择伴侣时极为重要（"来我的山洞吧，我给你看我最新的雕刻……"的暗示）。蜂拥于流行歌星周围的歇斯底里的青少年崇拜者们有时会把内裤脱下来扔向偶像，这一行为体现了艺术和繁殖之间的关系。

4

艺术是人类独特的成就

艺术并非去再现可见之物，而是使事物变得可见。

——保罗·克利（Paul Klee）

绘画经常被称为是现代人类的独特活动之一。但是，许多被关在笼子里的黑猩猩也喜欢用刷子或用手指涂抹各种颜色的颜料，就像人类儿童那样。

英国生物学家德斯蒙德·莫里斯在伦敦动物园里发现一只名叫刚果的黑猩猩具有非凡的才能，刚果生于 1954 年，当时它只有两岁。它最开始用一支铅笔作画，之后转为笔刷，并且自那以后创作了四百多幅抽象画和油画。1957 年，它的作品被展出，甚至在拍卖会上被开出高价。尽管毕加索和米罗都很欣赏刚果的作品并收藏了不少它的画作，其他人却说这只是一场伪艺术游戏。

艺术的基石似乎的确存在于一些被关在笼子里的黑猩猩身上，但是它们在野外并不会创作艺术。此外，达顿还指出，黑猩猩与人类艺术家不同，它们对自己的创作没有更多的兴趣。

你可以在视频网站上找到一些关于泰国大象作画的精彩影片。大象们用鼻子卷住笔刷，用后视图画了一头大象和两只小象，或是画一头快乐的大象，又或画树和花朵。当它们作画时，

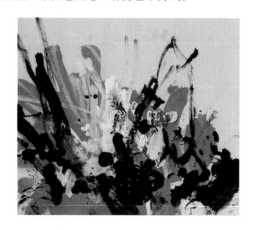

图 42

伦敦动物园里聪明的黑猩猩刚果（Congo）所画的一幅画。

一位饲养员总是站在一边给它们递上带有合适颜色的画笔，并可能去影响象鼻的运动。大象们所作的画总是相同的，所以其实大象们只是学会了在特定的位置放上一根带颜色的线条。也就是说，真正的创造性表达的一切要素都缺失了。在动物园里教大象画画的一个常见理由是，它能丰富大象的生活环境，从而减轻大象们被囚禁的应激。然而，研究并不能证明大象作画带来了任何减轻应激的效应。这一切实际上当然都是为了娱乐游客并生产可销售的艺术品。哪儿有为了改善大象的生活而给它们上艺术课的必要呢。

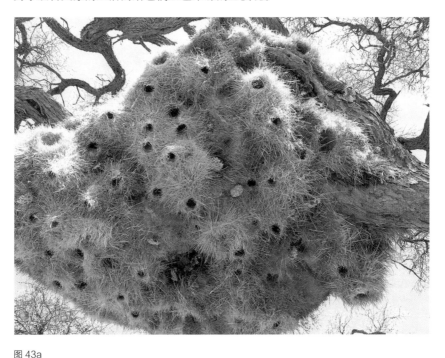

图 43a

一间社交屋。织布鸟因其筑巢的复杂程度而得名。它们常常成群繁殖，集体筑巢。

　　园丁鸟所做的工作与我们理解中的艺术最为接近。由于缺乏明亮的羽毛，雄性园丁鸟通过建造极其复杂的凉亭来弥补自己那乏味的橄榄褐色的外表。它们用搜集到的五颜六色的浆果、贝壳、橡子、蝴蝶翅膀、花朵以及其他你能想象得到的东西来装饰自己的凉亭。有时它们会给凉亭铺上一层苔藓，并用水果装饰起来。根据雄鸟的个体品位，每一个凉亭的结构都是不同的，并且建造的精度相当之高。值得注意的是，蓝色园丁鸟则主要采用蓝色的物体来构筑这样的巢穴。如果研究人员改变了它们搭建的装饰，园丁鸟会小心地将所有东西恢复原状。

然后，雄鸟将在凉亭前进行一场令人印象深刻的求偶表演，吸引雌鸟与之交配。竞争是激烈的。雄鸟们会互相破坏对方的凉亭，偷走对方的装饰品。创造凉亭并不是与生俱来的能力，幼鸟们必须向最厉害的老年凉亭建筑师学习。这是社会学习的一个很好的例子，也是动物王国中"艺术"创造的最高实例，正如天堂鸟的求偶舞蹈是动物芭蕾的最高例子一样。

鸟类中有很多种建筑师。一些织布鸟会建造巨大的难看的公寓大楼，里面可以容纳数百只鸟，而另一些织布鸟则会建一个精巧别致的独立鸟巢，可称之为北京奥林匹克体育馆的模型。

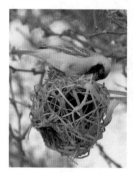 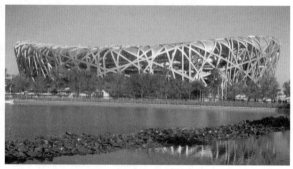

图 43b

其他织布鸟建造美丽的孤巢。

图 43c

织布鸟孤巢的结构反映于被称为"鸟巢"的中国国家体育场。

休伯特·杜普拉特（Hubert Duprat）的作品是一个有趣的人类利用动物习性来创造共生艺术的例子。他使用石蛾的幼虫将金片和其他材料穿入它们制作的保护套中。成品相当惊人。通常情况下，这些石蛾只会采用河床上的砾石为自己制造这些盔甲套。虽然动物们能制作出十分巧妙的作品，但似乎唯有人类才能从事独特且富有创造性的艺术表达，而相应的情感也会在艺术家和观众们心中油然而生，如果我们暂时忘记园丁鸟的话。

第七章
观看艺术

1
视觉艺术中的审美原理

艺术不是真相。艺术只是揭示真相的谎言。

——巴勃罗·毕加索

大脑在分析视觉信息的时候会将其分解为各种成分，例如颜色、亮度和运动状态，然后在大脑皮层的不同部分处理这些信息。我们在观看艺术时用到的大脑系统与观看其他事物时用到的大脑系统并无不同，尽管在意识中这两者有着不同的目的。审美体验并不仅仅局限于艺术，我们可能会发现某些人、植物、动物或无生命的物体也很美丽。最近的科学发现指出，自古以来艺术家们就根据大脑的感知原理施展其技巧，使得人们的大脑能够受其触动。换句话说，艺术家通过操控现有的大脑系统和机制，给我们带来了审美体验。

透视

我们总是被告知，透视是一个直到 15 世纪初才被文艺复兴时期的画家们发现的相对较新的概念。但是，从拉斯科洞穴中的 17000 年前的画作里，我们可以发现原始人先驱们已经在使用透视原理了。17 世纪的画家们，例如彼得·桑雷丹（Pieter Saenredam, 1597—1665）在他们的教堂内部绘画中以一种相当引人注目的方式运用了透视。

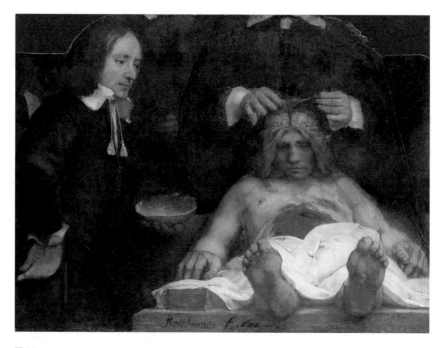

图 44

《德芒医生的解剖课》（*The Anatomy Lesson of Dr. Deijman*，1656），收藏于荷兰阿姆斯特丹博物馆。这里伦勃朗记录了对一名罪犯进行公开解剖的最后一个阶段。画面中巨大的手脚与较小的头之间的关系构成了透视感。

　　在伦勃朗的《德芒医生的解剖课》中可以找到一个更加微妙的透视示例，这幅画也让我们看见了大脑。（当我在国外时，我总是自豪地告诉人们，荷兰人在对死亡后大脑的研究方面已经拥有了数百年的经验。）讲师和医生德芒博士（1619—1666）是尼古拉斯·图尔普（Nicolaas Tulp）医生的继任者，后者曾在伦勃朗的《尼古拉斯·图尔普医生的解剖课》（*The Anatomy Lesson of Dr. Nicolaas Tulp*）中露过脸。这次的牺牲品是一位佛兰德裁缝兼小偷，名叫约里斯·丰泰恩·范德里斯特（Joris Fonteijn van Driest），化名"黑约翰"（Black Jan）。他于 1656 年 1 月在当时阿姆斯特丹市政厅前的水坝广场，在大概是临时的脚手架上被处以绞刑。画面中的约里斯的相对较大的手和较小的头给人一种强烈的纵深感，让观者仿佛就站在他的脚边观看解剖。

在外科医生协会的解剖室里进行的公开解剖持续了三天，该解剖室位于圣玛格丽特修道院（Saint Margaretha convent）的前方小教堂里。为了参加这样一堂课，协会会员需要支付6美分，而普通民众需要支付4美分。在伦勃朗的画里，德芒的助手、学院大师凯斯波特·卡坤（Gijsbert Calkoen, 1621—1664）双手捧着头骨的上半截，耐心地等待着大脑被放进去。这幅陈列在阿姆斯特丹博物馆里的画作捕捉到了一个关键的时刻：德芒医生站在丰泰恩尸体的后方，用一把镊子提起了丰泰恩的大脑镰，也即大脑左右半球之间的脑膜。这将使得脑上体，也即松果体，呈现于大脑皮质的上方。笛卡尔认为，作为脑中唯一的非配对结构的松果体是灵魂所在之处。根据协定，在解剖结束时，必须强制让灵魂看到自己的身体已经被切成了碎片。

这幅画原本是由德芒医生本人委托伦勃朗绘制的阿姆斯特丹外科医生协会的会员合影。令人难过的是，1723年阿姆斯特丹用于公共解剖的"过磅房"发生了一场火灾，位于这幅画两侧的7位外科医生的肖像在那时被烧毁了。只有这幅画的中心部分得以幸存。

就像我们的大脑一样，艺术家经常挑选并放大他们作品中的某些元素。从这个意义上说，他们是操控我们大脑视觉机制的专家。美国神经病学家维拉亚努尔·拉马钱德兰描述了许多普适的审美原则，它们不仅在视觉艺术中，而且在时装设计和广告中都发挥着重要作用。这些原则的根源在于进化和大脑机制。这些原则及其对我们大脑的影响的三个非常明显的例子是夸张、组合和孤立。

夸张

事物的本质被夸张会造成令人愉悦或者令人不安的效果。我们可以在漫画中看到被夸张到极致的情况，但是夸张也出现在严肃艺术中，例如在描绘女性特征时将巨大的乳房和臀部与极为纤细的腰肢画在一起。卢西安·弗洛伊德（Lucian Freud）所画的胖女人就是一个很好的例证，而现存的最古老的维纳斯雕像则是类似的另一个强调女性形态的例子，其历史可以追溯到大约25000年前。

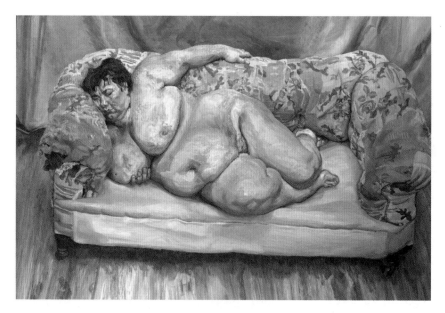

图 45

《沉睡的救济金管理人》（*Benefits Supervisor Sleeping*，1995），西格蒙德·弗洛伊德的孙子卢西安·弗洛伊德作。1933 年，在艺术家卢西安·弗洛伊德 11 岁的时候，他们举家从反犹太的柏林搬到了伦敦。卢西安喜欢画肥胖的女人。这幅描绘了苏·蒂利（Sue Tilley）的肖像画在 2008 年以 3360万美元的价格售出。

　　雕塑家阿尔贝托·贾科梅蒂（Alberto Giacometti）创作了反映战争和战斗中苦难的消瘦人物形象（图 46）。

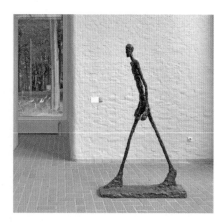

图 46

贾科梅蒂创作的象征着战争的瘦弱人物形象，叫作《行走的人 II》（*L'Homme qui marche II*）。我一直将这件雕塑作品与二战期间逃离家园，不被允许进入瑞士，并且反而被冷酷无情的瑞士边防卫队赶出去的犹太人联系在一起。这些犹太人不得不继续流浪，直至死亡。

1953 年由沃森和克里克发现的 DNA 模型使得他俩获得了 1962 年的诺贝尔

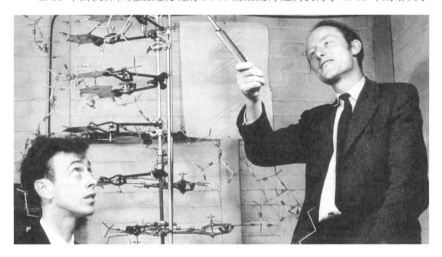

图 47

1953 年詹姆斯·沃森和弗朗西斯·克里克以及他们的 DNA 双螺旋结构模型。他俩凭借该模型与莫里斯·威尔金斯（Maurice Wilkins）一同获得了 1962 年的诺贝尔生理学或医学奖。

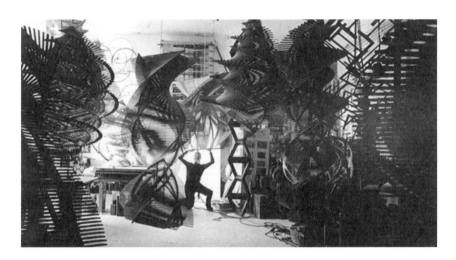

图 48

皮特·戈德（Piet Goede）在他位于阿姆斯特丹的工作室里。他的工作室里到处都是大型的动态塑料雕塑。对 DNA 双螺旋结构的夸张是峰值漂移的一个例子。

生理学或医学奖，而另一个有关夸张的例子正是这个微小 DNA 模型的巨大变体（图 47）。DNA 的双螺旋结构是阿姆斯特丹建筑师、摄影师和艺术家皮特·戈德制作巨大的盘旋动态雕塑（图 48）的灵感来源。

对形状的夸张所造成的效果具有神经生物学基础。在动物行为中它被称为"峰值漂移"。

如果你教会一个动物，圆圈代表食物而三角形代表什么都没有，那么它之后会去选择大圆圈而不是小圆圈，它相信圆圈越大代表食物越多。鸟类学家、诺贝尔奖得主尼科·廷伯根（Niko Tinbergen, 1907—1988）的研究表明，同样的原理也适用于海鸥妈妈黄颜色的喙上面的红斑。这个红斑会促使海鸥幼鸟啄她的喙，从而获得被消化到一半的食物。海鸥幼鸟们对一根有一个红斑的棍子反应热烈，而对一根有三个红斑的棍子的反应更为强烈。小鸟们似乎在想，哇哦，一个超级喙！一定能从它那里获得超级多的食物哦！这只是峰值漂移的一个例子。拉马钱德兰接着将此现象与抽象艺术进行了比较，因为就像一根棍子上的三个红色条纹可以被看作是对"喙—食物"关联本质的夸张——抽象艺术有可能运用了夸张的色彩、形式或空间而引起艺术鉴赏家们的峰值漂移。

峰值漂移的机制也在那些大脑颞叶中被植入了一个电极的癫痫症患者身上被研究过，这种电极是用来探测其癫痫症的病源的。这些患者被要求观看数百张不同的面孔。有一位美国人患者，其脑细胞仅在观看比尔·克林顿的照片时作出反应，开始放电。有一位荷兰人患者，其脑细胞在观看名人以及前童星詹杰·斯密特（Jantje Smit）的照片时也有同样反应。当患者看到自己认识的面孔以漫画的形式被展现，也即画面中面孔的显著特征都被夸张时，他们的神经元的反应最为强烈，峰值漂移出现了。所以，人们是通过辨别一张人脸与平均水平的人脸相比偏离了多少来识别它的，而夸张这些偏移会使得人脸识别更加容易。在政治漫画中可以看到极端的夸张，旨在达到幽默或者表达愤怒等非审美目标。

在亚洲，优雅的湿婆神雕像通常拥有大量的手臂，象征着他拥有诸多神圣属性，这是艺术——或者宗教——夸张的另一个例子。

在著名的纳芙蒂蒂（Nefertiti）胸像中可以看到一种更加微妙，也因而更

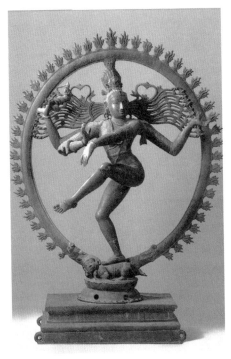

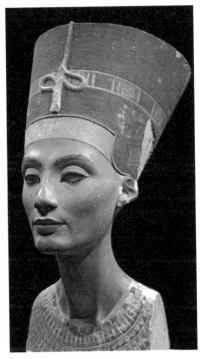

图49

湿婆·娜塔拉佳（Shiva Nataraja，大约1100—1200）。在印度教中，湿婆是毁灭世界从而重建世界的神。而在日本，他是一位财神。娜塔拉佳的意思是"舞蹈之王"。

图50

纳芙蒂蒂半身像，德国柏林纽斯博物馆。从公元前1352年到公元前1338年，纳芙蒂蒂是阿肯那顿（Akhenaten）身边的王后。她的名字的意思是"美丽的人来了"。请注意她微妙夸张的细长颈部。

加有趣的夸张形式（图50）。她极长的脖子无缝融入了她精致而端庄的面部特征中，这反过来又将人们的视线吸引到了她巨大的蓝色"帽冠"上。纤细的长脖子让她看起来十分精致。她的美丽是永恒的。

组合

将独立的片段、点、形状和颜色组合成一个连贯的整体，可以给我们带来

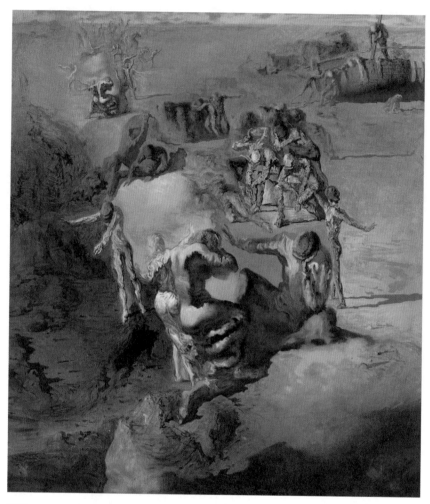

图 51

萨尔瓦多·达利《大偏执狂》(*The Great Paranoia*，1936)，荷兰鹿特丹博伊曼斯·范伯宁根博物馆。这些人物形象结合在一起形成了两张新面孔。

一种愉快的感觉。在萨尔瓦多·达利的《大偏执狂》中，我们需要花上一点时间，才能看出画中的人物组合形成了一张脸（图 51）。当你发现这张脸的时候，也会得到解开谜题般的愉悦感。

相同的机制也被动物们用于在森林这种隐秘的环境中根据片段化信息来探

测掠食者、食物或者敌人的存在。当动物在树枝之间发现有关一头狮子的片段信息时，脑细胞会变得活跃，发出更强烈的信号，并警示更高层的大脑中心系统注意到这些片段属于一个单个物体的事实。这种机制被称为"组合"，它似乎是格式塔效应的基础，也即我们的大脑从我们所见的事物，甚至从平面上的一组简单线条中提取三维形状的能力——换句话说，透视的能力。

孤立

孤立的含义是，通过将某一细节单独分离出来，你就能将注意力集中于该细节上。这就解释了为什么在毕加索或者伦勃朗的素描中，仅仅几根线条就能够引起巨大的审美愉悦。孤立效应的优点是，观众只需要处理数量有限的信息。当艺术家的大脑左侧顶叶受损时，有时他们的画作会因为省略掉细节而变得更有力量。右利手艺术家阿斯·维尔德霍恩（Aat Veldhoen，生于1934年）在部分身体瘫痪了三个月后所创作的素描就是一个例子，这场病是由于他左侧半脑脑出血而导致的。他使用左手，也即使用自己的右侧半脑，用简单的线条勾勒出了自己的面部表情，描绘了他对这种状况的绝望。尽管他画出的线条不够平稳，但是那令人印象深刻的画作说明了这样一个事实：在艺术技巧方面，艺术家们在训练自己的右手时不仅仅训练过左侧半脑，而是同时训练了两侧大脑半球。

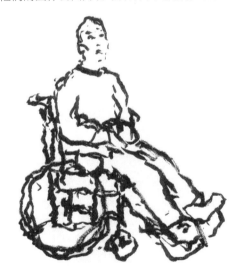

图52

左侧半脑梗塞后的阿斯·维尔德霍恩。他评论说："留给一个人的最后尖叫是恐惧和绝望的尖叫。"

2
视觉系统

眼球运动

视网膜在眼睛的后部，是初始处理视觉信息的地方。视网膜上唯一可以清晰对焦的位置是被称为中央凹的视网膜黄斑中间的一个小点。因为在这里视锥细胞（对颜色敏感的细胞）的含量最高。在脑干的引导下，我们的眼睛会系统地扫描我们的视野，从而"固定"新的图像，也就是说在中央凹捕捉这些图像清晰聚焦后的画面。某些图案会引起人的视点在它上面生涩地来回移动，被称为微眼跳。微眼跳这种小幅度眼球运动会带来运动的错觉，这一机制被运用在了 op-art（光学艺术 optical art 的简称）中，后者使用了各式各样的视觉错觉。一个例子是我们在伊西亚·莱万（Isia Leviant）的作品《谜》（Enigma）的圆环中体验到的运动（图 54）。

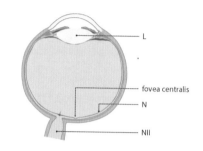

图 53

显示视网膜中央凹（fovea centralis）的眼睛解剖图。中央凹是视网膜（N）的黄斑中心的凹陷。在这里视野最为敏锐。（NII = 视神经；L = 晶状体）

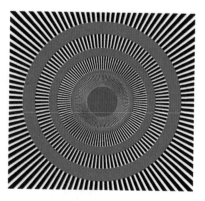

图 54

伊西亚·莱万的作品《谜》的运动错觉。当你观看这幅画时，会产生紫色的圆环在快速运动的错觉。当你持续稳定地凝视画面时，这种错觉会减少或者消除；但是眼睛的任何移动都会导致错觉再度出现。

因为我们从来只能清楚地看到视野的一小部分而非全部，而且眼睛在不断地移动和聚焦，所以我们的视觉系统会被不存在的物体例如彭罗斯三角欺骗。莫里茨·埃舍尔（Maurits Escher, 1898—1972）广泛应用了视觉系统的这一特性，例如在《相对性》（*Relativity*）这幅画中，楼梯的两侧都在使用中（图55）。这些楼梯的灵感显然来自埃舍尔在阿纳姆（Arnhem）的高中校舍里的楼梯。

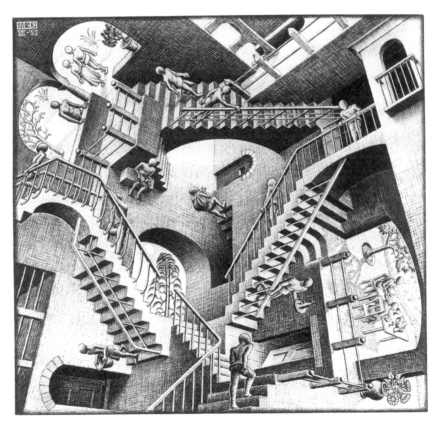

图 55

M.C. 埃舍尔《相对性》，石版画（1953）。两边都能爬的不可能的楼梯。

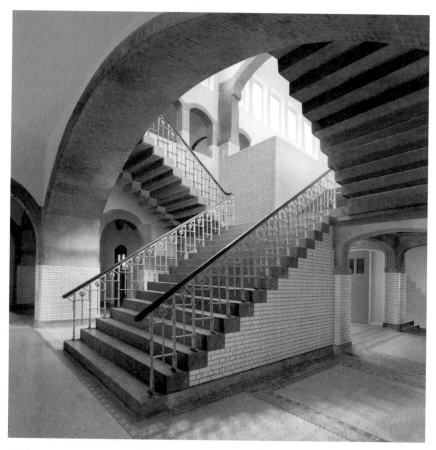

图 56

埃舍尔创作了许多在现实中不可能存在的阶梯,正如他在《相对性》中所画的那样,人们沿着阶梯上行的同时可能也意味着下行,反之亦然。埃舍尔在 1912 年到 1918 年间就读于阿纳姆书院街的学校,上述不可思议的景象似乎是他基于自己过去就读的学校内的景象而绘制的。因此,正如人们常说的那样,当埃舍尔 1935 年从意大利返回荷兰并从"陆地风景"转向"心灵风景"绘画时,他并没有真正停止对现实世界的描绘。在他的其他作品中,可以看到类似的伪意大利影响:他高中学校的罗马式门廊和白色瓷砖墙壁。埃舍尔憎恨自己上的这所学校。他只喜欢绘画课,而绘画也是他唯一得到高分的科目。在学校里,他还学会了制作油毡浮雕。他在上学的第二年留了级,并最终在 1918 年的期末考中失败。埃舍尔后来再也没有回到那所学校。直到 1946 年,埃舍尔被请求为在战争中死去的学生和校友制作一块纪念牌匾时,他才重返母校。

132

看见颜色

颜色是我们的大脑和宇宙相遇的地方。

——保罗·塞尚

分布在视网膜上的 1 亿个对光极为敏感的视杆细胞能使我们在黑暗中看见东西，但是看不见颜色。在视网膜黄斑中还有三种对颜色敏感的光受体，即视锥细胞。人类有 700 万个视锥细胞，它们分别对蓝色 / 绿色、绿色或黄色 / 橙色 / 红色敏感。两种视锥细胞活性之间的关系决定了物体的颜色。黄色是红色和绿色视锥细胞的活性大致相等时的颜色。尽管红色和绿色视锥细胞的数量因人而异，但是我们都能看到与黄色波长相同的光。遗传因素导致我们看到的颜色确实存在着轻微的差异。波长中黄色点的差异很小，因为视觉系统具有校正机制。尽管眼睛晶状体的颜色会随着时间的推移而变化，但是这种对颜色感知的校正可以确保我们的色觉保持不变。黄色对于我们所有人来说都是一样的，而且由于存在着这种基于视觉体验的灵活的标准化过程，在我们视力老化的过程中，黄色仍然保持为同一种黄色。我们会根据环境中的颜色去估计一个有色物体的波长，而对该波长的解码则发生在视觉皮质中被称为 V4 脑区的地方，这里专门负责处理颜色。

情感与红色

1952 年，在我 7 岁的时候，一位女士带着一大堆练习本来到我们露天学校的教室。我们每个学生都可以选择一本。这当然只是为了评估练习本的各种蒙德里安封面的市场价值，但

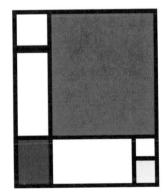

图 57

皮特·蒙德里安（Piet Mondriaan），《红色、蓝色和黄色的组合》（*Composition with red, blue and yellow*, 1930）。

是，对于我们来说那是一个非常令人兴奋的事件。我选了有一大块红色的图案。

红色引起兴奋。日落的红色在爱德华·蒙克经历的一场惊恐发作中扮演了重要角色。在那段时期，蒙克的精神很不稳定，而他当时正在和朋友们沿着奥斯陆峡湾散步。蒙克一生都在与焦虑、恐慌和酒精成瘾作斗争。他的家族有严重的精神问题史，而他当时正处于一段极其艰难的日子。他和一位已婚女性的私情破裂了，而且他非常担心他那位抑郁的、对宗教极端虔诚的父亲。他的祖父在一家精神病院去世了，而他的妹妹也罹患了精神分裂症。当时，他和两位朋友沿着奥斯陆附近的埃克伯格山（Ekeberg Hill）上的一条小径散步，那条著名的小径靠近高斯塔德（Gaustad）的

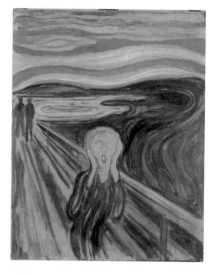

图 58

爱德华·蒙克《尖叫》（1902）。蒙克在日落时分惊恐发作，峡湾上方的天空变成了血红色。他的两位朋友继续往前走路。

妇女精神病医院，而他的妹妹就住在里面，并且附近就是一家屠宰场。蒙克后来说，在日落时分，峡湾上方的天空被染成了"血红色"，他感觉整个大自然都在尖叫。事后看来，精神病诊所里患者的尖叫声和被屠宰的动物的尖叫声似乎起到了推波助澜的作用。正如我们从画中看到的，蒙克当时惊恐发作，而他的朋友们继续走路。1893 年至 1910 年间，蒙克绘制了四个版本的《尖叫》。

蒙克对于红色的反应并非没有根据，因为红色通常意味着危险。变红的脸可以表达愤怒或者攻击性。对文本的更正通常采用红色来显示，而红色也被用于发出警报的按钮，并且在路标上表示危险或者禁行。颜色对我们有着强大的影响，这从我们使用有颜色的安慰剂药丸就可以看出这一点。安慰剂效应的原理是基于特定大脑区域活性的无意识的改变。红色、黄色或橙色的含有非活性

成分的安慰剂药丸具有刺激效应，而蓝色和绿色安慰剂药丸则具有镇静作用。

为什么我们对于红色如此之兴奋？红色与"唤起"之间的联系可以在进化过程中被追溯到很久以前。在原始森林的绿色背景下，在蓝天下，辨认出红色的成熟果实的能力是一项巨大的进化优势。红色深深地烙印在我们的 DNA 上，并且至今仍然刺激着我们。此外，红色是血液的颜色，它提醒我们注意致命的危险。绿色和蓝色被用在手术室中，因为它们具有镇静效应。我们能够看到颜色的视觉皮质 V4 区和调节我们情绪的边缘脑区之间显然存在着很强的联系。

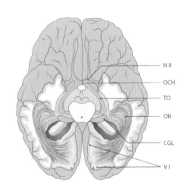

图 59

视觉系统解剖图。来自眼睛的信息沿着视神经（NII）传递到视神经交叉位点（视交叉，OCH），然后沿着视束（视神经束，TO）到达丘脑（外侧膝外体，CGL）在那里，眼睛的神经元将信息传递给丘脑的细胞，丘脑细胞则通过扇形分布的视辐射（OR）轴突将信息传输到大脑后部的初级视觉皮质 (V1)。从这里开始，视觉信息所蕴含的每个模式（例如颜色、运动或面孔）将被分门别类地处理，并存储到更高一级视觉皮质的不同区域中。

能让我们看到东西的系统

视觉系统从外部世界收集与我们的生存相关的信息。我们专注于重要的事情，将其与存储在我们记忆中的信息比对，而不去关注不重要的事情。正如人脑和艺术领域的先驱、伦敦大学学院的神经科学家塞米尔·泽基教授声称的那样，大脑只对有关事物本质的、永久的和恒常的属性的知识感兴趣。在观看艺术时，我们使用相同的大脑系统和相同的神经元机制，因此我们希望看到的属性也是本质、永久、恒常的。

眼睛使用视网膜中的神经元来处理包括颜色在内的视觉信息，这些神经元在某种程度上具有颜色选择性。随后，视觉信息被解码，并通过视神经而传递。

有一半的视神经会在垂体上方的视交叉位置交叉到对侧。如果在早期发育过程中罹患了脑垂体肿瘤，该肿瘤产生的大量生长激素会导致巨人症；而如果这种肿瘤发生较晚，则会使人罹患肢端肥大症。肢端肥大症患者中只有少数末端结构会变大，导致大鼻子和大下巴以及巨大的手脚。如果肿瘤压迫在视神经交叉的地方，患者将无法看到他们视野的周边发生的事情。

这也许就是《圣经》中那位名叫大卫的以色列牧羊人单枪匹马击倒巨人歌利亚的故事的基础。鉴于他的巨人特征，歌利亚，这位非利士（Philistines）的冠军战士，可能在小时候就罹患了这种垂体肿瘤，它不仅产生生长激素，而且压迫了视神经交叉的区域。这就解释了为什么他没看到大卫从一侧向他掷来的石头，以至于大卫能够用巨人歌利亚自己的巨剑而将其斩首。

如果我们从视交叉开始追踪视觉系统，我们会看到视神经的纤维延伸到了丘脑（特别是外侧膝状体），在那里信号被切换到另外的神经元，这些丘脑神经元的纤维会将信息送到大脑皮层的后部，也即被称为 V1 区的初级视觉皮质。但是，最终使我们能够看见包括艺术作品和心理图像在内的信息的处理过程并不仅仅发生在大脑后部。在大脑 V1 区之后，信息处理过程还会在大脑皮质的好几个特殊区域中继续。大脑必须在早期发育中学会

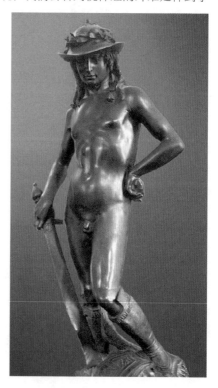

图60

多纳泰罗（Donatello）所作的《大卫》（*David*，大约 1440 年）。青铜铸造的大卫身着相当不寻常的牧羊人装束，一只脚踩在歌利亚被砍断的头上，并仍然优雅地握着巨人的剑。

这一处理过程。一位早年失明的 51 岁老人在通过手术摘除了混浊的晶状体之后，虽然可以看见，但是无法理解例如自己在动物园里看到的是什么。他需要同时触摸一只猴子的模型，才能理解他所看见的笼子里的东西是一只猴子。

顺带一提，我们对于所见事物的分析开始于大脑之外，也即视网膜中。为了在实验上证实这件事，你可以将一个小的圆形光点投射到视网膜上。光点中心处的光感受器会受到刺激，该处称为感受域。感受域周围的神经元活性被抑制，从而增强对比度。视觉信息的第二个临时落脚点是丘脑，视觉系统在这里切换到下一组神经元。丘脑对于清晰度和颜色信息的处理方式与视网膜完全相同：其中心的活性更高，而周围一圈的活性受到抑制。然而，第三个落脚点，也即初级视觉皮层（V1 区）的工作方式非常不同，这是由诺贝尔奖获得者戴维·胡贝尔（David Hubel）和托斯滕·维森（Torsten Wiesen）在 20 世纪 50 年代发现的。V1 区中的神经元能对线条的角度做出反应。因此，物体的结构

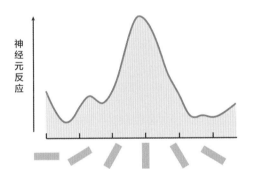

图 61

戴维·胡贝尔和托斯滕·维森在 20 世纪 50 年代发现，只有当一条线以精确的角度落在视网膜上时，初级视觉皮质中的神经元才会对其作出电活性增强的反应。这里的神经元对垂直线条的反应最为强烈。

就是在这里被勾勒出来的。视野中的每个点都在我们的视觉皮质中有对应的细胞，因此视觉皮层能够对任何可能的方向角度做出反应。

有些艺术家，例如卡齐米尔·马列维奇（Kazimir Malevich）和让·廷格利（Jean Tinguely）喜欢使用以不同角度放置的线条和长方形。据说蒙德里安在 1910 年到 1920 年间的作品试图将所有形状的复杂性简化为它们的本质：水平和垂直的线条，以及几种原色。他尝试借此达成普适的和谐，从而间接实现一个关系稳定的社会。这种精神愿景对蒙德里安来说是如此之重要，以至于当艺术家西奥·范杜斯堡（Theo van Doesburg）在他的作品中引入了一条对角线

时，蒙德里安断绝了跟他的友谊。审美原则有时会走向极端。

根据塞米尔·泽基的观点，这种抽象艺术的简化形式如此引人注目的原因是

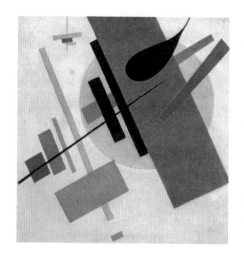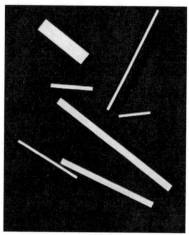

图62

卡齐米尔·马列维奇（图左）和让·廷格利（图右）的抽象作品，其中线条和长方形呈现特定角度，因此强烈激活了初级视觉皮质。

初级视觉皮质中的神经元在做出反应时猛烈地放电。对于像我妹妹一样热衷于荷兰风格派艺术家，例如皮特·蒙德里安和巴特·范德莱克（Bart van der Leck）的人来说，他们的初级视觉皮质（V1）肯定是这样的。但是在我看来，西奥·范杜斯堡引入的对角线应该同样有效，因为抽象艺术中使用的所有简单结构，无论是线条、三角形、圆形还是点都可以在初级视觉皮质中进行处理。在具象艺术中，它们则会隐没在整体形象之中。

由弗兰克·劳埃德·赖特（Frank Lloyd Wright）设计，建于20世纪头几十年的草原式房屋建筑，可以作为一个例子来展示几年后蒙德里安的作品中出现的那种水平线条的重要性。劳埃德·赖特将他的水平线条以及地平面和水平墙面的简单性称为"轴向法则和秩序"的简单性。但是，他的作品也具有模糊性，也即消除了内部和外部之间的区别。他想把外面的世界带进房子里，同时把室内世界带到外面。他表达了对建筑与自然相融合的愿景："任何房子都不应

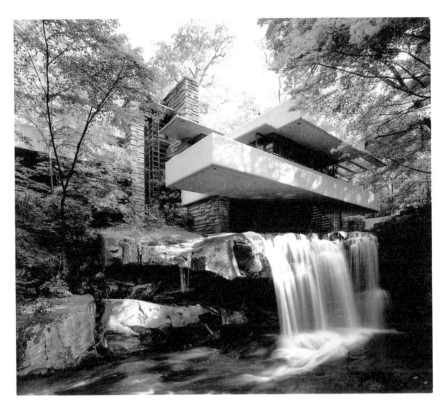

图 63

弗兰克·劳埃德·赖特为美国宾夕法尼亚州大熊镇的埃德加·J. 考夫曼（Edgar J. Kaufmann）创作的《草原之家流水别墅》（*Prairie house Fallingwater*，1935—1939）。这些水平的线条及其与自然的融合是独特的。

该建在山顶或任何东西之上。房子应该属于山。山和房子应该共同存在，彼此因为对方而感觉更加快乐。"

　　顺带一提，我没有发现有任何研究表明在初级视觉皮质（V1 区）中的直线比曲线更具有刺激性。任何可能的结构都可以在 V1 脑区中通过彼此相距一段微小距离的细胞来描绘。我和我妹妹都非常喜欢巴西建筑师奥斯卡·尼迈耶（Oscar Niemeyer）的作品，它们以曲线和圆形为特征。然而，这并不能被简单地归因为人们认为的，这些特征代表了"女性的形状"。大多数男性和女性都认为他们更喜欢在房间里看到曲线而非矩形。

　　菲利浦·约翰逊（Philip Johnson）是另一位喜欢圆形的建筑师。当他参观由弗兰克·盖里（Frank Gehry）设计的毕尔巴鄂（Bilbao）古根海姆博物馆时，他开始哭泣并说道："建筑与文字无关。建筑是关于眼泪的。"在极端的审美体验中，你的确会有想哭的感觉。据说圆形可以刺激大脑的前扣带皮质，这是脑中与情感有关的一个部分。相比之下，笔直的或者有角的形状会激活杏仁核，这是一个与焦虑有关的脑区。

但是，神经美学比这种区别更为复杂。我和我妹妹一样，也喜欢弗兰克·劳埃德·赖特作品中的直角。如果想揭示为什么不同人的视觉系统会以不同的方式处理艺术，从而产生不同的偏好，则需要更多精确的研究。在对艺术和建筑的欣赏方面，我们的大脑差异很大。

在大脑 V1 区中处理的图像是落在视网膜上的图像的延续，但是从 V1 区开始，各种模式的视觉信息会被继续带到各个专门的脑区去分别进行处理和存储。对信息的处理距离视网膜越远，则视网膜上的图像与大脑活性模式之间的关系就越弱。不同脑区中的视觉信息处理过程，以及在那些脑区中进行的感知和信息的储存，解释了为什么有些人在遭受脑损伤后仍然能够看见，却不能识别颜色；或者能够看见颜色却不能识别形状。神经病学家奥利弗·萨克斯在他的《火星上的人类学家》一书中描述了一位艺术家，他称他为"艾先生"。艾先生在一次车祸后，大脑皮质中用以看到颜色的脑区（V4 区）受到损伤。他的视力仍然很好，但是他色盲了，开始画黑白画。

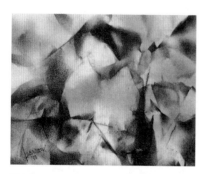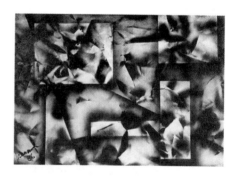

图 64

艾先生（Mr. I）在事故发生前不久所创作的彩色抽象画，以及他在事故发生两个月后所作的黑白画。那次事故损害了他大脑皮质中使他能够看到颜色的部分，引自奥利弗·萨克斯的《火星上的人类学家》（*An Anthropologist on Mars*）中"色盲画家的案例"。

两条视觉通路

视觉信息从初级视觉皮质，即 V1 区沿着两条通路（或者说两个视觉流）传输（图 65）。一条通路从 V1 区往上方走，它携带了有关事件发生地点的信息。这条通路中的大部分信息来自视网膜中的视杆细胞，它对对比度、运动（V5 区）和立体视觉信息的反应快速而敏感。视觉信息的这些方面会在这条通路上处理，

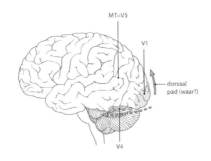

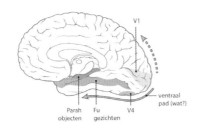

图 65

从初级视觉皮质（V1 区）开始处理视觉信息的两条通路：一条是向上方的（背侧的）负责处理运动的通路：内侧颞回（MT = V5区），处理关于"在哪里？"的信息；和一条向下方的（腹侧的）通路，负责处理颜色（V4 区）、面孔识别（梭状回，Fu）和物体（海马旁回，Parah），以获取有关"是什么？"的信息。

并存储在皮质的不同区域。有一位这条通路受损的女性，她再也无法看见运动中的物体：当汽车开动起来，她就看不到了；但是当汽车在红绿灯前停下来时，她突然又能看见它们。第二条通路往下方走，它携带了我们所看到的东西具体是什么的信息。这条通路中的大部分信息来自视网膜黄斑中的视锥细胞，它们负责处理颜色（V4 区）和面孔识别。

不同种类的信息存储在大脑皮质的不同部位这一事实已经被那些无法检索特定信息的患者证实了。向下延伸到颞叶的"是什么"通路中的脑损伤会导致

患者无法识别他们认识的人的面孔，甚至是他们自己配偶的面孔，尽管他们的视力在其他方面很好。他们能够识别物体，例如他们自己的汽车——因为物体的信息存储在其他部位。能认出你的车却认不出你的妻子——你可以想象这在家里会引起什么样的反应。曾经有一位具有这种病灶的患者，他站在镜子前面极其难以认出自己。

如果你想从你的记忆中检索一个图像，需要将其在大脑皮层各个区域中的各个组分以闪电般的速度聚集在一起，并组合起来，这个过程称为"绑定"。在这一认知过程中，大脑聚焦于环境中的特定方面，而其他方面则被忽略。不同脑区皮质参与"绑定"过程的神经元会开始更强烈地放电，表明被处理的信息都属于单个对象。这被称为感知组合，大脑必须不断地进行评估并填补缺失的细节。在这种汇拢存储信息的过程中，有可能会产生歧义，而这种歧义被泽基视为杰出艺术的一种特征。你可能会以彼此等同却又完全不同的方式看待特定的图像，这会产生一种迷人的张力。

艺术家无意识地利用了这两种信息流的原理的一个例子是画作《日出印象》中的物体是"等亮度"的。太阳在天空中的突出之处在于它的颜色，而不是它的亮度。因此，它只会在腹侧视觉信息处理通路的颜色识别区（V4区）中被识别。由于背侧视觉处理通路是"色盲的"，它无法根据光亮的差异来定位太阳，因此观画者会体验到太阳的不稳定——闪闪发亮，而正是这一点赋予了这幅画作非凡的效果。

在蒙德里安的作品《胜利布吉伍吉》（*Victory Boogie Woogie*）中，等亮度的线条和区域也使画面显得躁动不安。在点彩画中，颜色的局域化程度只是形状的三分之一到四分之一，因此你可以分别看到各个点的形状，但是颜色却会融合在一起。在《金鱼》（*The Goldfish*）这幅作品中，亨利·马蒂斯故意在颜色区域之间留白，以防止这种"色彩感应"（图66）。在水彩画或者粉彩画中，画家仅仅在轮廓区域内粗略地应用颜色，但其视觉效果却与在线条之间仔细着色的效果相同，因为人们对颜色的定位不如对形状的定位精确。

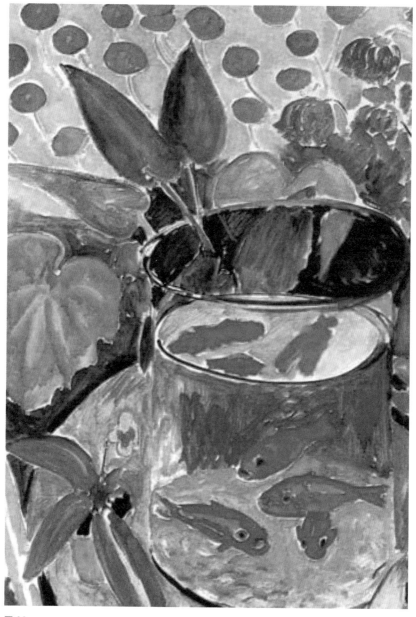

图 66

亨利·马蒂斯,《金鱼》(1910)。颜色区域之间的白色阻止了色彩感应。

大脑是一个高效的观察和学习机器，它对于视觉艺术的处理沿着两个方向进行：从 V1 区开始，沿着背侧和腹侧通路往前，但也会连续地一步一步再返回 V1 区。

3
联觉（通感）

我和主持人保罗·威特曼（Paul Witteman）共同拥有的一段童年记忆是，在每个学年开始的时候，我们照例会获得一罐漂亮却昂贵的瑞士卡达（Carand' Ache）制造的彩色铅笔，在艺术课上使用。当你打开罐子时，会看到里面的铅笔是按照彩虹的颜色排列的，金属盖子的内侧是一幅瑞士山脉图。但是，当保罗开始用铅笔画画时，发生了非同寻常的事：根据颜色的组合，他听到了巴赫、拉威尔（Ravel）或者马勒（Mahler）的音乐。他拥有某种形式的联觉，这无疑促成了他对音乐的终身热爱。他甚至曾经在麻醉状态下失去知觉时听到了音乐。

大脑皮质区域的彻底的专门化分工发生在婴儿学习如何看东西的发育过程中。在发育早期，皮质各部分之间仍有许多连接，而随后这些连接会消失。然而，有些人则保留了不同脑区皮质之间的连接。这意味着他们的感觉信息是混合的，这种现象称为联觉。"字母—颜色联觉"是最常见的一种形式，它是由处理颜色的 V4 脑区与视皮质、顶叶和颞叶皮质之间异常广泛的连接造成的。拥有这种连接的人会看到无色的字母或者数字呈现出颜色。这种情况具有遗传基础，但是，这还不能解释为什么一个人可能会例如将 X 视为紫色。这个方面似乎可以从学习中获得。在出生于 1975 年至 1980 年之间的联觉者中，15% 的人看见本该无色的字母呈现出贴在他们家冰箱上的费雪公司制作的字母冰箱贴的颜色。

也有人会在听音乐时看见颜色。有一位联觉者在听到喇叭响起时，总是能看到彩色三角形在他眼前跳舞。丹尼尔·塔米特（Daniel Tammet）患有直到最近才被称为阿斯伯格综合征的一种伴随着高智商的自闭症，同时他还是一位学者，在数学和语言方面有着惊人的天赋。2004 年他创下了一个纪录：在 5 小时 9 分钟的时间里，他背诵出了圆周率（π）小数点后的 22514 位数字，并且没有出现任何错误。在此之前他花了三个月的时间学习这些数字序列。他出生的那一天，星期三，在他的眼中是蓝色的，因此他的自传的书名是《生于蓝色这一天》（*Born on a Blue Day*）。这被称为时间 - 颜色联觉，具有很强的遗传背景。联觉在自闭症患者身上相对较为常见。对塔米特来说，字母也有颜色，并且数字在他眼中不仅有颜色，还有各种不同的大小和形状。依照数字的晶体形状，他可以认出直到 9973 的所有素数。

在丹尼尔的那本自传的荷兰语译本出版时，我和他在一起待了几天，他自豪地告诉我，他已经开始学画画了。"你都画些什么？"我着迷地问道。"数字 π。"他说。他把一系列数字，例如圆周率之后的小数，看成是一系列不同颜色、形状和大小的山脉景观。

当文森特·凡·高于 1885 年开始上钢琴课时，他的钢琴老师注意到他总是将声音与特定的颜色关联起来。老师认为他的这位学生精神错乱了。即使在今天，联觉有时也被视作一种精神异常。

除了发生在 4.4% 的人身上的在发育过程中就开始的联觉之外，还存在着一种获得性联觉，主要由使用药物、多发性硬化症、丘脑病变等引起，也可能在偏头痛时或者在失明之后发生。一些在晚年才失明的人说，当他们听到或者想到字母、数字或者与时间相关的术语时，他们会感受到颜色。

联觉在艺术家和科学家身上很常见，有多达 23% 的艺术专业学生被发现有联觉。康定斯基在听音乐时会看到线条和颜色，这为他的抽象艺术铺平了道路。在科学家中，联觉可以简化那些复杂的计算。罗伯特·戴克格拉夫（Robbert Dijkgraaf）是荷兰皇家艺术与科学学院的前任院长，他是那些能看到彩色字母、单词和数字的科学家之一。"我认为，这对我有益，"他曾经说过，"当我想到一个数学公式时，其中的字母是有颜色的。这样更容易区分它们。我看 'c' 是一种柔和的粉兮兮的米色。'a' 则特别显眼，会同时现出红色和蓝色，但却不是紫色。"

来自非科学专业团体的一个例子是斯洛伐克艺术家米兰·格里加（1926 年生），他创作了声学绘画。他开发了不同的乐谱形式，并将声音包含在他的画作中，这样他在观看自己的每件作品时也能听到它们。然后，他将那些声音的录音伴随着图画一道展出。作曲家奥利维尔·梅西安（Olivier Messiaen, 1908—1992）在其乐谱中指出了应该用某一种特定的颜色来（配合）演奏特定的段落。《天堂的色彩》（*Couleurs de la cité céleste*）是梅西安的一部著名作品，他在其中使用了 1 只加拿大的、6 只新西兰的和 20 只南美的鸣禽的声音，并且将他对色彩与声音之间关联的探索发挥到了极致。德米特里·纳博科夫（Dmitri Nabokov）在《说吧，记忆》（*Speak, Memory*）中引用了他对父亲弗拉基米尔的回忆，他写道："对于那些被比我的'墙壁'更坚固的墙壁保护着，从而免受此类'漏风'和'穿堂风'影响的人来说，一个联觉者的坦白一定听起来乏味且自命不凡。但是对我妈妈来说，这一切其实是稀松平常的（妈妈也是联觉者）。这件事发生在我七年级的某一天，当时我正在用一堆旧字母积木来搭建一座塔。我随口对她说，这些颜色全都搞错了（作者联觉到的色彩和字母积木的实际颜色不相符）。我们发现她眼中的一些字母所对应的颜色和我的相同。此外，她的视觉还受到音符的影响，而音符在我这儿却没有引起任何色差。"

通感在诗人中也相对常见，因此他们可以在表面上互不相关的事物之间制造令人意想不到的关联，并将其用作隐喻。我们在日常生活中会使用的例子包括"喧闹的色彩""尖锐的音调""刺鼻的奶酪""他有着温暖的性格""她冷得像冰""干红葡萄酒"和"多彩的声音"等表述。一个有趣的假设是，这样的隐喻反映了大脑中无意识地形成的联系。因此，当遇到一个"温暖"的人时，神经元可能会在视前区，即脑中调节体温的区域激活。

4
抽象艺术

什么都不是的画。

——柯克·瓦内多（Kirk Varnedoe）谈抽象艺术

抽象艺术是近期的一项发明，其第一批作品仅在一个多世纪前才制作完成。荷兰抽象艺术的先驱之一是皮特·蒙德里安，他从创作印象派风景画开始。和康定斯基一样，他也受到神智学的影响，画了一段时间的准抽象作品。然后他确定，自己所追求的纯粹只能通过原色以及水平和垂直线条来实现。

九个月大的婴儿能看到颜色并对图片作出反应。在那个年龄，他们更喜欢看巴勃罗·毕加索的抽象画，而不是克劳德·莫奈的具象的作品。患有阿尔茨海默病的艺术家们则走上了相反的旅程，他们从偏爱具象艺术转而偏爱非具象的艺术。脑卒中之后，艺术家的作品也常常会变得更加抽象。然而，我当然不想将抽象艺术仅仅视为不成熟的或者退化的大脑所寻求的东西。有趣的是，虽然我们经常听人们说"我的孩子都画出那种东西"，但是事实证明，就连未经艺术训练的人都可以区分由专业抽象艺术家创作的和由儿童或动物创作的类似作品。这种区分基于画作的意图和结构。

我本人并不喜欢抽象艺术，但是，推测为什么其他人会如此强烈地被这种视觉艺术形式吸引还是很有趣的。抽象艺术审美中的个体差异要大于具象艺术审美中的个体差异，这种个体差异与观看这些艺术时脑干部位的活性相关。脑干区域的活性影响着重要的生理功能，例如心跳、呼吸和血压，这可能是抽象艺术引起人们强烈兴趣的根源。抽象艺术是由我们整天用来观察现实的视觉系统处理的，但是，抽象艺术无法像在我们观看风景、肖像或静物艺术时那样，在专门分配给处理日常生活和观看具象艺术时的视觉信息的脑区中处理。抽象艺术似乎同时激活了所有被各种形式的具象艺术选择性激活的大脑区域，但是强度较小。因此，它以一种不太集中的方式激活了大脑皮层，就好像在试图弄清楚该如何处理这个不寻常的图像一样，大脑发现自己被引入了不太熟悉的境况。这导致了在前额叶皮质中发起的自上而下的创造性活动，这是欣赏抽象艺术所必需的。在观看抽象艺术时，我们不像在观看具象艺术时那样专注于被描绘的特定部分（眼睛、鼻子、树），而是将作品视为一个整体。

大脑眶额皮层（与奖赏系统有关），即与认知有关的前额叶皮层部分，还有感觉运动脑区都可以通过观看抽象艺术中的静态图像而激活。感觉运动结构可能由镜像神经元激活，从作品中提取艺术家的笔触，然后模仿它们。

抽象画的构图至关重要。当蒙德里安那些令人熟悉的色块和直线的画作被故意旋转时，人们以不同的方式用眼睛扫视它们而对它们的审美欣赏会降低。当米罗画中的物体被故意转移到不同的位置从而形成一幅新作品时，大多数观看的人们都说他们更喜欢原作。

因为我们在观看抽象艺术和在观看日常生活中的具象艺术时以不同的方式使用了视觉系统，所以专注于模式识别的自动机制不再起作用，而我们能将艺术家的创意以"对象自由"的方式联系起来。一些人发现，这些使用大脑系统的不同方式具有奖赏效应。因此，与对具象艺术的反应相比，对抽象艺术的反应更受到我们自身内在状况以及当下情绪的影响。抽象艺术会激活大脑的默认网络，这一系统在大脑"静息"时非常活跃，比在观看具象艺术时更加活跃。据说该网络与内省和"自我"等状态相对应，这很可能造成了在抽象艺术欣赏中呈现的巨大个体差异。

高迪未完成的圣家族大教堂

建筑是凝固的音乐。

——约翰·沃尔夫冈·冯·歌德

在观看抽象艺术时我通常不会体会到太多的情感，但是也有例外。当我看到巴塞罗那的圣家族大教堂里由琼·维拉－格劳（Joan Vila-Grau）设计的彩色玻璃窗时，我被迷住了。它们比我在世界各地的其他数百座教堂和大教堂中看过的传统的、具象的彩色玻璃窗要美丽多了。西班牙强烈的阳光透过玻璃和窗户，为我所知道的最美丽的建筑增添了庄严的色彩。颜色的范围从"光"的强烈黄色（"我是光……"）、北边的"水"的亮蓝色（"我是生命之水……"），到太阳升起一侧的"耶稣诞生"的暖色和"复活"的浅色。即使是像我这样的无神论者，也会对这种宗教艺术印象深刻。

至于音乐，有无数顶级作曲家尚未完成的作品在他们去世后由名气较小的同事们接手了。即便如此，他们的创作也是独一无二的，不能单纯地被认为是由其他人完成的作品。视觉艺术也是如此。皮特·蒙德里安的《胜利布吉伍吉》意在象征战胜纳粹德国，虽然未能完成，却丝毫没有减损其价值。2002 年，当荷兰盾被欧元取代时，由荷兰银行资助的国家艺术珍品基金会以 3700 万欧元买下了这幅画，作为礼物送给荷兰人民。位于荷兰海牙的市立博物馆将其永久借展。你可以看到蒙德里安仍然在使用彩色的胶带进行着绘画。没有人会动脑筋想要"完成"这幅画。

而建筑则是另一回事，因为我们在处理的不仅仅是一件艺术品，而是一座实用的建筑，在建筑师去世后不能让它留在那儿变成废墟。此外，建筑师通常会留下详细的建筑计划，让后人可以继续执行。

安东尼奥·高迪是一位有信仰的基督徒，他失去了家人和朋友，生活在贫困之中，从那时起他就将余生奉献给了建造巴塞罗那的圣家族大教堂和赎罪圣殿。1926 年，高迪，这位在石头上建造《圣经》中耶稣形象的建筑师，在巴塞罗那过马路时被一辆电车碾过。他被误认为是一个流浪汉，并被送进了贫民医院。他在第二天去世了。

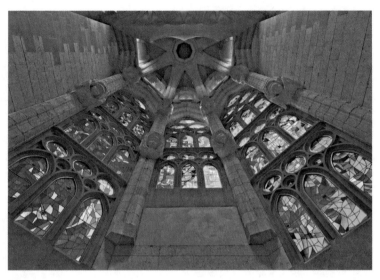

图 67

《诞生》(Nativity)。巴塞罗那高迪圣家族大教堂里琼·维拉－格劳设计的彩色玻璃窗，位于西班牙巴塞罗那。

在那时，他完全以个人风格设计的，具有强烈的新艺术运动影响的大教堂还远未完成，甚至在 90 多年后仍然被估计为尚需几年的建造时间。人们希望它可以在高迪去世一整个世纪后的 2026 年开放，但是，那座 170 米高的主塔的建造才刚刚开始，人们很怀疑它能否在这个期限之内建造完成。高迪去世后，巴塞罗那就该教堂是否应该完工展开了旷日持久的争论。西班牙内战意味着没有闲钱可用于建造这座教堂。此外，在那个时期，高迪的大部分建筑图纸和比例模型都被销毁了。

目前，多亏了赞助和大量付费参观教堂的游客，建筑工作得以仅仅依靠捐款就快速进行下去。一些缩尺模型已经修复，而其他更多的模型还存储在仓库里，多达数千件。高迪的一些计划已经被恢复了。由于缺乏关于高迪究竟想如何继续工作的文件，当代建筑师们正在建筑

物上打上自己的印记。他们正
在创作一些与在高迪本人监督
下可能出现的雕塑截然不同的
雕塑。约瑟夫·玛丽亚·苏比
拉克斯在激情立面中以棱角分
明的方式描绘了耶稣最后那段
日子里围绕在他身边的人物，
令人难以忘怀。但是，十字架
上那位如此现代化的耶稣——
而且没有缠腰布——在西班牙
引起了巨大的反响。总的来说，
大教堂是一件极其美丽的作品。
那些柱子是棕榈树，在顶部分
枝，最后形成一个石叶树冠。
高迪从自然中汲取了灵感，我
们到处都能找到对自然的描绘。
这是我所知道的最美丽、最壮
观、最感人的艺术品之一。但
是高迪本人会怎么看待这些新
增内容呢？谁又能说得清呢？

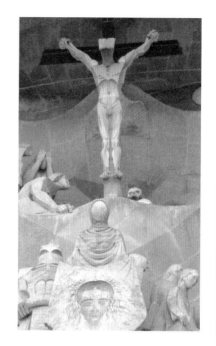

图 68

约瑟夫·玛丽亚·苏比拉克斯（Josep
Maria Subirachs）制作的《十字架上的耶
稣》（*Jesus Dies on the Cross*，1987 年），
位于巴塞罗那高迪圣家族大教堂的激情立
面上。

第八章
艺术中的大脑和脑部疾病

1
艺术对大脑、脑部疾病及其治疗的描绘

当我们观看艺术时，我们已经看到我们脑中发生的事情。这一章节介绍把我们的大脑作为主题的艺术，其创作者所处的时期和环境反映在对大脑、脑部疾病及其治疗的艺术描绘里。在艺术家开始描绘人类大脑之前，人类已经存在了很长时间。针对大脑的解剖直到中世纪晚期才开始，在那之前人们不知道大脑长什么样子。但是，人们对于脑部疾病以及各种对大脑有影响的物质充满好奇。

古代埃及人并不研究大脑。在极度炎热的尼罗河地区，人死之后不久，器官就所剩无几。古埃及人在制作木乃伊时要在尸体的鼻腔中开一个洞，尸体脑在死后由于分解而变成液体，可以通过这个洞流出来。不过古埃及人确实画过一位挂着拐杖的人，他的一条小腿因为小儿麻痹症（也即脊髓灰质炎）而萎缩，可见古埃及人显然对这类神经系统疾病很感兴趣。

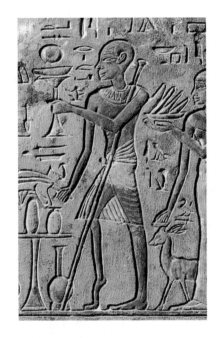

图 69

古埃及的脊髓灰质炎。请注意萎缩的小腿和拐杖。

克里特岛是米诺斯文明的中心。在那里，睡眠女神被描绘为戴着催眠罂粟的王冠：早在公元前3400年人们就在美索不达米亚地区种植罂粟。人类可能很早就一直在"享用"这种成瘾性物质。

据我所知，最早描绘大脑系统的图像是在公元前1000年左右制作的。这涉及只有在去世后才能获得的大脑的知识。这幅画是君士坦丁堡的一份阿拉伯语手稿的一部分，画中似乎甚至显示了位于视神经交叉后方的看起来像个小球似的垂体腺。（见图71）

被归于耶罗尼穆斯·博斯（Hieronymus Bosch, 1450—1516）的作品的那幅面板画非常有名，它有不同的名称，包括《切割石头》（Cutting the Stone）、《摘除疯狂之石》（The Extraction of the Stone of Madness）、《治疗愚蠢》（The Cure of Folly）等。事实上，那幅面板画可能是一件复制品，描绘了一场有着数百年传统的环锯术，也即在颅骨上钻孔的假手术。环锯术曾被用于治疗癫痫、精神病、智力障碍和抑郁症等脑部疾病，目的是通过头颅钻孔让那些导致大脑功能紊乱的恶魔通过孔而逃出去。

环锯术曾经发生在世界上许多地方。然而，博斯的这幅画并非在显示一场真

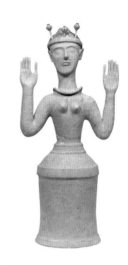

图70

罂粟女神，也叫睡眠或者死亡之神，出自克里特岛加齐（Gazi）的圣所（大约公元前2600年至公元前1454年）。

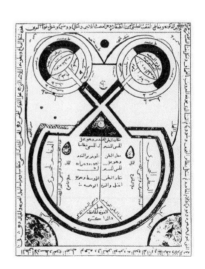

图71

大约公元前1000年君士坦丁堡的一份阿拉伯语的手稿中描绘的视神经交叉。

实的手术，而是显示了病人在被一种类似安慰剂功效的程序所愚弄。"手术"开始时病人已经脱掉鞋子并背靠在有扶手的椅子上。那位"医生"，或更确切地说是"切割石头的人"，正在做的动作就好像他正在病人额头的皮肤上做一个切口。画面上切口处没有流血，取而代之的是一朵花（象征着愚蠢）。那位切割石头的人的头上有一顶上翘的漏斗（象征着江湖骗子）。画中那位僧人手持一把锡壶，右手在比画着什么，好像在说明一些事情；那位头顶一本书的修女则在一旁显然漠不关心地观看这一切。所以说，当一位病人被欺骗的时候，教会是袖手旁观的。这幅面板画的顶部和底部留下了一句哥特式文本 "Meester snijd die keye ras, mijne name is Lubbert Das"

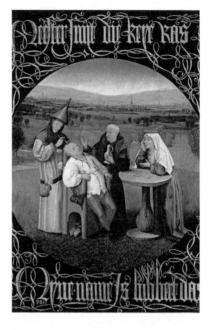

图 72

《切割石头》，这幅画被推断是耶罗尼穆斯·博斯（约1485）的作品，可能是一件复制品。一场摘除愚蠢石头的假手术。

（大师，快把那块石头切掉，我的名字叫吕伯特·达斯）。这清楚地表明庸医正在利用吕伯特·达斯的轻信而假装能够通过从他的头里切割出一块石头而治愈他的愚笨。

几十年之后，米开朗琪罗接受教皇尤利乌斯二世的委任，在梵蒂冈教皇自己的私人教堂，也即西斯廷教堂的天花板上绘制壁画《亚当的创造》（The Creation of Adam）。这将花费他四年的时间。起初，米开朗琪罗拒绝这个委任，他认为自己不够优秀，于是建议由拉斐尔来承担此项任务，但是教皇坚持由米开朗琪罗来画，于是米开朗琪罗于1508年开始作画。画面中上帝的手触摸亚当并给予其生命，这已成为世界上最著名的绘画形象之一。每年大约有400万游客前来参观此画。1990年一位美国印第安纳州的外科医生弗兰克·梅斯伯格

（Frank Meshberger）博士写道，米开朗琪罗把上帝放在一个大脑的轮廓里，因为上帝不仅给了亚当生命，还给了他智慧。米开朗琪罗的确是一位经验丰富的解剖学家，他通过自己的朋友圣斯皮里托大教堂的修道院副院长获得了接触尸体并经常解剖尸体的机会。那些尸体都是死于修道院的医院里的穷人。不过尽管如此，我始终未能在这幅壁画中看到对于大脑的良好描绘。

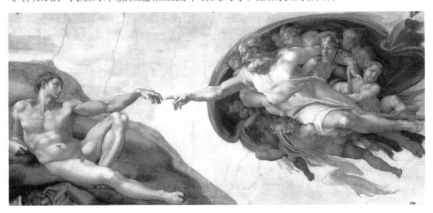

图 73

米开朗琪罗《亚当的创造》，位于罗马西斯廷教堂。

　　S. 迪·贝拉（S. Di Bella）于 2015 年给出的解释让我觉得更有道理。他主张在这幅画里上帝被描绘为位于一个产后的子宫里，而亚当被描绘为位于一个女人的身体里，这个女人的乳头就在亚当的头顶上方，在那引人注目的蓝色山脉中。上帝所处的那个结构的右上角可以是输卵管，左下角的凹陷可以是子宫颈，而那条向下方飘动的蓝绿色披肩是脐带。也有其他人把这幅图中的上帝周围的结构看成是一个肾脏。2015 年，一位 Beef & JAH6 乐队的荷兰歌手提出了他自己的诠释：围绕着上帝的结构可能是一颗心脏。那也是可能的。在文艺复兴时期，我们现在所知道的大脑的工作，例如认知、感觉、拥有情感和体验的欲望等都还是被归因于心脏的功劳。艺术史学家亨克·范奥斯（Henk van Os）则在这幅画的背景中看到一个光环，据说当神们需要在地球上逗留时，他们身上就围绕着那种特殊的气氛光环。

　　我们可能会想去找到可以指明米开朗琪罗的真实意图的来源。1564 年，米开朗琪罗在临终前下令销毁他所有的图纸和草图。人们相信他在自己的画作中隐藏了各种颠覆性的信息，但是，如果这位艺术家确实是因为担心这些信息会被揭露而毁掉这些图纸的话，我们不禁要问：为什么他要等到临终的时候才去销毁那些草图？

对于人体解剖学的正确描述始于安德烈亚斯·维萨留斯（Andreas Vesalius, 1514—1564），见于他历时两年写成的《人体构造》（七册本，*De humani corporis fabrica libri septem*）。维萨留斯出生于比利时的布鲁

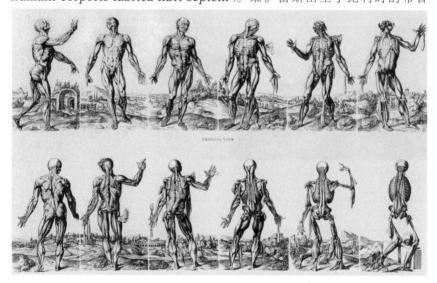

图 74

安德烈亚斯·维萨留斯《人体构造》。显示并排放置的人体解剖的木刻画，读者可以看到背景中的帕多瓦和其周围景观。

塞尔，原名是安德烈斯·范韦塞尔（Andries van Wesel）。他在巴黎学习医学，师从雅各布斯·西尔维乌斯（Jacobus Sylvius），后者是一位认真对待盖伦（Galen）的基于动物学研究发现而进行人体解剖学教学的人。这种教育内容触发了维萨留斯和老师之间的激烈争执。在维萨留斯撰写论文期间，由于战争他被迫从巴黎搬到帕多瓦的大学。1538 年，在他获得学位的那天，他被任命为外科学教授。维萨留斯认为他和他的工作人员亲自对人体所做的解剖至关重要，

在这样的解剖过程中他发现了盖伦的很
多错误。在维萨留斯的监督下，《人体
构造》一书在巴塞尔印刷并且于 1543
年出版发行。维萨留斯还在帕多瓦对民
众们做过公开的解剖学演示讲座。威尼
斯城邦在对犯人执行死刑时为维萨留斯
提供了用于解剖的尸体材料。《人体构
造》一书中显示了对人体一步一步地进
行的解剖。

维萨留斯对于大脑的解剖可见于
一幅版画中，画中那位绞刑犯的脖子上
的绳子仍然悬挂着。接下来，颅骨被打
开，大脑以其冠状切面呈现。维萨留斯

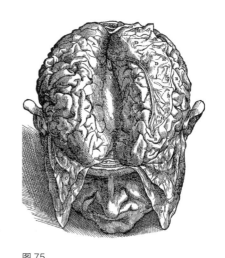

图 75

人类大脑的解剖图，源于由安德烈亚斯·维
萨留斯绘制的《人体构造》。

大胆地指出了盖伦在描述人体解剖学时犯的两百个错误，他犯错的原因是采用
了对动物解剖的观察，然后不做任何调整就外推到人体解剖。西尔维乌斯，也
即维萨留斯在巴黎的老师对此大发雷霆，他称维萨留斯为"疯子"以及"垃圾
供应商"（purveyor of filth and sewage）——某些导师就是无法容忍他们的
学生比他们自己优秀很多的事实。维萨留斯却是一位一丝不苟的人，关于其书
名中的术语"结构"（fabrica）一词，他认识到自己开创性的解剖学工作的局限
性，他说："我对于大脑如何在想象、推理、思考或者记忆中发挥功能并没有一
个令人满意的了解。"

在同一时代，人们围绕着大脑产生过许多神奇的念头。在距离阿姆斯特丹
不远的默伊登（Muiden）城堡，有一幅被称为《埃克洛面包师的传说》的面板
画（埃克洛是比利时根特和布鲁日之间的一个小镇），它是 16 世纪下半叶的比利
时安特卫普的画家扬·范韦赫伦（Jan van Wechelen）绘制的。如果你对自己
的外表或者性格不满意——这或许是因为你希望自己看起来更年轻，或因你的
伴侣希望你改变一下行为——在这家面包房里，你可以将自己的头重新烘烤得
焕然一新。其中也经常发生一些多情的沧桑事儿：正如画中站在门左边的女人

所做的，将一个人头从别处带来加以烘烤。你可以被当场砍下头来，然后你的头会暂时被一颗绿色包心菜代替用以止血，从而保证在你的头被重新烘烤时你还能活着。如画所示，为了确保烘烤的效果，你在等待的时候会做祈祷。你的头在被放入烤箱前还会被用一种神奇的液体上釉抛光。一旦你的头被重新戴好你就可以回家了。

　　默伊登城堡的向导们讲述着一个有趣而又颇为现代的故事——其中的双关语并非出自那幅画作所处的时代——他们说各种事情都可能出错：温度过高会导致"头脑发热"，在烤箱里烘烤太久你将"烂熟"，时间太短你将"半生不熟"。这幅画的前景中左侧的一只篮子里盛放着畸形的或者有缺陷的头。关于这幅画的主题在当时至少还有九幅其他的画作，这显示了该主题非常受欢迎。

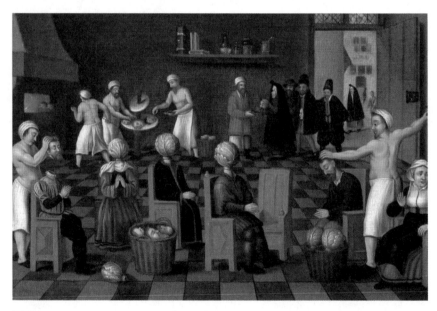

图 76

扬·范韦赫伦《埃克洛面包师的传说》。如果你对自己的头的形状或者功能不满意，你可以将其烘烤得焕然一新。

2
艺术家的脑部疾病

你见过正常人吗？而且……你喜欢过他们吗？

——潘多拉基金会（Stichting Pandora）的口号，
这是荷兰一家为有精神问题的人们服务的组织

时至今日，人们仍然在研究评估多年来给予凡·高的许多可能的诊断。他所患疾病的最重要元素被描述为一系列的间歇性发作的精神疾病：偏执妄想、视听幻觉、焦虑、激越、伴随木僵的认知功能障碍，以及可能由双相抑郁症、间歇性卟啉症和梅尼埃病引起的周期性行为和情绪障碍，导致眩晕、耳鸣和听力损失综合症状。接着还有应激、酗酒、他在发病时吃掉颜料而可能导致的铅中毒、被他喝掉的松节油导致的中毒[从佩龙（Peyron）医生的笔记中可以清楚地看出来]，以及一氧化碳中毒。此外，他对苦艾酒上瘾、营养不良、身体疲惫并患有癫痫。我曾在其他地方写过关于他可能得了颞叶癫痫症的论述，这类癫痫发作的特征是伴随着对宗教的痴迷以及创作大量信件、绘画和素描的能力。

非常了不起的是，尽管凡·高有

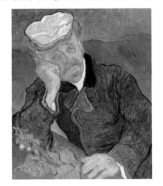

图 77

凡·高的医生保罗-费迪南德·加歇（Paul-Ferdinand Gachet）和紫洋地黄画在一起，而地高辛就是从中提取的。加歇医生可能用它来为凡·高治疗。长期服用地高辛能导致颜色感知障碍。

这么多的脑部疾病，他还是创作了数量惊人的优秀作品。他留下的信件清楚地表明，即使按照他所处的环境标准看，他的处境也是异常艰苦。1889 年，法国阿尔勒的拉马丁广场（Place Lamartine in Arles）的一位店主和他的房东在当地居民的支持下给市长奥古斯丁·塔迪厄（Augustin Tardieu）写信，要求市长要么把凡·高带回家，要么把他收进精神病院。警方对此事进行了调查，报告称凡·高在喝高了之后会进入一种不知道自己在做什么的激越状态：根据邻居们的说法，凡·高有不恰当地触摸妇女的倾向。给凡·高做检查的医生报告说，凡·高听到了（不存在的）声音而其精神状态正在进一步恶化。医生让凡·高承认了指控。鉴于这段耻辱的历史，据说阿尔勒只以凡·高的名字命名了一条死胡同；直到 2014 年那里才开设了一家名为"文森特·凡·高基金会"的博物馆，开幕展的名称是"凡·高现场！"

　　关于凡·高为什么会使用如此大量的黄色有两种主要的理论。保罗-费迪南德·加歇（Paul-Ferdinand Gachet）医生给凡·高的治疗可能包括服用洋地黄，因为在凡·高所画的医生肖像中有可以提取洋地黄的毛地黄植物的特征，而高剂量的洋地黄会让所有东西都呈现黄色。但是，他在加歇医生开始治疗他之前已经画了一年的向日葵。另一种可能是凡·高对苦艾酒成瘾，这也会导致黄眼病，也即导致视觉中黄色占优势的疾病。当然要获得这种病态效果你必须喝下真正称得上海量的苦艾酒。我们永远也不会知道他本人是否感受过我们在他的画中看到的那种典型的由洋地黄而导致的明亮深黄颜色了。无论如何，我想如果当初有人对他采用了今天的药物去治疗他的所有疾病症状的话，他会停止创作伟大的艺术。如今的许多处方药物都几乎肯定会对他的创造力产生不利影响。

脑部疾病会对艺术创作产生重大影响。右侧大脑半球梗死之后，个体可能会丧失对于身体左侧的自我意识和周围环境意识。如果一位个体没有意识到自己左侧瘫痪并且忽略了左侧的周围环境和自己左侧身体的存在，我们称之为"忽略症"。在一篇题为《视觉忽略的艺术》（*The Art of Visual Neglect*）的论文中，彼得·W. 哈利根（Peter W. Halligan）与约翰·C. 马歇尔（John C. Marshall）描述了一位受到右脑卒中后"忽略症"影响的画家和雕塑家，他不再能画出他的模特的左边脸和左边身体，也不再能在他的雕塑中描绘出左边的脸与身体，即使这件雕塑作品可以旋转。大脑皮质对于空间信息的局部专门化处理可以解释这一现象。艺术家自己可以意识到这种异常现象并感到沮丧。幸运的是，最终这位艺术家的最糟糕的问题都消失了。他一直在从事的艺术家工作，这一点是否对其"忽略症"具有治疗作用，是一个很有趣的并正在被研究的问题。

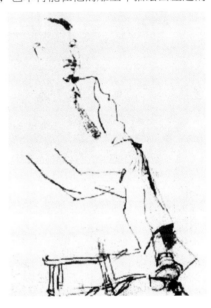

图78

一位罹患了右脑半球梗塞的艺术家在绘画中忽略了他的模特的左侧部分。他的模特的左侧部分似乎不存在。

在阿尔茨海默病患者那里，即使其艺术才能受到影响，某些艺术天赋仍然可以保留很长时间。患者仍然能画肖像，虽然他完全无法确定画作的价格。随着病情发展，最终绘画所需要的技能都将消失，他再也无法呈现细节，艺术变得更简单、原始和抽象。

出生于美国的伦敦画家威廉·厄特莫伦（William Utermohlen）在62岁时被诊断出罹患阿尔茨海默病。他的一系列自画像显示，在5年内随着病情发展，他对视觉空间的描绘技能逐步降低。他对自己的脸部和头部的描绘越来越扭曲，而他的笔触越来越粗糙和简单，他最后的自画像在本质上完全是抽象画。有关人面信息的处理和储存都位于颞叶皮质，这是在阿尔茨海默病中受到严重影响的脑区。

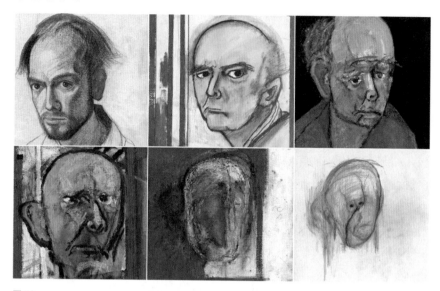

图 79

左上是 1967 年 34 岁的威廉·厄特莫伦。这一系列 6 幅肖像画是随着艺术家的阿尔茨海默病的进展而绘制的。

令人震惊也的确非同寻常的是，威廉·德库宁（Willem de Kooning, 1904—1997）的最著名的作品都是在他患了阿尔茨海默病之后创作的，他在疾病期间使用的颜色仍然非常生动。

德库宁大约是在 1930 年开始进行具象绘画的，然后他发现了新的绘画形式并发展成为一位抽象表现主义画家。在 1970 年到 1980 年期间他感到困惑和沮丧，因此放弃作画。1980年，让所有人都感到惊讶的是，尽管德库宁的精神衰退还在继续，他却不

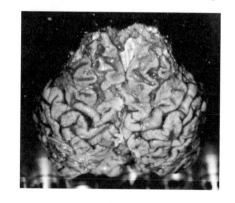

图 80

额颞叶痴呆。一个严重萎缩的额叶（顶部），而大脑的其余部分完好。图片由荷兰人脑库提供。

仅重新开始作画，而且还创作出了他自己最好的作品。他停止酗酒并吃得更加健康，还接受了对自己甲状腺疾病和维生素缺乏症的治疗。从前他需要花一年半而现在只要几周时间就创作一幅画。我们可能想知道他的阿尔茨海默病的诊断是否正确，以及他的动脉硬化和酗酒在多大程度上影响过他；我们可能还想知道，鉴于他的强迫症的工作方式，他会不会实际上是患了额颞叶痴呆症。

大脑的前部，也即前额叶皮质以及颞叶的前部控制冲动行为。当在额颞叶痴呆症中这些脑区退化时，会发生冲动行为控制不良。在某些患者左侧大脑半球的退化也会导致右侧大脑半球缺乏约束，而右侧大脑半球被认为是艺术创作的主导半球。一些患者在疾病早期会开始以一种极其强迫的方式制作视觉艺术或者音乐作品。

乍一看这似乎很奇怪，因为前额叶皮质对于创造力至关重要（那么前额叶受损如何可以再进行创作），然而前额叶是由许多功能非常不同的脑区组成的，因此这个大脑结构不能被视为单一实体。前额叶损伤的效应取决于损伤发生的位置。创造力的增加通常都发生在额颞叶痴呆症患者的一个亚型，也即语义性痴呆症中。由于左侧前额叶皮质的布洛卡区受损，患者会出现一种被称为"失语症"的语言障碍。由于前额叶皮质的退化，一些患者变得失去抑制而不停地去创作艺术。这些创造力爆发的强迫症的特征导致其创作技术的迅速改进。但是最终这些患者的艺术才能会随着痴呆症的恶化而再次下降。

额颞叶痴呆症患者通常创作那种绝对现实主义的艺术——他们描绘的人物不会表达微妙的情感或者同理心。有时他们的作品是无拘无束和富于挑逗性的。这里需要补充的重要一点是，对于那些被随访过在痴呆症发展过程中进行艺术创作的患者，还没有任何患者的大脑在去世后被解剖，因此对于其人脑发生过的改变还缺乏神经病理学验证，也即我们并不能确定他们罹患过哪种类型的痴呆症。对于研究在脑部疾病的进程中所创作的艺术而言，其核心问题是，在什么时期艺术的质量和真实性发生损伤，以及在哪个时间点我们根本无法再谈论其艺术性。

萨尔瓦多·达利画的许多古怪的人物据说都是基于他的偏头痛导致的视幻觉而创作的，然而达利自己则说那些都是他的"梦境"。无论情况究竟是什么，达利都对那些图像进行了非常具有创意的利用。

"学者式艺术家"通常都具有自闭症特征并常常伴随着严重的智力障碍。他们都对特定的主题和特定技术具有强烈偏好。令人惊讶的是，他们几乎从来不描绘人物，毕竟他们的弱点存在于社交脑。

斯蒂芬·威尔特希尔（Stephen Wiltshire）患有自闭症，其语言智商为52。他在 11 岁时创作了《伦敦字母表》（London Alphabeth），也即 26 幅美丽的伦敦建筑物图画，这使他一举成名。他继续绘制了纽约、威尼斯、阿姆斯特丹、莫斯科和列宁格勒的图画。他在搭乘一架直升机在罗马上空飞行了 45 分钟之后，创作出一幅几米宽的图画，他以摄影一般的精确度显示了罗马市中心的每一栋房子、每一扇窗户和每一根柱子。他这种自动绘画方式导致人们将他类比于激光打印机，并且提出公平的问题——某些自闭症学者式绘画是否具有足够的创意，足以被称为艺术？

非凡的与自闭症相关的天赋常常源自某种形式的脑损伤，损伤通常位于左侧大脑半球前部。在大脑发育过程中，这种损伤导致其和大脑其他结构的联系加强，从而导致视觉皮质的超级功能。这就激励了这样一个想法，即我们所有人的脑内都可能隐藏着一位学者，只要我们能够关闭左前额叶皮质功能，这位学者就会出现。采用经颅磁刺激（一种用来使脑区暂时失去功能的技术）来抑制这个大脑结构确实导致了被试志愿者的绘画技术提高，但是，没有出现伟大的绘画人才。自闭症学者们的非凡记忆力和他们的强迫性实践方式本身尚不足以解释他们的成就。他们的确拥有特殊天赋的原因在于他们的大脑构造方式与众不同。

位于比利时根特的一个隶属于精神病诊所的"吉斯兰博士（Dr. Guislain）博物馆"里有一个展示原生艺术或者局外人艺术的永久性展览，其中很多作品显示了真正的天赋。"原生艺术"一词最早是 1948 年让·杜布菲（Jean Dubuffet）首次提出的，指的是那种大多数都是自学成才的艺术家们的绘画流派。有些艺术家患有精神疾病并且住在精神病院里或者监狱里。20 世纪 70 年代初"局外人艺术"一词被引入例如阿道夫·沃尔夫利（Adolf Wölfli）的作品，他是一位精神病患者，作图和绘画能够使他自己平静。让·杜布菲启动了他的"原生艺术收藏展"，我们今天仍然能在瑞士洛桑看到它。

眼部疾病当然会对艺术产生重要影响，视网膜疾病也属于神经系统疾病。埃德加·德加（Edgar Degas）第一次出现视力问题是在 36 岁时，而当他 40 岁时他将油彩换成了粉彩，因为他发现粉彩更容易使用。他继续作画，但是作品的精准度在降低，这可见于那些越来越沉重的阴影以及面部细节的缺失。到他 57 岁时已经无法阅读，而几年后他的视力已经差到只能转向去做雕塑。他可能患上了遗传性黄斑变性。保罗·塞尚由于糖尿病而导致视网膜受损，人们认为这可能促使他从创作写实主义画作转向抽象绘画。弗朗西斯科·戈雅（Francisco Goya）得了一种罕见的自身免疫性疾病，影响了视力、听力和平衡能力。在他生病期间，他的艺术变得阴郁而令人担忧，那些年的作品被称为他的"黑色绘画"作品。

第九章
创造力的起源和激发

1
创造力及其相关脑区

艺术的目的不是去表现事物的外表，而是去表现事物的内在意义。

——亚里士多德

拉蒙·卡哈尔写道："人的心灵就像沙漠中的棕榈树，是从远处得到了滋养。"打破既定的模式会增进创造力，这也是科学家们被鼓励去国外工作的原因之一。同样，在外国逗留的经历通常会对艺术家产生积极的影响。1938 年之后一个时期，皮特·蒙德里安从巴黎搬到伦敦，然后在 1942 年搬到纽约，他注意到环境的变化会影响到自己的作品。作为对纽约爵士乐情景的回应，蒙德里安的艺术变得越来越自由，最终在 1944 年创作出《胜利布吉伍吉》。在多学科团队或在多元化的董事会中可以发生的从不同角度看待和解决问题的方式也会促进创造力。

其他有研究表明，持续的头脑风暴会激发出新的念头。哲学家弗里德里希·尼采是一个狂热的步行者，他说他所有的创作灵感都来自极端的肌肉运动时刻。他声称他在休息时产生的想法毫无价值。不过，其他很多人则是通过顽强而坚持不懈地解决问题而获得成功的。显然，激发创造力的最佳方法因人而异。发现新事物的"尤里卡时刻"（通过神秘灵感获得重大发现的时刻）伴随着右侧大脑前颞叶电活动的突然改变。那些被称为发散性思维认知刺激的训练形式（例如尽可能多地列举雨伞的不同寻常的用途的方式）也可以提高创造力。

一项针对建筑师的研究表明，创造力需要一定程度的智力，也即智商120左右。然而，除此之外人们没有发现更高的智商会造成更大的创造力。在老年人中，更大的创造力伴随着更长的寿命，但是我们可能会问，在这里起作用的是大脑的额外刺激机制还是说有创造力的人的大脑和身体的先天素质延长了寿命。许多大脑区域都与创造力有关。前额叶皮质是创造过程的中央，它和被称为"经验开放性"的人格特征之间存在关联。有创意的人的大脑右颞叶后部拥有更多的灰质，也即更多的脑细胞以及脑细胞之间的连接点（突触），这也与"经验开放性"人格特征相关。在他们大脑的许多其他脑区也发现了更多的白质（更多的脑细胞之间的纤维连接）。

研究人员采用功能磁共振成像扫描技术，并采用测试形成词语联想的能力的方法对一小群极具创意的作家和电影制作人以及一群极具创造力的科学家（神经科学家和分子生物学家）的创造力进行了比较。在这两组具有天赋的人群中，与词语联想相关的大脑皮层区的活动模式是相同的。他们左脑半球活性最强——可能是因为任务与语言有关——并且主要与"默认网络"有关。"默认网络"脑区在大脑处于休息状态时非常活跃（见第二十二章第1节），而且与"自我"以及我们的性格有关。在词语联想任务中，被激活的脑结构是左侧联合运动皮质、额叶和颞叶，它们参与了语言和心智理论处理——心智理论是指对他人的想法或者计划去形成印象的能力。词语联想任务还激活了右侧岛叶皮质，这个脑区参与处理来自我们各个器官的信息，以及我们的哭和笑。

这些系统的重要性也可以从患有这些系统功能障碍的人，例如自闭症学者、脑卒中后遗症、痴呆症以及有时在帕金森病患者缺乏创造力中清楚地看出。人们推测，具有创造力的人脑中存在着更多的明显表现于语义功能方面的连接，其中一项是隐喻使用功能，隐喻以联想为基础，因此在艺术创作中占据重要地位。联觉的产生也是由于存在着特殊的额外的脑连接，它也伴随着产生隐喻的更大能力。

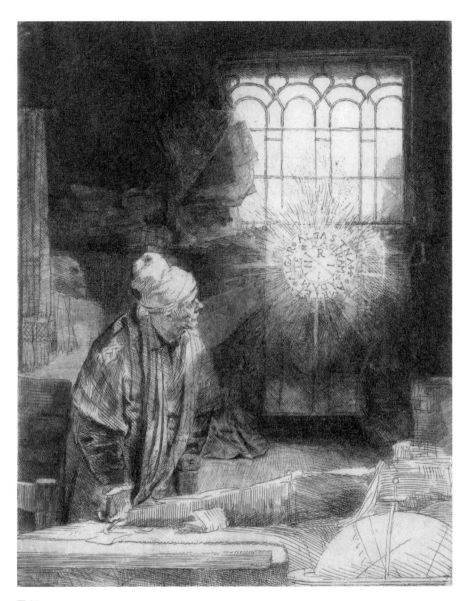

图 81

伦勃朗·范莱恩，《书房中的学者》（约 1652）。花纹纸上蚀刻画、版画与铜版画。对此画的一种解释是，画中人物代表了浮士德，那位将自己的灵魂献给了魔鬼以换取无限知识和世俗乐趣的人。发光的圆盘据说象征着他的尤里卡时刻。

2
创造力、音乐和舞蹈

与其他非音乐创造力不同，创作音乐的技能，例如作曲、编曲和即兴创作等似乎具有遗传基础。与音乐创造力相关的基因簇的一个例子是 *PCHDA*，它可以影响调节化学信使血清素释放的系统发育及功能。舞蹈由音乐而产生，就舞蹈天赋和舞蹈意愿而言，个体之间存在着很大差异，这种差异似乎是由常见的基因变异引起，抗利尿激素和血清素中的基因变异似乎与创造性舞蹈有关。然而，无论如何，在任何科目中的即兴创作能力都是通过长期的强化训练而培养出来的。专业作曲家在作曲时其大脑前扣带回皮质和默认网络之间的功能连接会加强，换句话说加强了大脑扣带回皮质的最前部、额上回和角回之间的功能连接。针对爵士乐和摇滚音乐家、画家、作家和科学家的研究都表明，创造力在男性的表现比在女性更多，在男性生育能力最强的时期达到顶峰。此外，针对食指和无名指之间的长度关系的研究表明，与同时代缺乏创造力的人相比，男性和女性表演者在早期发育中都曾经具有更高的睾酮水平，这再次显示了创造力确实与睾酮有关。

3
直觉念头

所有的优秀科学都源自对有可能为真的事物的富有想象力的概念。
——彼得·梅达瓦尔（Peter Medawar）

在建筑、艺术和科学领域，创作过程都始于直觉，例如当建筑师看出一座建筑如何在所处环境中矗立时会发出"啊哈"惊呼的那个时刻。在你能够控制这种直觉之前，你的大脑需要在特定的学科中进行密集的训练：脑部扫描检查发现，在接受教育的过程中变得更具有创造力的艺术专业的学生的前额叶皮层白质发生了改变。换句话说，连接不同脑区的纤维在一部分对于创作过程至关重要的皮层中发生了变化。由于大脑皮质和小脑的变化，那些学生通过观察而描绘人物形象的能力获得提高。

在创作过程开始后，伴随着直觉，最初的想法还必须得到进一步阐述，而在此过程中一件艺术作品可能会被多次修改。在毕加索对《格尔尼卡》产生了最初的直觉念头之后，他做过 45 幅针对这个念头的预备素描。

一项有创意的解决方案常常会在艺术家将其闲置了一段时间不去有意识地思考时突然冒出来。在这样的"潜伏期"中，脑中的无意识过程有助于创造性思维，然后在艺术家淋浴或睡了个好觉之后解决方案会突然出现。保罗·麦卡特尼（Paul McCartney）说，他是在梦中听到《昨日》（Yesterday）的旋律的，而 1936 年的诺贝尔奖得主奥托·洛维是在一觉醒来之后想到他如何可以通过实验去证明他的关于神经细胞中电脉冲的化学转变理论的。

那些拥有多项以其名字命名的科学发现的人比起普通人拥有更多的创造性人格特征，例如想象力、好奇心以及接受挑战和风险的意愿。理查德·费曼忽然直觉地明白了质子和中子蜕变的"一切"，然后他对此进行了彻夜计算——为了能够连续工作，他甚至送走了前来探望他的女友。

科学和艺术之间仍然存在着根本性差别：科学家的工作必须在直觉和更详细的呈现之后获得验证，例如通过被描述为可以重复的实验的方式加以验证。只有这样，一个科学理论才会被认为是有效的；艺术家的作品则必须具有独一无二的要素，任何对于该要素的重复都是应用艺术或曰剽窃。顺带一提的是，情况并非总是如此。在过去，很多画作经常会被其他画家复制，那些画家想表明他们可以画得更好。

4
作为过滤器的大脑

艺术只在结束模仿的地方开始。

——奥斯卡·王尔德

在日常生活中，我们不断地接触到大量的来自外部世界的刺激，这些刺激通过我们的感官传到大脑的中心结构——丘脑。丘脑和前额叶皮质一起，在一个被称为认知抑制的过程中对刺激进行过滤，因此，只有可控的信息量被传送到我们的大脑皮质，在那里我们才意识到这些信息。

一个极富创造力的人几乎是随机地产生着各种各样的想法以供选择，这种现象有时被称为"认知去抑制"，意味着有更多的刺激从外部世界进入到其意识中，他们也更清楚地意识到自己内心世界正在发生的事。更多的刺激渗透到意识中的结果就可能会出现新的想法。对刺激的过滤减少可能是丘脑中多巴胺-2受体数量减少的结果。减少认知抑制有助于提高创造力，从而产生非凡的艺术作品。

我们可以尝试去消除脑中抑制创造力的机制来提高自己的创造力。大脑的损伤显示了前额叶皮质在这种认知抑制中的重要性。左侧大脑半球受伤的人可能会突然发展出类似于自闭症学者的非凡技能。汉斯·阿斯伯格（Hans Asperger）的名字与自闭症中高智商那一端联系在一起，他曾经说过，一点点的自闭症可以产生一个聪明的大脑。在额颞叶痴呆症的早期，如我们所见，左侧大脑退化的患者会突然痴迷地、强迫性地开始创作现实主义艺术。为了验证这些发现，研究者在一项实验中采用经颅磁刺激或者经颅直流电刺激而暂时抑制了一些健康参与者的左侧大脑功能，结果发现这确实提高了他们在绘画、发现文本中的错误、处理数字和解决谜题，以及言语记忆方面的表现。然而这一切都不能被描述为突如其来的天才。

一个众所周知的消除创意障碍的方法是使用成瘾药物。莫扎特、贝多芬、舒伯特、舒曼和勃拉姆斯都是著名的酒鬼。画家阿梅迪奥·莫迪利亚尼（Amedeo Modigliani）在经历了充满毒品和酒精的短暂一生后去世。杰克逊·波洛克（Jackson Pollock）是个酒鬼，他在酒后驾车时死于车祸，而诺贝尔奖获得者欧内斯特·海明威和约翰·斯坦贝克也是酒鬼。

一百年前，人们认为苦艾酒可以提高创造力。埃米尔·左拉（Emile Zola）、凡·高、亨利·图卢兹-罗特列克（Henri Toulouse-Lautrec）和詹姆斯·乔伊斯都大量饮用过苦艾酒。马塞尔·普鲁斯特和埃德加·爱伦坡服用鸦片，西格蒙德·弗洛伊德服用可卡因，安迪·沃霍尔服用安非他命。

艺术家布赖尼·金明斯（Bryony Kimmings，生于1981年）想去发现自己在饮酒后是否比在清醒时更具有创造力，她在许多科学家的监督下维持了7天的醉酒状态。惠康信托（Wellcome Trust）为她的这个项目提供了部分经费资助。结果发现，饮酒确实让她更富有创意——一项对照研究证实了这一点——但是，并不是对每个人来说都是如此。很多艺术家在从醉酒中重新清醒时会对自己在受到酒精影响时认为的那些杰作深感失望。

有人服用成瘾药物来刺激创造力。1954年到1962年间精神病学家奥斯卡·贾尼格（Oscar Janiger）对一些患者进行了LSD实验（LSD是麦角酰二乙胺，一种强效致幻药物）。被贾尼格治疗过的一位病人告诉他，一次LSD之旅相当于四年的艺术学校学习。在这种话的鼓舞下贾尼格把LSD分发给了更多的艺术家患者，但是之后对于受LSD影响期间艺术家创作的作品的研究表明，它们的质量与其在LSD治疗开始之前的作品相比几乎没有什么差异，尽管在LSD影响下创作的作品色彩更鲜艳、更抽象。

5

即兴创作

创造力是魔法，不要太仔细地审视它。

——爱德华·阿尔比（Edward Albee）

从理论上讲，即兴创作为研究音乐中的创造力提供了一个好模型；然而问题在于即兴创作的内容是全新的、不可预测的，而且无法与其他任何东西相比。音乐家创作的音乐是自发产生并立即演奏的，音乐的内容也是由音乐家当下决定。完全专注于即兴创作的爵士音乐家们可以进入一种"流动样"状态，使得他们发挥最佳表现，在不知不觉中创作出旋律。

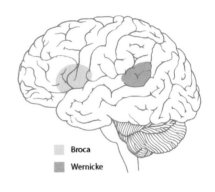

图 82

布洛卡语言区（额叶）和韦尼克语言区
（颞叶）。

在即兴创作时，极富创造力的音乐家大脑的某些部分活性增加（前运动皮质、内侧前额叶皮质和右岛叶皮质），在大脑休息时大脑默认网络的活跃也对音乐创造力发挥正面效应，而他们的其他脑区（背外侧前额叶和眶前额叶皮质）则不如平时活跃。这是有趣的现象，因为这些前额叶脑区在做梦、冥想以及催眠过程中也处于"活性解偶联"状态（前额叶对于其他脑区具有偶联抑制作用，解偶联意味着这种抑制效应减弱或消失）。因此，大脑的快速无意识加工过程显然是即兴创作的核心。前额叶皮质可以储存抽象概念，产生通用原则并应用那些即兴创作所需的规则。前额叶皮质对工作记忆也很重要，而对即兴创作则至关重要，因为它可以在我们忙于解决问题时保留信息。情感和创造力与即兴创作关系密切。岛叶皮质参与主观情感阶段的产生，并参与将这些阶段转化为行动的过程。对于那些受过古典音乐训练的音乐家，布洛卡区和韦尼克区这两个语言脑区都参与其即兴创作过程。

6
神经递质

神经递质是化学物质，脑细胞采用神经递质向与其接触的其他脑细胞传递信息。催产素是由下丘脑神经元生产的一种小蛋白质，人们过去认识到它作为一种激素被释放进入血液，通过血液循环到达子宫和乳腺组织引起其收缩。催产素也在脑内释放并从而影响个体的社会行为（见第四章第8节）。

目前有多种迹象表明，催产素也参与了日常的创意。首先，血浆催产素水平预告着个体的好奇心水平。催产素受体是接收催产素信息并将信息传递给脑细胞的蛋白质，催产素受体基因的一种多态性（DNA上的一个微小变异）伴随着个体具有大量创意，而它的另一种变异体则与个体创意较少相关。此外，给予个体催产素鼻喷剂可以提高其创意表演。恋爱中的人们血液中催产素水平更高，而发生性行为时催产素水平还会升得更高，这可能就是经常被报道和称颂的有关恋爱期间的艺术家创造力爆发经历的神经生物学基础。

人们认为神经递质多巴胺也对创造力很重要。部分帕金森病患者脑内多巴胺系统受损，但是总体来说其艺术创造力保持完好。然而，服用多巴胺前体物质左旋多巴（L-dopa）进行治疗的帕金森病患者的创造力要高于健康的对照组，因此似乎是有可能在这种疗法的影响下，个体会产生更大艺术创造力。有些帕金森病患者甚至会强迫性滥用左旋多巴来保持或增强自己的艺术创造力，尽管这可能会伴随着副作用，包括性欲亢进、强迫性赌博和偏执妄想。对于这些患者，如果采用一个放置于脑内底丘脑核的电极而进行深部脑电刺激以控制其震颤症状，左旋多巴的药物剂量就可以减少，而他们的创造力会再次降低。不过，大脑皮质中多巴胺的缺乏也被发现会导致创造力增强。

7
创造力与精神疾病

> 很多艺术家都有精神疾病是千真万确的现象——说得委婉一点，艺术家就是按一位局外人的方式在生活的。
>
> ——凡·高

有创造力的人比一般人更有可能去追寻风险和新奇事物。拥有极端创造力和个体心理脆弱性之间存在着几乎众所周知的联系，尽管有关该主题的出版物有时会引发对其采用的研究方法的质疑。自从精神病学家南希·安德烈森（Nancy Andreasen）研究发现极具创造力的作家、诗人和表演者罹患抑郁症、双相障碍或较温和形式的循环型精神病、轻躁狂或躁狂症、药物滥用以及自杀企图的倾向要远远高于人群平均水平以来，这一结果被其他研究一再重复确定。多项研究显示，这些极具创造力的个体显示了双相障碍所伴随的正面心理特征，例如更高的灵性、同理心、创造力、现实主义和顺应力等，并主要表现为较温和的形式。在右侧额叶的白质通路结构中人们也发现了与创造力相关的"对经验的开放性"人格特征以及与精神病相关的特征重叠。

将具有创造力的人们作为单独的群体进行研究时，人们发现他们当中最有创造力的人确实具有更大的罹患精神疾病的风险；而如果我们去观察全部人群，就会发现具有创造力的人比平常人拥有更好的心理健康。这种现象有时被称为"疯狂天才悖论"，这一悖论可以用以下事实来进行解释：最易罹患精神疾病的创造性天才在数字上是一个很小的群体。

创造力并不能预防精神疾病的发生，而且事实上其效应恰好相反。亚里士多德写道："所有在哲学、政治、诗歌或艺术方面卓有成就的人都是抑郁症患者。"的确，包括弗吉尼亚·伍尔夫、艾米莉·狄金森、谢尔盖·拉赫玛尼诺夫（Sergei Rachmaninoff）和罗伯特·舒曼在内的许多伟大的作家、诗人和音乐家都患有抑郁症和躁狂症。画家艾萨克·列维坦（Isaac Levitan）被视为俄罗斯山水画之父，他经历过抑郁的时期并且有两次自杀未遂经历。列维坦的著名画作《弗拉迪米尔卡公路》描绘了囚犯们被流放到西伯利亚去的道路，那条似乎没有尽头的路传递了一种囚犯们消失在俄罗斯的无尽空间里的感受。由于列维坦是犹太人，所以没有权利居住在莫斯科，这种岌岌可危的存在感给他留下了深刻的心灵伤痕。

在音乐领域，作曲家罗伯特·舒曼是一个很好地显示了极端创造力和精神病理之间关系的例子。他经历过躁狂发作和抑郁发作阶段，在晚年还可能遭受过神经梅毒的影响。在他的轻度躁狂期，他几乎不睡觉，并极富创意地创作了

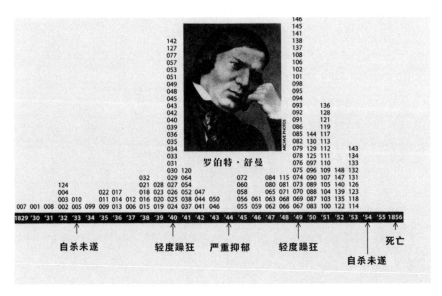

图 83

经历过躁狂期和抑郁期的罗伯特·舒曼，在轻躁狂期间创作了大量作品，而在抑郁期间他的创作力几乎为零。

大量作品；而在他的抑郁期则几乎完全停止作曲。我们可以在舒曼在轻躁狂期间受到幻听的激励而创作的《克莱斯勒偶记》（*Kreisleriana*, 1838）中感受到他众多不断变化着的情绪。43 岁那年舒曼经历了一段精神病发作期并且持续了两年，在此期间他受到幻听的折磨，而据他所称那些幻听到的内容比他听过的任何音乐都更加美妙。但由于精神错乱他无法把那首音乐写下来。在舒曼的抑郁期他有两次自杀未遂，他第二次自杀未遂的时间是 1854 年，当时他跳进了冰冷的莱茵河但是被路人救了上来。应舒曼自己的要求，接下来的两年他住在精神病院里。他说自己是在 21 岁时染上了梅毒，我们无法知道他的大脑受梅毒影响到什么程度。舒曼住进精神病院之后再也没有创作出任何作品，他在那里于 1856 年去世。他的妻子克拉拉（Clara）也是一位作曲家，克拉拉获得了勃拉姆斯的安慰而一直没去探望过舒曼，直至舒曼去世前不久她才去探望。躁郁症通常有强大的遗传因素，舒曼的父亲患有抑郁症，而舒曼的姐姐是自杀的，他的一个儿子则在精神病院待过三十多年。

双相障碍患者和精神分裂症患者的健康亲属们在创造性行业如艺术家和科学家群体中的占比是过高的。精神分裂症患者本身在科学领域中并不更为多见，但是在艺术家中却有很多这类患者。因此，精神分裂症的基因组件的积极方面是，它是一种不寻常的创造力。

约翰·纳什（John Nash）是"杰出科学家的精神病例最少"规则的一个例外，他同时表现出严重的偏执型精神分裂症和非凡的科学创造力。1994 年他因在博弈论方面的开创性工作而获得诺贝尔经济学奖。纳什说，他相信外星人正试图联系他，它们就像他的数学想法那样来到他身边。电影《美丽心灵》是根据纳什的生活改编的。2015 年纳什和妻子在一起出租车事故中丧生，享年 86 岁。当时，他们刚从奥斯陆回来，纳什在那里获得了被称为"诺贝尔数学奖"的阿贝尔奖。纳什是唯一同时获得诺贝尔奖和阿贝尔奖的人。

　　　　纳什的儿子约翰·查尔斯（John Charles）也患有精神分裂症。约翰·纳什曾说过："我不敢说数学与疯狂之间有着直接关联，但毫无疑问的是，伟大的数学家们都具有疯狂的特征以及谵妄和精神分裂症的症状。"

　　人群中创造力和精神病理之间的关系特征并不代表每一位杰出的艺术家或科学家都是精神病患者，这种关系只是提醒了正常人和精神病人之间的界限划分的任意性。精神分裂症、自闭症、双相障碍和正常人群的分布似乎是一个连续体。

　　在疯子和正常人的连续体中有一些极具创造力也非常古怪的人，正如切萨雷·隆布罗索（Cesare Lombroso）在他的《天才之人》（*The Man of Genius*, 1889）一书中所写的那样。阿尔伯特·爱因斯坦过去常常在街上捡起烟头，把烟丝装进自己的烟斗里；精神分裂症患者的健康亲属甚至也可能相当古怪，并具有分裂情感人格特征。隆布罗索称怪癖是可以遗传的。确实有研究表明，神经调节蛋白 1 基因的一种变异可能与创造力和精神病都有关。此外，脑源性神经营养因子（BDNF）DNA 的某种变异伴随着更多创意性的思考。

　　在群体水平，具有高度创造力的人表现出更多的神奇思维，他们更倾向于相信心灵感应，相信梦能预测未来并相信自己对过去生活的记忆。人们推测艺术创造力接近于双相障碍的轻躁狂症极点，而科学创造力更接近于抑郁症极点。尽管如此，为了能够创造性地发挥自己的能力，一个人还是不要有太多的精神病理才是重点。有观察发现，杰出的科学家是精神病理程度最低的人群，哲学家则是精神病理程度最高的人群，而作曲家则介于两者之间。

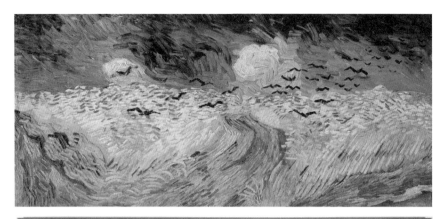

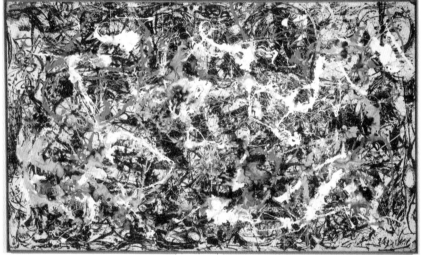

图 84

当墙上挂着凡·高的《麦田里的乌鸦》(1890，上图）或杰克逊·波洛克的抽象画《汇聚》（*Convergence*，1952 年，下图）时，精神病患者更常要求服用药物来对抗自己观画后的焦虑和不安。

8

艺术作为治疗以及对艺术家的治疗

> 艺术激发了一种疗伤的力量，对于艺术家和体验艺术的人来说都
> 是如此。
>
> ——理查德·纽曼（Richard Neuman）

多年以来，艺术创造的治疗效应一直被用于精神病学，这也引起人们对于患者的"原生艺术"的兴趣。创作艺术作品可以帮助他们稳定情绪，帮助他们思考，改变他们的行为，并且使心跳、血压和应激激素皮质醇水平恢复正常。一项静息态脑扫描研究发现，在参加过为期10周的艺术课程的60岁人群中，积极参与视觉艺术创作的那组人与只是在认知上评估艺术但是不实际参与艺术创作的那组人相比，前者的前额叶皮质与顶叶皮质之间的联系更有效率。积极参与视觉艺术创作的那组人也被证明更能抵抗应激压力。

然而，仅仅是观看艺术就会改变我们大脑运作方式。如今，将痴呆症患者带到博物馆去参观的情况正越来越普遍。由于轻至中度痴呆患者对于艺术的欣赏水平并不亚于那些照顾他们的认知功能正常的人们，因此需要记住人类大脑可以去反映或体验艺术家的情感。精神病院的墙上经常会悬挂一些艺术作品，然而仔细对作品加以选择非常重要。在一家精神病医院，当墙上挂着凡·高的画作（《麦田》系列中的一幅，1890年），或者杰克逊·波洛克（绰号为"滴色手杰克"）的抽象画（《汇聚》，1952年）时，患者经常要求服用药物来治疗其焦虑和不安；而墙上挂着大草原的相片时则患者无此反应。

根据丹尼斯·达顿的说法，由于我们就是在大草原上变成人类的，因此大草原成为全世界人们最偏爱的景观绝非偶然。达顿认为在无数代人的进化过程中，大草原赋予人类进化的优势，因此我们对它的偏爱是从更新世开始一路继承下来。确实，在埃塞俄比亚的阿法尔地区发现的原始人最古老的颚骨距今大

约 280 万年，这距离著名的更像猿类的露西（Lucy）的骨骼仅有 50 公里，露西则被推测是生活在 320 万年前的南方古猿。人们在原始人的下颚附近发现了典型的大草原动物的化石，因此大草原景观会让精神病患者平静下来的现象的确令人着迷。

对于患有精神或神经疾病的艺术家进行治疗会出现一种令人进退两难的状况。CIBA 制药公司出版过一本书，里面有罹患了精神疾病的艺术家们"治疗前与治疗后"的画作，其目的当然是展示艺术家们在接受了 CIBA 的药物治疗之后的画作变得多么正常。然而，艺术鉴赏家们却毫无例外地只对这些艺术家们在患病期间或用药之前的绘画感兴趣。接受氯氮䓬（librium）或抗精神病药物治疗的艺术家的创造力会受到相当大程度的抑制，但是药物的效果因人而异。给予双相障碍患者服用锂盐会使其创造力升高、降低或保持不变。一名患有帕金森病的女画家在接受左侧半脑（底丘脑核）部位深部脑电刺激后艺术能力降低。

第十章
神经美学

艺术产生丑陋的而随着时间的推移却往往变得美丽的东西。而另一方面，产生美丽东西的时尚随着时间的推移总是变得丑陋。

——让·科克托（Jean Cocteau）

神经美学研究的是我们审美体验和审美选择背后的大脑机制，以及它们的进化基础，这是由先锋者塞米尔·泽基教授在十多年前开始的一个研究领域，旨在提出具有科学客观性的艺术理论。神经美学还为我们提供了有关大脑在不同领域——例如伴侣选择，或是广告和交流领域——如何运作的信息，甚至让我们看到当数学家们看到他们认为美丽的公式时脑中会发生的事情。

1
美是客观的还是主观的？

艺术追求形式而希望实现美丽。

——索尔·贝娄

美在某种程度上是一种个人体验，它会因时代、文化、群体和个体的不同而发生显著变化。情人眼里出西施。我们每个人都可以说出我们在视觉艺术、音乐或建筑中发现的美或是其他方面，并且利用这一事实在大脑研究中寻找神经美学机制。

艺术对大脑结构的激活与观赏者的欣赏之间存在着线性关系。大脑内侧眶额皮质更容易被美丽的刺激而不是丑陋或中性的刺激激活。大脑前扣带皮质、背外侧前额叶皮质和左顶叶皮质对美的反应也比对中性刺激的反应更强烈。人们甚至可以通过对背外侧前额叶皮质的电刺激来人为增加对艺术的审美欣赏。如果用电刺激这个特定大脑结构的右侧，会发现所面对的面孔更具有吸引力。因此，对美的体验程度取决于体验美的大脑。

神经美学研究表明，美的体验也具有"客观的"基础，愉悦的审美体验是大脑奖赏系统的一个功能。音乐欣赏的个体差异与大脑颞上回的感觉处理区与岛叶皮质和前额叶皮质的情绪和社会处理区之间的白质连接有关。当人们被允许去挑选他们认为美丽的或丑陋的艺术作品时，如果我们去观察其大脑活动的差异，也即观察基于"主观的"情感做出的选择，会发现大脑右侧杏仁核被人们认为美丽的作品激活。然而，在那些几个世纪以来被大众欣赏并因此被认为是"客观的"美丽经典杰作绘画中，如果我们去改变一下画中人物的身体姿势，就会发现原先的画面比改变后的画面更为强烈地激活了许多大脑皮质区域，尤其是岛叶皮质。因此，美的两个方面，即客观和主观的方面是由不同的大脑结构的活性变化所介导的。

因此，在某种意义上艺术与语言或宗教可以相提并论，因为它们都拥有普遍性、地方性和个体性等特征。诺姆·乔姆斯基（Noam Chomsky）指出语言拥有的普遍语法。对灵性的敏感性则是宗教的普遍基础。艺术、我们的母语和宗教都具有当地文化内容，但是在添加内容及其伴随的个人情感方面则存在着巨大个体差异。主观因素和客观因素同样存在于对不同类型音乐的欣赏中。

个体差异的产生是因为每个大脑都是独一无二的，但是对于每一位个体及其独一无二的大脑来说，个人的主观感受却是非常客观的。因此，最好是采用"普遍的"和"个人的"，而不是"客观的"和"主观的"的说法。对艺术的个人欣赏和普遍欣赏这两个方面都依赖于我们每个人的独特的大脑，因此发现美并不是人们通常认为的那样是一种自由的选择。这一点与关于自由意志的辩论（更多内容见第二十三章）中出现的观点相同。艺术家在创作过程中的局限性最终取决于艺术家将什么内容体验为伟大的艺术，在这一点上他们和我们所有人一样，既具有普遍的，也具有个体的、内在的局限性。

2
艺术美的普遍组成部分

> 美不是事物本身的品质：它只存在于注视它们的心灵中，而每个心灵都能感知到不同的美。
>
> ——大卫·休谟

美的两个组成部分——普遍的和个体的美，都有助于艺术欣赏。当我们评估面孔美感时，普遍成分和个体成分的美感贡献大致相同。普遍成分的美感包括和谐、对称、简洁、黄金比例和分形。

和谐是指作品的整体与部分之间的平衡。面容美丽的因素之一是对称，而且它似乎具有生物学基础，因为它表明了身体健康。不过艺术往往依赖于对称和不对称之间的张力。

艺术中的简洁常常被视为美的重要组成部分。正如阿尔布雷希特·丢勒所述，"简洁是艺术的最隆重装饰"。简洁之美也见于素描，毕加索在绘画时很少在纸上着笔，而是用简单的线条勾勒出形象。同样，我们惊叹于史前艺术家在岩壁上用简单的一笔就画出了一头完美猛犸象。

黄金比例作为美的一个参数至少可以追溯到欧几里得生活的时期（公元前300年）。黄金比例也被称为中庸之道（golden mean）或黄金分割，其比例被认为给观看者带来终极快乐。如果两个数量中较大者与较小者的比率等于它们的总和与两者中较大者的比率，则两个数量处于黄金比例，呈现为1.618的值（图85）。勒·柯布西耶在他的建筑中将黄金比例置于中心位置，而弗兰克·劳埃德·赖特在设计纽约的古根海姆博物馆时也从中获得灵感。萨尔瓦多·达利在其画作《最后的晚餐》(*The Sacrament of The Last Supper*)以及米开朗琪罗在西斯廷教堂的画作《亚当的创造》中都运用了黄金比例原则。如果改变经典名画中通常按照黄金比例来描绘的人物形象的身体比例，则观看新作的观众被情感激活的岛叶皮质的反应就变弱。

分形是指无限重复的几何图形，它们存在于大自然（如树木和树叶）中，但是在艺术中它们传递了一种美感。荷兰平面艺术家 M.C. 埃舍尔以及杰克逊·波洛克的"滴画"（drip paintings）中的许多作品都表现了分形。

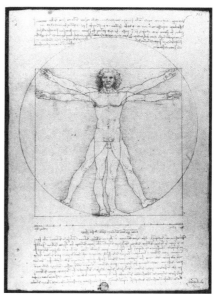

图 85

列奥纳多·达·芬奇绘制的维特鲁威的人体比例（约 1490）。

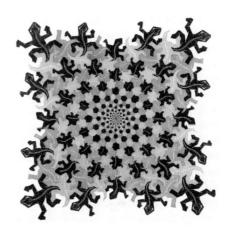

图 86

M.C. 埃舍尔作品中的分形。

185

3
美与科学

正如我们谈论诗意之美，我们也该谈论几何之美和医学之美，然而我们却从未使用这些短语。

——布莱斯·帕斯卡（Blaise Pascal）

在数学中，一组事实可以表示为一个公式，导致单个事实变得多余。公式越简单看上去就越美丽。如果数学家发现一个公式很美，那就像艺术一样，他的大脑眶额皮质中会发生可以测得的激活。奥卡姆剃刀是科学中简洁之美的另一个例子，它指出当面对可能解释一个现象的多个假说时，我们必须选择提出最少假设的假说。

在艺术的鉴赏中，先有情感发生，再有通过理解而获得的深刻性。在数学中，当发现一个公式很美时，其顺序则是首先理解，然后情感发生。1890 年亨利·庞加莱（Henri Poincaré）写道："一位名副其实的科学家，尤其是数学家在他的作品中会体验到与艺术家相同的感受；他们的快乐同样伟大而且性质相同。"

当我读到那句话时，我想那种效应不仅限于数学家的感受。的确，后来庞加莱于 1902 年写道："科学家研究自然并不是因为这样做有用，他研究自然是因为他喜欢自然，他喜欢自然的原因是自然很美。"从美学角度来看，科学家在混乱中创造出了秩序。在生物学中，一个美丽结果的最好例子就是给沃森和克里克带来诺贝尔生理学或医学奖的 DNA 双螺旋结构。诺奖得主弗朗索瓦·雅各布（François Jacob）曾在 2005 年这样描述道："这个结构如此简洁、如此完美、如此和谐，甚至如此美丽……"而沃森自己也说："这个结构太美丽了，以至于它不可能不是真的。"

4
美的感知与大脑结构

艺术中的美感是有神经基础的。审美体验包含了3个大脑系统的活动：1.感觉运动系统；2.情感和欣赏系统；3.意义知识回路。信息的处理始于视觉系统，如果你观看一幅显示了动作正在发生的画，你脑中的运动系统也会被激活。这可能是通过镜像神经元来实现的，镜像神经元不仅记录画中的动作，还让我们感受到画家的情感（镜像神经元的功能见第四章第4节）。当你观看凡·高的生机勃勃的画作时，你脑内一个叫作MT的视觉运动区被激活并产生运动感。肖像画激活大脑梭状回的面部识别区，而风景画激活海马旁回的位置处理区。这些脑区也参与了信息处理：梭状回及其周围结构的活性随着被观看面部的美丽程度增加而增加。具有吸引力的面孔和艺术一样能激活大脑的相同结构。

艺术可以激活脑中奖赏系统。腹侧视觉信息处理通路也参与了审美的视觉体验，人们认为艺术欣赏早在视觉皮质区的信息处理中就已出现，特别是腹侧视觉信息处理区。腹侧视觉信息处理区里有 μ 型阿片受体（μ-opiate receptors），而阿片样物质当然是愉悦感觉的生产者。

背景知识对于艺术作品的欣赏有相当大的影响。在观看西奥多·席里柯创作的《美杜莎之筏》（*The Raft of the Medusa*）时，画面中那些绿色的尸体和沉船幸存者的绝望面孔不会使人不由自主地惊叹："哦，多么美丽啊！"然而，当你了解了它所描绘的1816年发生在非洲西海岸附近的沉船事件时，你会觉得它有更深的意味：当时的船长完全不称职，而法国也没有采取适当的救援行动。这部作品肯定会引发情感。

当我第一次在纽约看到毕加索的画《格尔尼卡》时，我也没有觉得"好美啊！"相反我的反应倾向于困惑。这幅画展示了历史上第一次恐怖轰炸事件：西班牙格尔尼卡的巴斯克市是共和派的堡垒。1937年，德国和意大利空军应佛朗哥将军的要求对其进行了两小时轰炸，并蓄意将平民作为靶子。毕加索过去坚持不许将这幅画带到西班牙，直到西班牙在1981年再次成为一个自由的共和国。

每次我观看这幅画——这幅画后来在马德里展出——都觉得印象逐步深刻。

审美体验的认知层面在很大程度上依赖于知识和经验，而艺术欣赏的情感成分对此依赖则较小。反过来，在数学中对一个美丽公式的欣赏则完全基于理解。

艺术作品的背景以及对作品地位的认识会影响到艺术欣赏。期望也起到了作用，如果你相信一件艺术作品具有重要地位，你的大脑眶额皮质和腹侧纹状体的反应会更为强烈。原创性作品比复制品的价值更高，这是与其他神经元反应相结合的，这些效应与我们所知的安慰剂效应相当，在安慰剂效应中，大脑对药物效果的期待会引发大脑功能改变，从而达到治疗效果。

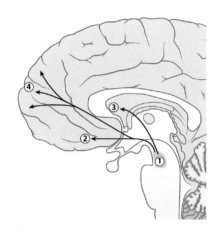

图 87

多巴胺能系统，这是一个奖赏系统，起始于腹侧被盖区（1）的细胞体，从那里纤维投射到腹侧纹状体 [腹侧苍白球 / 伏隔核（2）]、尾状核（3）和前额叶皮质（4）等脑区。

5
与奖赏有关的脑区

哪里有对人的爱，哪里就有对艺术的爱。

——希波克拉底

艺术可以激活大脑中的奖赏系统，就像坠入爱河一样。即使你没有明确地想到一张面孔是美丽的这个事实，美丽的面孔不仅激活了观看者大脑梭状回皮层的面部识别区，也激活了腹侧纹状体的奖赏区。腹侧被盖区神经元的活性增加导致伏隔核（腹侧纹状体的一部分）释放化学信使多巴胺，从而产生体验艺术的快感。当你欣赏吸引到你的视觉艺术作品时，这个奖赏系统由视觉皮层驱动；而当观看非艺术的中性的图像时，奖赏系统的活性不会增加。即使当你发现一篇文章很美时，你的腹侧纹状体也会自动激活。这一脑区多巴胺的释放增加让你感到你所遇到的是美丽的、愉悦的或美味的。当你发现美丽的东西时，多巴胺除了在这个结构中也会在尾状核中释放，这是奖赏系统的另一部分。此外，眶额皮质、前扣带皮质和岛叶皮质也被美丽的图像激活。眶额皮质也在你坠入爱河时被激活，而额叶皮质和扣带皮质对其他来源的快乐，例如音乐甚至建筑带来的快乐作出反应。

脑内阿片系统也参与了美的奖赏效应。内啡肽是一种由脑细胞产生的类似吗啡的物质，它能阻断疼痛感并刺激愉悦感，后一种效应在实验中也可以看到：吗啡可以增强美丽面孔引起的奖赏效应，而这一效应的确可以由与吗啡效应相反的纳曲酮去降低。

6
情感

我们的感受是本能的。理智起着从属作用。

——彼得·卒姆托（Peter Zumthor）

对艺术作品的情感反应是由脑干核团、杏仁核、下丘脑和基底核，以及前额叶皮质、躯体感觉皮质、扣带回皮质和岛叶皮质的活性变化产生的。艺术作品中的微妙忧郁会激活右脑半球的杏仁核。杏仁核可以被非常吸引人或非常不吸引人的面孔激活，这一脑结构对相当朦胧的印象派画作反应强烈。

同理心在我们对艺术的情感反应中扮演着重要角色，可以导致快乐、恐惧或愤怒。腹侧前运动皮质和后顶叶皮质中的镜像神经元被认为可以介导观众对艺术作品的移情反应，让你感受到画家想让你感受到的情感，或者画家在创作这幅画时所体验到的情感。一种参与社交互动的小蛋白质催产素可以放大这些情感反应。

建筑师们可以为他们的设计提出理性的论据，但是我们对建筑的反应主要是情感上的，就像对视觉艺术的反应一样。脑中海马体在体验建筑艺术时非常重要，不仅因为它参与情感体验，还因为海马体和内嗅皮层处理空间信息。此外，对建筑艺术体验很重要的其他感官模式会通过内嗅皮层进入海马体，例如我们在建筑物中的脚步声，或者在大教堂中发出的响亮咳嗽声，以及建筑所使用的材料的温度、气味、结构、射入建筑物的光线的效应等等。如果你觉得某件作品很丑陋，你的运动皮质就会激活，就好像你被提示要离开它一样。建筑学艺术的结果导致你在一个美丽的建筑里体验到愉快的情感，而在一个丑陋的建筑里你会有离开它的冲动，这些感觉可以在进入我们的清醒意识之前的几秒钟就发生。

某些艺术，例如毕加索的《格尔尼卡》并不是简单地引入一种即时情感，而是携带了一个需要你先了解它然后才能完全欣赏它的信息。这就是为什么亨利·摩尔（Henry Moore）说，一件艺术作品不宜太过于直白，而是可以去消除一部分神秘，让观众无须花时间去完全理解它就能转移到下一件作品。摩尔因此指出了理解艺术作品而不仅仅是知道它要描绘什么的重要性。

音乐与大脑

第十一章
音乐和发育

我从来没有遇到过哪位音乐家会后悔成为一位音乐家。无论生活为你准备了怎样的欺骗，音乐本身都不会让你对生活感到失望。

——维吉尔·汤姆森（Virgil Thomson）

音乐是所有文化的中心，在生命的各个阶段，它都对大量的脑结构和脑功能产生强大影响。音乐也在越来越多的大脑疾病和脑功能紊乱中显示具有有益的治疗效应。但是，在人们喜欢的音乐类型方面，存在着很大的个体差异和代际差异。

钢琴课

我对音乐有一种矛盾的情感。我喜欢听音乐，但是我没有音乐天赋也不会演奏乐器，尽管我的家人曾经非常希望我会。我的祖母是一位钢琴家，当我还是个小孩子时她给我上钢琴课。我是她唯一的非专业的小学生。我们都知道，练琴是艰苦的。

每当我听音乐时我得试着写下乐谱。有些人具有完美音调（辨别力），也称为绝对音调（辨别力），他们可以像我们说出颜色一样说出音符，而不需要与其他音符进行比较后再说出。在奥利弗·萨克斯所著的精彩著作《恋音癖》（Musicophilia）中，一位 5 岁的小男孩说："爸爸用 G 调擤鼻涕。"我没有那种音乐天赋，那些钢琴练习对我来说是一种折磨。

我的祖母鄙视一切现代事务而且也缺乏幽默感，她将我们在小学

不仅要获得阅读、写作和算术的分数，而且要对这些科目的不同方面做出评估（太差、较好或者很好）的状况视为赶时髦的瞎扯。在我花了整整一周的时间——也包括所有其他同学都在外面玩耍的周三下午——练习了钢琴之后，我对她最大的期望就是她说一句"不是太差"。我尽了最大的努力去练琴，我不时地去看一下钢琴上摆放的闹钟，看看我被强制练琴的时间是否很快就会结束。然而我就是没有那种大量存在于我祖母家族中的音乐天赋。

　　我第一次和父亲一起去（因为我母亲当时严重偏头痛发作无法去）阿姆斯特丹音乐厅听《马勒的第四交响曲》(Mahler's Fourth Symphony) 后，我把这经历自豪地告诉了祖母，她就

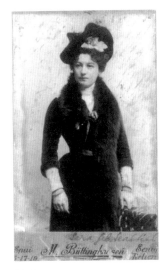

图 88

我的祖母萨拉·斯瓦伯-西尔泰尔（Sara Swaab-Sealtiel, 1875—1958）

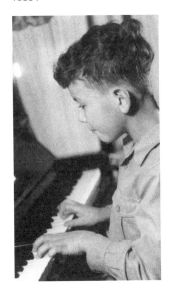

图 89

迪克·斯瓦伯尽力而为了，但是无济于事……这张照片是由玛利亚·奥斯特利亚（Maria Austria, 1915-1975）拍摄的，她是一位出生于捷克斯洛伐克的著名摄影师，1937 年移居荷兰。1942 年她断然拒绝了犹太委员会工作人员向她提供的优惠待遇并躲起来。她在图形艺术方面的训练和她对摄影的爱好使她能够在德国占领期间帮助他人伪造文件和身份证，从而挽救了许多人的生命。

像一位严格的教师那样问我："主题曲是怎样的？"那一刻我被巨大的紧张压倒，完全想不起那个主题音乐——其结果是，直到今天那个主题乐都经常在我耳边嗡嗡作响。

我仍然能感受到当我祖母住院那一刻我体验到的如释重负感。自那以后我就再也没有碰过钢琴。2014 年的一个下午，我和埃丝特·阿皮图利（Esther Apituley）以及巴特·范罗斯玛伦（Bart van Rosmalen）一起在哈勒姆的泰勒斯博物馆登台，参加一个名为《音乐与大脑感官增强》（Music and the Brain Senses Heightened）的节目。当我在台上描述我曾经在钢琴课上经历的挣扎时，中提琴手开始演奏《马勒的第四交响曲》的主题音乐。我好奇地去想，我的祖母会对我在哈勒姆的表演——关于音乐，但不是以音乐的形式做的表演——作出怎样的反应呢？她可能会说："不是太差。"

战争

孩童年代我们都不知道我们那位严厉的、缺乏幽默感的祖母的深深悲伤从来何处，没有人谈论它。我父亲的哥哥朱达（Juda, 1904—1944），以及他的妻子汉斯耶（Hansje）和他们的养子在二战期间被杀害于德国纳粹集中营。朱达伯父是一位杰出的大提琴手，他十分享受音乐，以至于想以音乐作为职业。然而我的祖父母认为朱达应该有一份能够养家的职业，因此朱达违背了自己的意愿而成为一名牙医。

在每年 5 月 4 日荷兰国殇纪念日期间，我总是像被磁铁吸引一样，被电视上总是播放的为了纪念这个日子的可怕的战争画面所吸引。有一年，我非常震惊而完全意外地看见我的伯父朱达在大约是荷兰韦斯特博克（Westerbork）集中营里拉大提琴的场面。在那里，在将集中营中选定的囚犯运送到东部的死亡集中营之前，音乐起到让人们在夜晚保持冷静的作用。在那场世纪终极犯罪中，音乐成为一个终极安慰。我终于开始有些理解我的祖母。

2014 年的 7 月，我收到了一封来自一个陌生人的电子邮件。让我震惊的是他告诉我，在他为自己新近于阿姆斯特丹南部地区购买的一所房子做些地板下方的装修时，他发现了一些属于这座房子之前居住者的文件。前屋主是一位名叫斯瓦伯的牙医，出生于 1904 年，去世于 1944 年。

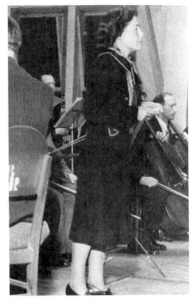

图 90

朱达·斯瓦伯在背景中演奏大提琴（在韦斯特博克集中营）。

我们从朱达伯父的旧诊所里取回了装满文件的袋子，里面有关于牙齿信息的图、X 光照片、笔记、大量的牙科用品广告、网球俱乐部的杂志等。有一大堆朱达与阿姆斯特丹银行"李普曼及罗森塔尔公司"（Lippmann, Rosenthal & Co，该银行有时也被称为纳粹银行）以及犹太委员会（Jewish Council）之间的往来信件，从中可以看到朱达伯父的所有财产是如何逐步地被登记然后被迫放弃的。

这些文件中还有很多我的祖父母、我父亲和朱达伯父之间的私人信件，还有一张他的妻子汉斯耶的照片——都是二战前幸福的人们写出的美丽而动人的信件。朱达和汉斯耶没有自己的孩子，他们收养了一位 10 岁的德裔犹太难民女孩。1941 年孩子的亲生父母试图获得去美国的签证，他们暂时不希望这个孩子回德国，因为那里太危险。1941年11月15日，女孩的生父从德国写信给朱达，说他非常感激朱达夫妇对女儿的照顾；然而对朱达夫妇来说这感激已经来得太迟了——他们已被通知准备好去参加一个前往未知目的地的旅行，朱达很清楚这意味着什么。1943年，汉斯耶和她的养女刚到奥斯威辛集中营就被毒气杀害。

我的父亲里奥（Leo, 1908—1997）可谓家族里的音乐方面的失败者，他一直无法拉好他的小提琴，所以我缺乏音乐天分的特征一定来自父亲了。这个推测还捎带了对家族中的作曲家雷纳（Reina）姑奶奶的完全的不尊重，雷纳姑奶奶是我祖父的妹妹，她创作可怕的无调性音乐，她还是一个可怕的人。当我们去探望祖父母时，我和我妹妹会被派到前方先去越过树篱偷看一下，如果我们看到姑奶奶戴的那顶艺术范儿的贝雷帽，就会和父母一起像四个顽皮的孩子一样尖叫着跑回自己家。

尽管我父亲缺乏音乐天赋，在他生命的最后阶段他还是重回他的童年音乐之中。由于眼睛的黄斑变性，我父亲失明了——黄斑变性是老年人最常见的失明类型，而那时他也刚刚罹患了阿尔茨海默病。父亲那时会经常站在窗口指挥演奏那些伴随他成长的音乐。"邻居们会想，那个老疯子又在挥手了。"他笑着说道。他从不去担心别人对他的看法。

在我妹妹送给父亲的许多音乐光盘之外，我给父亲带去了我自己最喜欢的音乐光盘——莫扎特的《安魂曲》，每当我情绪低落时，播放《安魂曲》会有所帮助。这首曲子旨在于最困难的时候提供安慰，这就是我把它送给我父亲时的想法。然而令我沮丧的是，第二天他就狠狠斥责了我（他从未这样过）："请你立即把那个《安魂曲》拿走，我再也不想听它，我讨厌死它了，它把我弄得凄凄惨惨。"可见音乐会引起极为个体化的情感。

1
资质与练习

天赋需要发展。这意味着需要练习，而练习意味着牺牲。

——夏普·范茨韦登（Jaap van Zweden）

对许多人来说，音乐是生活中最重要的乐趣之一。一项研究发现，音乐与成功、性爱或浪漫爱情的得分一样高，并且显著高于食物、拥有孩子、文学或甜点的快乐得分。正如亨克詹·霍宁（Henkjan Honing）教授在他的书《每个人都具有音乐性》（*Everybody is Musical*）中所描述的那样，对音乐的敏感性是人类的普遍特征。然而，我们每个人所拥有的音乐技能程度差异很大。遗传是很重要的，这个我们从约翰·塞巴斯蒂安·巴赫的大量亲属都成了著名的音乐家的例子中就能看清。但是，拥有这种音乐天赋的家庭成员从小就得接受强化的音乐训练是一种常态（图91），而这种训练当然也对成年后的音乐能力至关重要。巴赫夫妇每周都要用鹅毛笔多次抄写一首康塔塔（cantata，颂歌）或弥撒乐曲，以便

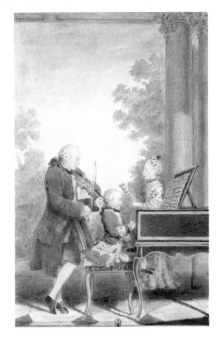

图91

版画显示了沃尔夫冈·莫扎特坐着，他父亲利奥波德·莫扎特（Leopold Mozart）拿着小提琴，而他的姐姐玛丽亚·安娜（Maria Anna）在唱歌。作者是让 - 巴蒂斯特·德拉福斯（Jean-Baptiste Delafosse），改编自路易·卡罗日·卡蒙泰勒（Louis Carrogis de Carmontelle）的水彩画（1764）。

家里的每一位歌手都能拿到一份抄本。

音乐天赋领域的遗传性是通过练习而加强的，反之亦然。早在二十多年前，K. A. 埃里克森（K. A. Ericsson）就声称，音乐表演的个体差异可以主要追溯到个体完成的练习量的差异。有一段时间一个流行的说法是，所有的孩子都是神童——只需你引入纪律，这就是后来被称为"一万小时定律"的背景，指的是无论你是否具有音乐天赋，为了达到顶峰音乐性表现你都需要这个数量的练习音乐的时间。即使是莫扎特也无法逃避这个练习量。虽然莫扎特从小就开始作曲，但是他直到 21 岁时才创作出第一部杰作（KV 271，他的第 9 号钢琴协奏曲），而那时他已经创作了 10 年的协奏曲。然而，研究表明系统的音乐训练大约只能解释三分之一的演奏质量差异。长期强化练习仅仅具有中等的效果（在 0 到 1 的区间内，位于 0.61）。因此，拥有音乐天赋仍然是更为重要的。

人们现在已经发现了一些对音乐性特别重要的基因：4 号染色体上的多个位点参与了歌唱和音乐感知，而 8 号染色体长臂上的多个位点对于完美音高和音乐

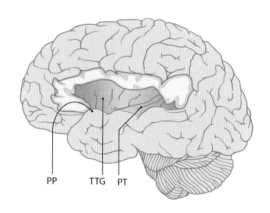

图 92

音乐从内耳进入大脑，首先到达初级听觉皮质，这里是信息处理的第一个脑区，于是我们开始意识到声音和音乐。初级听觉皮质通常隐藏在大脑外侧沟的深处，外侧沟位于颞叶和顶叶之间。因此在插图中顶叶的最低部分被去掉了。初级听觉皮质大致相当于颞横回，也被称为黑索（Heschl）回的地方。在它后面位于颞叶上方表面一直延伸到外侧沟的末端的脑区被称为颞平面。这是韦尼克脑区的一部分（参见第五章第 2 节），是重要的语言区。颞横回和颞平面这两个大脑部分处理有关声音、音乐和语言的信息。位于颞上回前部的颞极平面更多参与了音乐的处理而不是对语言的处理。

感知非常重要；12号染色体长臂上有一个基因（*AVPR1A*）与音乐感知、音乐记忆和听音乐有关，而17号染色体长臂上有一个基因（*SLC6A4*）与音乐记忆和参加合唱有关。

完美音调

音乐对大脑的发育、结构和功能具有强大影响。音乐天赋和音乐训练都导致专业音乐家的大脑与非音乐家的大脑显著不同。专业音乐家拥有完美音调的可能性是其他人的100倍。完美音调80%是由遗传决定的，而且人们已经发现有一个基因家族（*EPHA7*）至少部分决定了完美音调特征。

完美音调在东亚人中比在西方人中更为常见。由于早期音乐训练对于完美音调的形成非常重要，有人就把这个现象归因于东亚人从小就接触到有音调的语言。顺带一提的是，有些人发现自己的完美音调特征是一种负担，因为他们只听到单独的音符而不是音乐。

在拥有完美音调的音乐家中，大脑颞叶的听觉皮层部分，也即颞平面和颞横回（也称黑索回）较大。在颞极平面也有更多的神经纤维被髓鞘包裹而形成一个绝缘层。无论在音乐家还是非音乐家中，大脑颞叶前部的颞极平面更多的是被音乐而不是被语言所激活，尽管这种现象在音乐家的脑中更为明显。音乐家大脑运动皮质、听觉皮质和视觉皮质内的灰质——脑细胞和细胞间接触——数量也更多。

联觉（通感）

联觉是指在1%到4%的人群中发生的来自不同感官输入信息的自动混合，在某些人音乐可以引起联觉。同样，先天素质与后天练习都对这种联觉起作用（见第七章第4节）。作家弗拉基米尔·纳博科夫、作曲家让·西贝柳斯（Jean Sibelius）和弗朗茨·李斯特（Franz Liszt）都具有听觉和色彩联觉。有趣的是，完美音调和联觉这两种特征经常同时发生，而且这两种特征的基因表征都出现在6号染色体的相同区域。有些人从小就"听到"颜色。较浅的颜色被他们听为较高的声调，而较深的颜色的声调则较低。有时有人可能会在听到音乐时体验到味觉或嗅觉。

对于联觉产生的机制的解释是，大脑早期发育过程中通常存在着具有不同感觉功能的大脑皮质区域之间的白质连接，它们在后续发育过程中通常会消失，而在联觉者那里，这些白质连接没有以正常的方式消失。最常见的联觉形式是视觉与听觉联系脑区之间的连接。扰乱了前视束纤维的神经系统异常会导致初级视觉皮质对刺激过敏而造成听觉联觉。有时联觉会伴有偏头痛、癫痫或抑郁症。联觉也会发生在眼部手术导致的失明患者中，而据报道在人们被蒙住眼睛的实验中，以及在摄入了包括LSD（麦角酰二乙胺）、大麻和墨斯卡灵（迷幻药）在内的药物后也会出现联觉。

联觉现象不同于那种将颜色与音乐关联但是并没有真正看到颜色的现象。大调中较快的音乐是与较浅的颜色（例如黄色）相关联的，而小调中较慢的音乐是与较深的颜色（例如蓝色）相关联。情感介导了这些关联，情感表达也与颜色有关：愤怒的脸是红色的，快乐的脸呈黄色，而忧郁的脸为蓝色。

2
音乐刺激大脑发育

音乐和节奏找到了通往灵魂深处的道路。

——柏拉图

出生后大脑的发育在很大程度上取决于环境刺激。对动物的实验研究表明，在一个丰富的环境中，也即在一个每天都提供新玩具，而动物们不被局限于狭小、乏味的实验室笼子而是可以在大笼子里与同类中的其他个体玩耍的环境中，它们的大脑会变得更大。

对于早期发育的大脑刺激非常重要，这尤其见于那些过早出生的儿童、由于胎盘功能不良而在子宫内营养不足并因此在出生时低体重的儿童、患有大脑发育疾病（例如唐氏综合征）或其他遗传病的儿童，以及在出生后早期发育过程中被忽视后大脑发育不良的儿童。音乐刺激则是一种潜在的有效治疗方法。如今，放在孵育箱中的新生儿不再被置于那种半明半暗的假设的子宫环境里，而是通过光线刺激给予其昼夜节律，通过触摸和轻柔音乐对其大脑进行刺激。

在子宫里

即使在子宫内音乐也能刺激胎儿大脑发育。一项对照研究显示，如果母亲在怀孕的后半段期间每天听一小时音乐，则她生出的孩子在《布拉泽尔顿新生儿评估量表》（*Brazelton Neonatal Assessment Scale*）的得分更高。就听觉和视觉刺激定向而言，这些孩子表现得更好，而且他们在习惯养成（一种原始的学习形式）、几个行为阶段以及自主神经稳定性等方面的得分也更高。

音乐的这些效应可以通过不同方式而产生。从孕 24 周往后，胎儿开始听到声音，所以音乐在那时可以直接进入胎儿脑。事实上已经有实验描述了即使在母亲听不到音乐的情况下，向胎儿提供音乐也会对其行为造成影响。音乐还会影响母亲的激素产生，这些激素可以穿过胎盘影响胎儿脑发育，这种机制甚至可以在孕 24 周前就起作用。

穿过子宫的声音对胎儿的听觉系统发育非常重要。子宫内的胎儿会听到母亲心跳（这是胎儿的第一个节拍器）和母亲的说话声，以及母亲的肠子发出的声音。当一位新生儿哭泣时，母亲可以将其抱在自己的左侧胸部，通过让婴儿听到母亲的心跳而让婴儿平静下来。婴儿出生后，可以通过播放母亲心跳的录音来刺激其吮吸行为。

胎心记录显示，在怀孕的最后三个月，子宫内的胎儿已经可以区分母亲的和别人的声音，以及区分他们的母语和另外的语言。新生儿对母亲的声音和语言、对母亲在他们出生前朗读的小段文字以及对他们在怀孕的最后几周听到的音乐均显示出强烈偏好。因此，他们已经在子宫中学习过文化的各个方面，而在出生后他们会发现自己身处其中。

孩子们甚至在出生之前就对旋律、音调和节奏很敏感，所以说我们从生命的一开始就都是音乐家。这个特征与演奏音乐的能力完全不同，演奏音乐则需要天赋和大量的练习。音乐家对音乐的个人诠释使得音乐变得有价值。亨克詹·霍宁教授称此为"音乐杂技"，只有少数人具备这种才能。因此他的书有个副标题，"Wat we weten over het luisteren naar muziek"，翻译过来就是"我们对音乐的了解"。

孩子们会记得他们在子宫里听过的音乐。新生儿可以辨认出母亲在怀孕期间经常听到的旋律，例如电视上每天播放的肥皂剧的主题曲。子宫中的婴儿对旋律的这种敏感性可以解释为什么法国婴儿会对升调做出反应而哭泣，而德国婴儿则对降调做出相应的反应，这是因为这两种语言的平均语调形成方式不同。我们还不清楚这种现象是不是母语发展的第一个迹象，或者是否显示了个体的音乐才能，或是两者兼而有之。新生儿会在大约三周后失去对其在子宫内听到的音乐的偏爱，所以幸运的是，母亲在怀孕期间每天观看的肥皂剧的主题曲调并不一定会对孩子的音乐品位产生持久影响。

3
音乐训练对大脑结构和脑功能的长期效应

夫乐者，乐也，人情之所不能免也。

——孔子

孩子

儿童大脑的功能和大脑结构改变表明音乐训练可以塑造我们的大脑，其中包括了与制作音乐似乎没有任何直接关系的功能。对于5岁和6岁的孩子，每周在学校上12节每节75分钟的音乐课可以提高智商，尤其是和语言推理及短期记忆相关的智商。在9岁的孩子中，音乐干预不仅能改善音乐处理技能，还改善语言处理能力。中学阶段的三年音乐课也能提高青少年的语言技能。

音乐训练可以产生持久的效应，该效应在学过音乐的人放弃制作音乐后仍然存在。具有至少10年强化音乐活动的人拥有更好的非语言记忆、词汇回忆以及执行功能相关认知表现。7岁之前的音乐训练引起左右大脑之间的胼胝体拥有更多的白质连接，这些连接会长期存在。小脑参与了音乐节奏计时，并可以精确到毫秒。奇怪的是，较早开始音乐训练、更好的演奏和音乐计时却伴随着较小的小脑结构（小叶4-VI）。这被解释为是小脑功能效率更高的迹象。更大并不总是更好！

由于大脑的变化与开始演奏音乐的年龄以及音乐训练的强度相吻合，因此人们推测大脑的变化是由音乐练习引起的。学习小提琴一年的儿童在完成音乐任务时，大脑左半球已经存在明显差异，这一发现也显示音乐练习是其原因。儿童在上了15个月的钢琴课后，其运动皮质、胼胝体和颞横回中都出现了与训练相关的变化，这一事实也支持同样的结论。

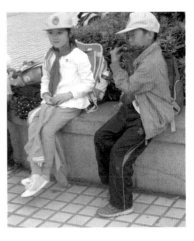

图93

中国小学生在校门口等待接他们回家的父母。这个男孩正在吹长笛。每周，他们会在周三和周五的下午上两小时的音乐课，内容包含唱歌、跳舞和吹奏乐器。

然而，我们不知道专业音乐家和我们其他人之间的大脑结构和大脑功能差异在多大程度上是由不同的音乐天赋造成的。我们也不可能展开将孩子们随机选出来并分配到必须接受音乐训练组或不许接受音乐训练组去度过其余生的对照试验。那些有动力并热烈地演奏音乐而且还坚持训练的人拥有特殊的天资，他们与那些对音乐毫无热情并想放弃音乐练习的人有着不同的大脑。因此，自我选择总是会影响到观察结果。成年音乐家的非同寻常的大脑特征也是如此，他们的大脑可能一开始就与众不同。

成年人

换句话说，成年音乐家的大脑与其他人群相比存在差异，但是尚不清楚这些差异是先天与音乐天赋有关的，还是考虑到神经系统的可塑性是由于演奏音乐而产生的，又或是两者皆有。对于平均年龄为 24 岁的业余音乐家的研究发现，其大脑灰质（即脑细胞及其接触）的增加取决于他们演奏乐器的年数，这支持了这些脑部变化至少部分是由他们演奏乐器而产生的理论。

与非音乐家相比，演奏弦乐器的音乐家大脑皮质代表左手的区域更大。他们的左手演奏着非常复杂的动作。

音乐训练也间接刺激与音乐相关的认知功能。研究发现，音乐家脑中与高级认知功能相关的脑区，例如海马体、前额叶皮质、颞上回和高级视觉区域的灰质数量增加。此外，在处理听觉感觉的区域有更多的灰质，例如参与区分音调和音调模式的听觉皮质颞横回、运动计划区、辅助运动皮质和岛叶皮质。

有趣的是，在音乐家大脑中与感觉运动功能有关的脑区例如纹状体的灰质数量降低。据推测这与演奏乐器所需的强大的自动化运动技能有关，这尤其发生在小脑中，它使得其他脑区的细胞变得多余。

钢琴家和管风琴演奏家在进行强化音乐训练中，大脑也发生了改变。他们的大脑皮质中发育出一个更大的计划自主运动的运动前区，以及一个更大的负责动作起始的运动皮质区。他们的感觉皮质脑区也扩大。他们也改进了独立的手部控制，大脑有更大的顶上回和更大的内嗅皮质。

当音乐家们的大脑"处于休息状态"时，其涉及记忆、运动功能和情感脑区之间的联系更多。看起来即使音乐家的大脑处于休息状态，他们脑中需要强有力合作的区域之间联系也更加紧密。

音乐家的左右脑之间的连接也更多，这体现为他们的胼胝体更大这一事实。越早开始训练的音乐家们有着越大的胼胝体，这表明他们的演奏引起大脑的可塑性改变。钢琴家们具有更为发达的与独立手指运动和听力有关的脑区之间的白质连接。

无论音乐训练的强度如何，这些白质连接都能更好地处理复杂的声音。在音乐家身上，对于特定乐器的声音分析得到了发展，而演奏乐器的效应超越了音乐本身。音乐家们比普通人更能准确地读出外语单词，成年音乐家们也比非音乐家有着更好的执行功能，换句话说，他们拥有的认知能力可以实现有目的、有计划、可控和灵活的行为。这些功能是典型的前额叶皮层功能。最后，一项针对 65 岁的双胞胎的研究表明，如果你会演奏一种乐器，你罹患痴呆症的概率就会降低。

老年人

儿童期的音乐训练可以产生对抗大脑衰老过程，尤其是对听觉系统功能的永久性有益影响。年长的专业音乐家们更擅长去执行认知任务。通常老年人在听语音时，尤其是在嘈杂的环境中会遇到一些困难，因为外周和中枢听觉系统的变化会导致他们更难以辨别微小的频谱与时间差异，而终生的音乐训练则可以预防或延缓这种认知功能降低。

这里似乎存在着一个关键的大脑发育期，而音乐的这种效应需要在此期间被创建起来。事实证明，在 4 到 14 岁之间接受中等强度音乐训练的儿童在停止训练 40 多年后都能够更好地跟上语言元素的快速变化，这一效应取决于音乐训练的年数，因此完成这项语言处理任务所需的神经元处理过程肯定在儿童期就受到了永久性影响。这是在学校开设音乐课的一个理由。年轻时的音乐训练也伴随着晚年时运动技能的维持。

给 60 至 84 岁人群上四个月的钢琴课对他们的认知功能的有益效应要强于其他的如体育锻炼、电脑课和绘画课等休闲活动。钢琴课组人群在测试执行功能的斯楚普测验（Stroop test）中得分更高，具有更好的抑制控制力并能更好地分配注意力。研究还发现，钢琴课组人群的情绪更好，较少抑郁而且心身生活的质量都获得提高。一项针对 65 岁人群的研究发现，背景音乐可以改善其情景记忆功能，而对记忆重要的前额叶皮层的活性降低。看来在播放背景音乐时，老年人的一部分大脑皮质的工作效率更高。

第十二章
进化与音乐

1
动物们懂音乐吗？

音乐是毫无意义的噪声，除非它触动了听者的心灵。

——保罗·欣德米特（Paul Hindemith）

通常人们认为动物是不懂音乐的，但是，每当我妻子出门时她都会为她的拳师犬播放音乐，她说那条狗更喜欢古典音乐而不是现代音乐，古典音乐能让它平静下来。我的评论则一直是，不管有没有音乐，那条狗都会一直睡觉。然而，眼下一项对犬舍里的狗的研究对我的推测提出了质疑。在7天的时间里，犬舍里的古典音乐从早上10点一直播放到下午4点30分，而狗狗们都变得安静了。它们更多地坐着或是躺下，更经常地保持着沉默，它们的心率表明它们较少受到环境应激的困扰。这些效应在雄性狗中比在雌性狗中更为明显，并且在一周后消失。我可以想象的是，在一周内每天听古典音乐超过6个小时后，这些狗迫切希望听到点其他东西。

这项研究并不能证明狗具有音乐性，而只能说明音乐对它们具有生理学效应。关于动物的其他观察也显示如此。的确，我们将鸟鸣当作音乐去体验，但是对于鸟类来说鸟鸣就是它们的交流方式，它们是否将鸟鸣体验为音乐，是值得怀疑的。鲸鱼、海豚和长臂猿发出的声音也是如此，这是他们的交流方式而已。华盛顿动物园里有一头大象会吹口琴和其他各种管乐器，它总是以渐强音去结束它的每一次演奏。然而这是它学会的技巧，而不是它懂音乐的证据。

人们在动物身上已经单独测试过它们是否拥有音乐的几方面特征，包括以下这两个。

（1）节奏感，这是人类与生俱来的能力，正如霍宁对两天或三天大的婴儿测试中所显示的，几乎所有人与生俱来都具有区分非常不同的节奏的能力。北美婴儿甚至能分辨保加利亚民歌中的节奏，但是如果他们不继续去听这种音乐，他们就会失去这种分辨能力。这一方式类似于婴儿可以根据其语言环境而学习任何语言并将其作为母语。

在《人类起源》一书中，达尔文推测音乐节奏感是大脑的一个基本特征，我们与许多其他物种共享这一特征。然而，事实证明并非如此。人类的音乐节奏感是一项复杂的功能，它需要听觉皮质和负责计划运动的前运动皮质之间的强大连接。它是基于期望的：你必须先抬起你的脚，然后才能随着音乐及时把脚放下来。这种功能在动物王国里很罕见。从未有研究表明与人类关系密切的黑猩猩和倭黑猩猩能够随着音乐节拍而舞蹈。然而虽然大多数动物都没有节奏感，大象、鹦鹉和凤头鹦鹉却是例外。也有传闻称，马在没有任何骑手帮助的情况下会根据音乐调整自己的步态，不过这些说法尚未得到证实。在 YouTube 上我们可以欣赏到凤头鹦鹉"雪球"那似乎很有节奏感的跳舞视频，因此它可能是动物王国里的一个例外。然而，汉克·霍宁认为，在那段视频的前 5 秒里，从墙上可以看到鹦鹉的主人跳舞的影子。霍宁说，至少在某种程度上那只鸟可能是在模仿它的主人。我怀疑那是"雪球"自己的影子，但是显然我们需要新的、具有适当的对照的研究。

（2）完美音调，有时也称为绝对音调，这是另一种天生的音乐特征，通常在我们很小的时候就表现出来。然而，它并没有使我们与其他动物例如鸟类、狼类和猿类等有所不同。根据霍宁的观点，让我们和动物们区分开来的是相对音调。这是一种识别旋律而无需这旋律的音调每次都相同的能力。我们主要从其形态，也即音调从一个音符到另一个音符的变化方式去识别它，而鸟类和恒河猴做不到这一点。完美音调和相对音调都能在人类几个月大小的婴儿中显现，但是随后他们对旋律的相对音调反应更加灵敏，而对旋律的绝对音调也即音符的实际音调不太敏感。

非人灵长类动物不懂音乐，但是它们会对音乐做出反应，并且有自己的偏好。当播放音乐时，黑猩猩表现出较少的竞争行为。像大多数西方人一样，它们也偏爱和谐的音乐而不喜欢不和谐的音乐。有趣的是，亚马逊地区一个与世隔绝的部落的人发现，不和谐的音乐与和谐的音乐听起来同样悦耳，因此我们认为的不和谐（音乐）可能是由文化决定的。黑猩猩更喜欢周围寂静而不是播放西方流行音乐，显然它们觉得西方流行音乐强有力的、可预测的节奏具有威胁性，这可能是因为这类音乐接近于它们自己发出的显示其支配地位的有节奏的噪声。相较于无调性的日本太鼓乐，黑猩猩们也是更喜欢寂静。但是，和寂静相比，它们确实更喜欢听五声音阶的西非音乐和微调的北印度拉格音乐。这些比较研究也许最终会告诉我们更多关于人类的音乐起源以及人类的音乐偏好的信息。

2
音乐的进化优势？

糟糕的音乐是我们的孩子们喜欢听的。好音乐是我们当孩子时喜欢听的。

——昆西·琼斯（Quincy Jones）

人类的文化少不了音乐和舞蹈。音乐是宗教以及其他的典礼或仪式的核心。三四个月大的婴儿已经能对音乐做出有节奏的反应，挥动胳膊和腿并且发出声音，这是舞蹈和唱歌的前兆。然而，关于音乐所具有的可能的进化优势是什么的猜测仍在继续。

迄今为止发现的最古老的乐器是 5 万年前在斯洛伐克吹奏的长笛。现代人在那同一个时代出现于澳大利亚，他们已经有了语言和音乐，他们的大脑至少

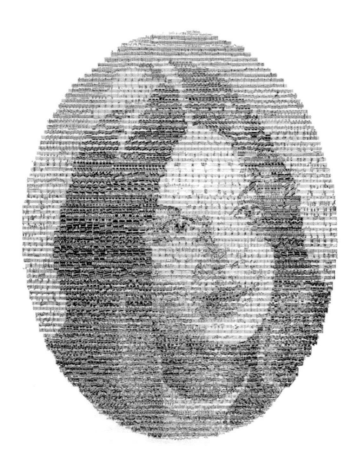

图 94

于里安·安德里森（Jurriaan Andriessen，1951—1991），平面设计师、音乐家、作曲家。这是他的搭档海德薇·德比尔的画像（Hedwig de Beer）。这幅画像由安德里森创作的54首曲子的五线谱组成。"他为这幅画付出了五年时间，是一副充满爱的杰作。"海德薇说。

在那时已经足够发达。音乐可能早在视觉艺术出现之前就在世界上许多不同的地方有了发展的萌芽，但是它仍然是现代人类最近才获得的4项成就之一，另外3项分别是艺术、语言和灵性。

达尔文的理论是，音乐天赋是通过性选择而产生的。就像雄性孔雀炫耀自己的尾羽来吸引雌孔雀一样，美妙的音乐也会吸引异性。长臂猿在东南亚的热带雨林中穿行时也唱着歌，雄猿在清晨开始唱，而后雌猿也加进来一起唱，它们的歌声清楚地表明了它们的领地范围，年轻的雄性还试图用歌声打动雌性。一只雄鼠会唱出一支独特的超声波歌曲作为对雌鼠尿液气味的反应，歌曲的主题和中心思想会定期重复显现，以便打动雌鼠。当你看到歇斯底里的女孩子们扑向流行歌手，甚至向歌手扔出自己的内衣时，你就会发现唱歌对于鸟类和其他动物的重要性与对于人类的性选择的重要性之间的类比似乎是正确的。流行歌星对那些在他们周围嬉戏的追星族的性吸引力支持了达尔文的想法。这不是什么新鲜事，即使是在 19 世纪，弗朗茨·李斯特也很难抵挡那些女性崇拜者。而"爱情"仍然是当今歌曲和歌剧中最常见的主题。

即使没有语言，音乐也可以作为爱情的宣言。古斯塔夫·马勒将他的第五交响曲的柔板乐谱放在一个信封里，没有作进一步的解释就寄给了阿尔玛·辛德勒（Alma Schindler），阿尔玛自己作为一位作曲家立即理解了其中传递的信息，4 个月后他们就订婚了。

我们现在对 140 年前达尔文提出的音乐在性选择中的作用有了第一个实验支持：处于月经周期的生育期，也即排卵期前后的女性说，她们更喜欢挑选那些创作复杂音乐的男性作为自己的短期性伴侣；而在请女性从作曲家中选择长期伴侣时则没有发现这种偏好差异。这种性选择差异也不存在于那些制作更多或较少复杂视觉艺术作品的艺术家们当中。因此，这种选择不是基于吸引力和创造力之间的一般关系，而是专属于音乐的一个特征。一首乐曲的复杂程度可以表明作曲家具有的高度创造力，而演奏一种乐器所需要的技能可以表明演奏者身体的高度协调性以及各种高度学习能力。

音乐的另一个更重要的进化优势是它加强了社会凝聚力。音乐将群体聚集在一起，引起情感分享并创造出社团感。由此产生的社交合作可以导致集体思维及共同生存策略。集体歌唱和集体击鼓尤其能增强集体感。音乐影响情绪的能力可能在营造社团感方面发挥重要作用。毕竟，风笛乐曲是为了让苏格兰士兵拥有进攻的情绪。（就我个人体会而言，我总是想攻击那些制造了那么难听的噪声的吹风笛者，所以天知道在那些日子里风笛乐曲对英格兰敌人的效应到底是什么。）

被称为"社会学之父"的赫伯特·斯宾塞在《音乐的起源与功能》（*On the Origin and Function of Music*）一书中把音乐称为一种情感语言。从这个角度看，再考虑到音乐对脑干的影响——脑干调节呼吸、血压和心跳等重要功能，有趣的是音乐可能与远古的进化生存策略有关。"刺激性"音乐通常模仿自然界中的警报声：突然开始的响亮、短暂的噪声，主题简短并且重复。这样的音乐会引发对生存至关重要的"战斗或逃跑"（fight-or-flight）反应。这是一种由自主神经系统调节的自动反应。

自主反应有两种。"战斗或逃跑"反应由交感神经系统调节，是我们应激反应的一部分；相反，副交感神经系统使我们的大脑和身体恢复到休息状态。放松的音乐更像是母性絮语，与副交感神经和镇静反应相关。关于音乐起源的一种理论是，在人类的先驱原始人中，情感以呼叫的形式有效地转化为社会信号，随后音乐由此而产生。因此音乐是让社团了解你的情感的有效手段。

关于音乐的进化优势的另一个假设是它有助于减少认知冲突。对于在实验中被禁止玩他们最喜欢的玩具的幼儿来说，确实是这样的。播放莫扎特的音乐使他们接受了这个禁令。现在的问题是：还有哪些音乐可以带来同样效果？

那些声称音乐在情感方面具有进化优势的人还认为，音乐促进了亲子之间的依恋。在这里我们可能会指出，这似乎只在青春期之前有效，从青春期开始则很明显每一代人都更喜欢去听一种新的音乐。在青少年阶段，音乐实际上促进了父母和孩子之间的分裂——音乐被用来探索界限。青春期的孩子会形成自己的品位，开始喜欢属于他们自己时代的音乐，并通过所选择的音乐来表明自己的忠诚。（也许这在进化过程中是不同的。）对音乐的选择实际上可以预测青少年的问题行为。流行音乐包含了与你的身份发展相关的信息，例如坠入爱河、开始一段关系、结束一段关系和被背叛等信息。如果你在13岁时就喜欢嘻哈音乐，享受着痞子一样的大摇大摆，那么今后出现问题的可能性会更大，包括故意破坏、打架、轻微犯罪以及滥用毒品和酒精等行为问题。当然，这种相关性并不表示因果关系必然存在。

3
语言和音乐的关系

当难以言传时，音乐就开口说话。

——汉斯·克里斯蒂安·安徒生

　　语言和音乐都是人类至关重要的交流系统，都是由声音模式组成，然而它们也有不同之处。语言可以传达精确的语义信息，音乐则不能。但是音乐对于社会凝聚非常重要，它甚至能够促进儿童的合作。两岁半的孩子会根据玩伴的击鼓节奏而调整自己的击鼓节奏。

　　与语言不同，音乐通常有着规律性节奏。人们认为音乐的巨大情感力量来自它实现（或者混淆）时间期望。音乐中的时间具有分形特性，所有的作品都可以分成更小的片段，这些片段或多或少是整个作品的副本。这种分形也存在于其他自然时间序列中，例如心率和神经元的动态振荡中。

　　语言和音乐都主要在左大脑半球进行处理。然而，节奏主要是在右侧大脑半球或在两侧半球同时进行处理。音乐句法是在布洛卡语言区进行处理，这也涉及我们说话时做出的复杂手势，以及手语。有些人声称，语言的起源实际上就存在于这些手势，或在于使我们能够扔出石头投掷长矛的神经系统；与此相反，音乐的和声和旋律分析以及音调的比较都主要发生在右半脑。然而，在音乐训练过程中，伴随着经验的积累，我们对音乐的处理越来越多地发生在左半脑。

　　语言和音乐尽管存在着差异，却还是密切相关。没有哪种语言是单调的，某些语言例如中文还有明显声调。语言似乎被早期发育中的儿童脑视为一种特殊的音乐，这表现在母亲的哼歌是母婴之间的一种交流方式。大脑颞叶中处理语言和音乐的脑区有部分重叠，这表明它们有一个共同的进化起源，这一点有助于解释为什么音乐训练也能提高语言技能，甚至提高词语记忆；而失语症患者可以通过唱歌来重新学习说话，这也说明这两个维度之间存在功能联系。大脑弓状束是一束连接皮质的运动区与听觉区的轴突，基于歌曲的治疗可以扩大这一束神经纤维。然而，语言和音乐似乎也拥有独立的或部分独立的神经回路，因为神经损伤有时会影响语言能力而音乐技能却保持完好无损，反之亦然。

在分子水平上，语言和音乐之间也存在着联系。一种叫作 *FOXP2* 的特殊基因在布洛卡语言区和韦尼克语言区都有很强的表达。该基因的微小变异，也即基因的多态性见于患有严重的说话障碍和语言障碍的家庭，并且伴随着布洛卡区活性减低。如果在鸟类中关闭这一基因，它们就不能再唱歌；而在小鼠中这一基因的功能丧失会干扰它们与同类中其他成员交流发出的超声波。*FOXP2* 基因不是具有这方面功能的唯一基因。鸣禽和人类分享着至少 50 个专门与学习使用声音有关的基因。

第十三章
音乐对大脑的影响

1
音乐对大脑结构和系统的直接影响

> 每当我听到音乐，我便不怕任何危险。我就坚强。我就没有冤家。我和我远古的祖先心心相印，也息息相关于我的未来命运。
>
> ——亨利·大卫·梭罗

音乐在大量的脑区和脑功能中进行着处理并产生效应。遗传因素和音乐体验都在我们对音乐的体验方式中发挥重要作用。一个人的音乐天赋，例如在节拍掌握方面，首先取决于他或她最常听的音乐。在一定程度上，你是否喜欢某种音乐取决于你的音乐经历，尤其是你在青春期对音乐的体验，而那些体验通常与你父母的音乐体验差距很大。根据你的天赋和过去的音乐体验，你对听到的音乐的判定会由你的大脑迅速自动确定。如果你的判定是正面的，那音乐就会给你带来快乐，因为奖赏系统会释放出各种化学信使。与视觉艺术一样，你也可以说音乐的美感存在于听者的脑中。

音乐首先刺激听觉皮质，这是信息输入大脑的位置。听觉皮质的颞上回、颞上沟吻端和听觉皮质腹侧在感知旋律音程和节拍、节奏、音调与和声中扮演重要角色，但是音乐也会刺激大脑中与学习有关的区域（海马体与前额叶皮质）。海马体存储着联想，因此它就像一个搜索引擎，搜索储存于不同脑区的不同方面的记忆。

老歌的音乐唤起人们对过去事件的生动回忆，实际上比名人的面孔所激起的回忆要生动得多。这种现象在女性中比在男性中更为生动。此外，音乐刺激脑中与奖赏（腹侧被盖区、伏隔核和尾状核）以及情感（杏仁核、岛叶皮质和海马体）有关的区域。顺便说一句，这不仅适用于正面的情感：一个极端的例子是贝多芬的《第九交响曲》在《发条橙》的主角身上引起了攻击性。

音乐也会作用于大脑的运动结构，导致舞蹈、击掌和按节奏踏足等动作，并的确会引起面部表情改变，也许还会促使面部露出微笑。大脑运动前区和前额叶皮层对记住旋律非常重要，而基底神经节和小脑则参与处理与节拍有关的音乐信息。通过下丘脑，音乐可以影响我们的激素和自主神经功能调节，导致心率和血压改变，以及雌激素和睾酮水平变化。这些变化取决于个体的性别以及是否喜欢所听到的音乐。听觉系统直接向脑干的臂旁核投射，臂旁核是一个自主神经调节的中心。特定的音乐类型对这些自主神经反应的方式至关重要。莫扎特和施特劳斯的作品能降低血压和心率，而 ABBA（成立于 1972 年的瑞典流行乐组合，乐队名称来自四名成员的姓名前字母缩写组合）的音乐则没有这种效果。无调性音乐也通过这条神经通路而导致不懂（古典）音乐的人的心率降低而血压升高，这表明了警觉性、紧张感和恐惧感的增加。

最重要的是，你喜欢的音乐尤其是那些"让你起鸡皮疙瘩"的音乐——或者正如某些人所说的让你获得皮肤高潮的音乐——伴随着脑中产生多巴胺的奖赏系统活性的大大增加。脑内奖赏系统不仅可以被主要的奖赏内容，也即食物和性所激活，而且可以被次要的奖赏内容（如艺术、金钱和权力）所激活。奖赏系统由奖赏的来源即位于腹侧被盖区的多巴胺神经元，以及多巴胺最终释放的脑区伏隔核和尾状核组成。同样，在动物当中，音乐也导致它们在伏隔核内释放更多的多巴胺。

有一位 60 岁的患有无法治愈的强迫症的男子，在接受了大脑伏隔核的深部脑电刺激之后病情得到显著改善。然而，6 个月后他突然对约翰尼·卡什（Johnny Cash）的音乐产生强烈喜爱，约翰尼·卡什这位任性的民谣歌手曾在著名的圣昆廷监狱举办过一场音乐会。那位 60 岁的男性强迫症患者有一次从收音机里听到《火圈》（*Ring of Fire*）这首歌，深受感动。他以前从未对音乐感兴趣，只是在年轻时偶尔听过甲壳虫乐队和滚石乐队的歌，但从未听过卡什的歌。他觉得在接受大脑伏隔核的深部脑电刺激后自己焕然一新，而约翰尼·卡什的音乐完美契合了他的这种感受。他说，卡什对于每一个事件、每一种情绪都给出了合适的歌曲。这一病例的观察结果再次强调了伏隔核对于音乐欣赏的重要性。此外，它还表明深部脑电刺激可以改变人格的某些方面，正如其他研究发现了深部脑电刺激可以改变个体的其他性格特征（见第二十八章）。

因此，音乐通过刺激伏隔核和尾状核内多巴胺的释放给我们带来愉悦。实际上，通过功能性脑部扫描来测量个体在听音乐时其伏隔核活性增强程度，可以预测所播放的特定音乐的未来销售量。奖赏效应只出现在伏隔核、听觉皮层、杏仁核、腹内侧前额叶皮层和其他对情绪很重要的大脑区域之间的相互作用中。

海马体对学习、记忆和空间定位至关重要，但它也会被与社交互动有关的刺激而激活，这些刺激包括平静的、快乐的、悲伤的或令人担忧的音乐。那些大脑中海马体受到海马体硬化病（一种相对罕见的痴呆症）影响的患者，记忆中留下的叙事和歌曲曲调的痕迹都比较少。

2
音乐与情感

音乐……不过是空气的颤动。但它们是让我颤栗的颤动。

——罗吉尔·范·博克斯泰尔（Rogier van Boxtel）

有许多脑区与音乐唤起的情感有关。正面的音乐情感伴随着部分奖赏系统激活，而杏仁核与海马体参与处理了那些音乐所引起的正面和负面刺激效应。

有节奏的音乐和制造悬念的音乐被用来让士兵们统一行动，为战斗做好准备。这类音乐导致感觉皮层、运动皮层和脑干的活动。根据音乐的节奏，脑干中那些重要的和自主神经调节相关的过程也受到影响，包括对心率、血压、体温、皮肤传导性（取决于出汗程度）和肌肉张力的影响。

平静、怀旧而忧郁的音乐有选择地激活前额叶皮质和海马体。悲伤的音乐可以因为其美感价值而令听者感觉愉悦，这种美感是由前额叶皮层评估的，但是这种愉悦感也可以由其对情绪的调节，或它所唤起的记忆而引起。在唤起记忆方面，海马体的功能至关重要。当你发觉悲伤的音乐令人愉悦时，你脑内的伏隔核是被激活的。

让你感到害怕的音乐会导致你的听觉皮层活性降低，而海马体和杏仁核的活性也会有所改变。右侧杏仁核内单胺受体（接收特定神经递质信息的蛋白质）的增加会导致焦虑感。杏仁核将信息传递到躯体感觉皮层，受体也随之在那里增加。大脑皮层对情况进行分析，并将信息发回到杏仁核，通过自主神经系统引起身体反应。大脑只需要四分之一秒的时间即可评估音乐的情感片段内容，因此这些反应被视为神经反射。大脑反应如此迅速是因为这种反应发生在无意识状态当中。视觉皮质会被恐惧激活，因此视觉灵敏度会提高。

然而，并不是每个人都会对音乐产生情感反应。当我还是个 6 岁左右的孩子时，每天我从我的小学——"露天学校"——沿着阿姆斯特丹的贝多芬街道步行回家。在盖瑞特·范德温斯特拉特街道（Gerrit van der Veenstraat）的拐角处常会有一个管风琴演奏。管风琴边站着一位女士，对于我这个小男孩来说，她看上去很高大。她患有唐氏综合征，手里拿着两根用羊毛绳连接的木棍，随着音乐轻轻打着节拍。古怪的是，尽管音乐很欢快，她却总是看上去很严肃的样子，一点愉快感也没有。这幅景象与欢快的风琴音乐连在一起，让那时的我觉得很可怕。

我因此还怀着特殊的兴趣阅读了一项研究聆听熟悉和不熟悉的曲调对大脑活性的不同效应的论文。令人惊讶的是，与没有智力缺陷的对照组的反应相反，唐氏综合征患者脑中支持情感的边缘系统没有被熟悉的曲调激活；而更普遍的发现是：唐氏综合征患者还会存在解读社交信号和他人情绪上的困难，尤其在解读表现出恐惧、惊讶和愤怒等情感的面部表情方面存在困难。

人们推测唐氏综合征患者的镜像神经元功能不佳，这是一个有趣的值得进一步研究的要点。这完全不是在说唐氏综合征患者没有情感。我生命中最快乐的一天就是曾经在纽约港的一艘船上与150位患有唐氏综合征的儿童一起度过的。唐氏综合征患者对音乐的兴趣高于常人的平均水平，但是熟悉的曲调似乎不会影响他们的情感。

额颞叶退化症是一种影响到前额叶皮质、杏仁核和扣带皮质的痴呆症。音乐在额颞叶退化症患者那里无法再像通常那样引起情感反应。颞叶受累的语义性痴呆症和杏仁核或岛叶皮质损伤的患者也一样，音乐无法再在他们那里引起通常会引起的情感。

3
音乐对情绪、恐惧和痛苦的效应

在教堂里，神圣的音乐会让我们所有人都变为信徒——但是传教士们总是能够去恢复信徒与无神论者数量之间的平衡。

——米尼翁·麦克劳克林（Mignon McLaughlin）

你听到的音乐类型、所处的环境以及你自己对音乐的品位可以决定音乐对你的效应。休闲地制作音乐可以改善老年人的情绪，减轻他们的压力。音乐，尤其是你自己选择的音乐可以具有奖赏效应，提高动力和快乐，减轻应激、恐惧和痛苦。主持人保罗·威特曼写道，他出门时总是开着收音机，因为这意味着他不必担心回家时面临一片寂静。聆听被特意选择的音乐可以减轻孕妇分娩过程中的痛苦和恐惧，增加其对分娩过程的满意度，并降低孕妇分娩后8天内罹患产后抑郁症的概率。顺便说一句，女性在怀孕期间对音乐更加敏感，这是通过测得其血压降低而确定的。这种效应不是由雌激素引起的而可能是由催乳素引起的；众所周知，高水平催乳素会使忧郁的音乐听起来令人愉悦。手术前接受硬膜外麻醉的患者聆听自己选择的音乐也会减少焦虑感，术后他们回首时对手术也有更正面的感受。我在阿姆斯特丹学园期末考试的那天一早会感到特别紧张，于是在去学校前很早就吃完了早餐。我和妈妈坐在沙发上听了帕格尼尼的《第一小提琴协奏曲》，那之后我在考试中就发挥正常了。

音乐对于手术后的疼痛、恐惧、血压和心率都会产生有益的影响，尤其如果这音乐是病人自己选择的话。根据我的个人经验，支气管镜检查是一种特别令人难受的过程，医生将一根管子通过气管插入病人的肺部以取出一点组织放在显微镜下检查。一项针对可以找到的所有支气管镜检查案例的分析研究表明，音乐疗法也能降低这种检查所伴随的焦虑并起到降低血压和心率的镇定效果。

在一项随机对照试验中，研究者发现患者自己强烈偏好的音乐能够有效减轻疼痛。然而，如果是其他人为患者选择了音乐，则这种正面效应无法被保证。我不明白为什么有些人听到电梯里或飞机起飞和降落前播放的那种烦人的"无痛性"音乐就会平静下来。选择你自己喜欢的音乐才能获得最佳效果。

音乐不仅对参加实验的健康志愿者显示出减压作用，而且对面临手术或牙科治疗的病人也具有减压效应。与音乐结合可以减少手术或牙科治疗中止痛药和镇静剂的剂量。在应激反应之后，如果有音乐的影响，自主神经系统就可以恢复得更快。积极地从事音乐活动，比如加入合唱团，可以提高免疫系统功能从而预防疾病。

许多人用音乐作为刺激物来提升自己的注意力。长时间进行手术的神经外科医生用音乐来帮助自己集中注意力。我看到我的许多博士生也采取了相同方法：当他们必须努力聚精会神把结果写成论文时就会戴上耳机听音乐。然而那对我来说是不可能的：如果我想集中自己的注意力就需要周围的寂静。音乐对注意力的影响因人而异，背景音乐对内向型个体的认知过程的影响要大于对外向型个体的影响。

音乐还有更为广泛的效应，例如对情绪的影响，这可能是著名的"莫扎特效应"的基础。研究表明,听过莫扎特的钢琴奏鸣曲 KV448 的学生在智商测试中表现更好。智商的提高似乎不是由音乐直接引起而是由其间接引起的:被试者表现得更好是因为他们的心情在听了那段特别的音乐之后更加愉悦。在一项记忆检测中,莫扎特的 KV448 甚至还改善了大鼠的表现。人们发现莫扎特音乐的节奏对这种实验效应至关重要。在神经生物学机制方面,生长因子 BDNF(脑源性神经生长因子)及其受体(TrkB)扮演了重要角色。

4
化学信使和音乐

神经递质和激素对不同的音乐起着不同的反应。一段你喜欢的音乐可以减轻应激并降低应激激素皮质醇的水平。集体演唱也会降低应激激素促肾上腺皮质激素(ACTH)的水平,但是进行曲会提高促肾上腺皮质激素、皮质醇和去甲肾上腺素水平,并为"战斗或逃跑反应"的重要功能做好准备。让你感到恐惧的音乐——比如电影中用来增加紧张感的音乐——会引发大脑边缘区和旁边缘区内单胺受体的迅速增加,这会使得多巴胺刺激大脑尾状核导致的愉悦效应的减低。

与此相反,一节仅仅 30 分钟的唱歌课就足以提高血浆中的催产素水平,催产素是释放于脑内促进社交互作的神经肽。研究发现,在心脏手术后的第一天,轻柔的音乐可以提高患者血液中的催产素水平和氧张力,并使患者更加放松。大脑的许多区域,包括在社会交往上起重要作用的海马体中都有催产素受体。

音乐也会引起多巴胺能奖赏系统改变。多巴胺参与对音乐等奖赏性刺激的期待、预判和解读。阿片类物质也在音乐的奖赏效应中扮演重要角色。脑细胞可以制造类似鸦片的物质,而听音乐可以减少对阿片类药物治疗疼痛的需求。此外,由音乐引起的"鸡皮疙瘩"反应可以被阿片受体拮抗剂纳洛酮阻断,这说明了阿片类化学信使在这种对音乐的反应中的重要性。有人声称，聆听莫扎特音乐所唤起的愉悦心情是基于脑中内啡肽的释放，但是当为了测量内啡肽的分泌而测量痛障（指疼痛的极限，过了此极限疼痛感就会逐步减轻）时，人们发现主动地唱歌、跳舞和击鼓会导致内啡肽释放，而被动地聆听莫扎特的音乐则无此效应。因此音乐可以通过各种化学信使对广泛的大脑区域和大脑功能产生许多不同的影响。专家们可以利用这一事实来治疗大脑疾病（见第二十章第 6 节）。

第十四章
音乐的体验，以及它的使用和滥用

乐感程度可以从表现为完全对音乐无感（失音症）到对音乐的异常欲望（恋音癖）。有些人因为罹患癫痫症、耳聋或偏头痛而产生音乐幻觉。有时，偏头痛发作前的警告感会伴随着旧时的音乐曲调。音乐可以引起耳聋，但是音乐也可以用来治病。在相反的极端，音乐还可以作为惩罚甚至是折磨手段。

1
音乐与脑部疾病

啊，我如何愿意承认自身的某个感官出了问题——而这个感官理应在我比在别人身上更加完美。

——路德维希·冯·贝多芬对自己失聪的评论

失音症过去被称为音乐性耳聋、音性耳聋或旋律障碍。这种疾病很罕见，而且 70% 到 80% 的患者具有遗传性。与生俱来的在其他方面正常的大脑失音症被称为先天性失音症。奥利弗·萨克斯曾经描述过这样一位老师，她虽然每年要给班级播放 30 次《祝你生日快乐》这首歌的录音，但是她自己听不出这首音乐。对她来说，音乐和锅碗瓢盆被扔到地上的噪声一个样。

实验表明，患有失音症的人实际上可以将音乐存储在自己的长期记忆中，但是无法进入其清醒的意识。从这个意义上来说失音症可以被视为一种记忆障碍。先天性失音症的遗传成分很大，患者的大约 39% 的一级亲属患有同样疾病，而在对照家族中这一比例仅为 3%。在整个人口中，有 4% 的人难以识别或者难以再现音乐的旋律和节奏，有些人甚至还会被音乐激怒，但是在这 4% 的人中只有一半是完全缺乏乐感，也即无法辨别出一个走调的音符；而有一半人确实具有节奏感，还有许多患有失音症的人可以接收到如电影音乐传达的情感信息。先天性失音症患者无法察觉出粤语和普通话等声调语言中音调的细微差别，因此他们觉得学习这类语言特别困难。

在患有失音症的个体的大脑中，人们发现了大脑额颞叶之间连接紊乱，连接大脑两个区域的右侧弓状束的体积显著缩小，而右侧颞上回、颞中回萎缩。节奏型失音症患者的萎缩主要发生在脑回的前部，而音调型失音症患者的萎缩主要发生在其后部。无法欣赏音乐的人，其右侧听觉皮质与奖赏系统伏隔核之间的连接都比较少。

获得性失音症可以由脑部疾病或者损伤引起，例如额颞叶损伤。在阿尔茨海默病患者中，失音症与颞上回和扣带回后部灰质的丢失都有关。精神分裂症患者也伴随着乐感降低，其中 62% 的病例表现出失音症。精神分裂症中的失音症、认知障碍和负性症状之间存在明显关联，这些负性症状包括情绪迟钝、缺乏能量、主动性下降、社交退缩以及难以集中注意力。

各个方面的音乐处理及失音症都涉及广泛的神经网络。与人们过去的想法相反，失音症也会影响那些对于说话很重要的系统，例如获得性失音症患者经常伴随中枢听觉系统功能紊乱。因此，采用经常听音乐来治疗失音症几乎完全无效。

与失音症相反的现象是恋音癖，这是一种对音乐的异常渴望，患者甚至以牺牲其他正常日常活动为代价。恋音癖常见于额颞叶痴呆症，尤其是语义性痴呆症，也见于威廉姆斯综合征以及某些形式的脑损伤、脑梗死、颞叶癫痫以及颞叶局灶性变性。恋音癖患者类似于那些例如发生于额叶损伤的不受约束的、强迫性的视觉艺术创作者。患有恋音癖的人可以被一种特定的音乐深深地束缚住，从波尔卡到流行乐，而这伴随着他们海马体前部灰质的增大。

由于癫痫活动刺激脑部颞叶而导致部分患者有时会幻听到过去的歌曲。从颞叶癫痫中所见的疾病类型可以帮助我们得出这样的结论：左右颞叶之间存在任务分工，左侧颞叶癫痫患者可能难以识别旋律，而右侧颞叶癫痫患者更难以识别音乐所传达的情感。与此相反，在某些个体身上音乐会引起癫痫发作。圣女贞德和陀思妥耶夫斯基两人都有在听到教堂钟声时欣喜若狂的经历，教堂钟声可以诱发他们两人癫痫发作。这种"音乐性癫痫"（或者"乐源性癫痫"）可以由各种音乐和声音触发，包括老式怀旧歌曲、喇叭声、古典或者现代音乐，或是单调的声音，例如飞机发动机或水壶发出的哨音。

音乐制作可能具有危险性，正如一位喇叭手在用力吹奏时发生了小脑出血，而且如今迪斯科性耳聋也很常见。2015 年在阿姆斯特丹医学中心进行的一项大规模研究表明，25% 的 12 至 25 岁的年轻人患有听力损失。大音量音乐对听力的损害无法治愈，但是可以通过将耳塞、香烟过滤嘴或者手指塞进耳朵里，或者简单地去调低音量来预防这种损伤。最大 100 分贝的音量是一个合理的规定，但是即使是在现代法律中也没有对此给出任何限制规定。一项出色的音乐发展是"无声迪斯科"，音乐不是通过扬声器而是通过无绳耳机进行播放，甚至还有一个双频道版本，你可以在两个 DJ 之间选择。尽管如此，造成听力损害的不仅仅是迪斯科音乐，专业音乐家也可能会遭受听力受损，无论他们是摇滚和爵士音乐家还是交响乐团的成员。

如果听觉皮层中的结构不能正常接收信息，它们就会变得过度活跃并自行产生信息，受影响的那部分大脑皮质会产生信息，而非像通常那样处理接收到的信息。发生这种情况的人会以为他们大脑产生的信息实际上是来自外部，并通过他们的感官进入脑内。听力不好的人起初会以为旁边有个一直开着的收音机，但是实际上他们正在不断地听到自己脑海中产生的音乐，包括曲调、音阶或几个一遍又一遍地重复的相同音符。这些由于耳朵接收到的信息不足而在大脑皮质产生的音乐幻觉被称为耳鸣，它们是无法被关掉的。整天听到国歌、德沃夏克交响曲或童谣可能会让人抓狂。不过耳鸣通常只是一种口哨声。

1% 的听力障碍老年人和 0.16% 的精神病患者，例如患有强迫症或者精神分裂症的患者，会出现音乐幻听。音乐幻听在 50 至 60 岁人群和女性中更为常见（70%）。除了听力损失，也即听觉结构获得的输入太少之外，社交隔离也是促成幻听发生的因素。癫痫症偶尔导致幻听，但是幻听的病因也可以是神经退行性过程——尤其是导致路易体痴呆症的一种帕金森病形式——某些形式的中毒、成瘾后的戒断症状、甲状腺功能减退，或例如梗死或肿瘤的局部疾病过程都可以导致幻听。

耳鸣不仅限于听力障碍。音乐幻听可以由许多不同脑区损伤干扰了听觉系统功能而引起，包括颞叶皮质、岛叶皮质、脑桥被盖和脑桥背侧的损伤等。听力障碍导致的幻听音乐常常是宗教的或者爱国主义的音乐，而大脑受损时的幻听音乐则常常更多是现代音乐。在精神疾病中，幻听音乐的性质与患者的情绪通常会相吻合。

音乐强迫症是指当患者没有刻意去回想其曲调的情况下，旋律碎片和不想要的记忆不断重现的脑功能紊乱，它们也被称为"耳虫"。患有这种强迫症的人没有听力障碍或神经病理，但是经常会发现强迫症的其他症状。他们很清楚旋律是来自大脑而不是来自外界的耳鸣或音乐幻听。音乐强迫症患者通常对抗抑郁药物治疗的反应良好。还有一些你一时难以从脑中驱逐出去的完全无辜的歌曲现象，在这方面疾病和健康的界限就相当模糊了。

乐谱形式的幻视有时会出现在例如邦纳综合征中，这种疾病会影响视力下降的老年人，或是由帕金森病、发热、中毒、代谢紊乱，以及入睡或者苏醒所引起。受影响的主要是那些强烈专注于音乐的人，例如那些准备举办一场音乐会的人。如果可能因为青光眼或眼底黄斑变性而视力遇到麻烦，他们可能会突然看见乐谱。幻视中的音符难以辨认，而且——正如患者的真诚尝试的结果所显示的——那些音符也无法被演奏。一位钢琴家形容这种音乐幻视是"毫无意义的音符大杂烩"。

无论我们喜欢与否，大脑都能产生音乐幻觉。当意大利作曲家贾科莫·普契尼（Giacomo Puccini, 1858—1924）读到一段精彩的歌词时，他会在脑海中听到音乐。路德维希·冯·贝多芬在 28 岁时注意到自己开始出现听力丧失，而到 50 岁时他几乎完全失聪。他也可以在脑海中"播放"他在纸上看到的音乐，这种创造心理表征的能力被认为帮他度过了失聪的岁月。但是贝多芬同时被耳鸣所困扰，31岁时他写道："我的耳朵日日夜夜嗡嗡作响。"然而每天早晨他都要创作和编辑他的音乐。

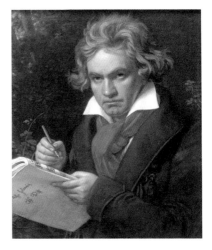

图95

贝多芬为《庄严弥撒曲》谱曲（1820），约瑟夫·卡尔·斯蒂勒（Joseph Karl Stieler, 1781—1858）作。

贝多芬逐渐发展的失聪的原因与音乐无关，尽管最终的诊断还远不清楚。他患有影响其骨骼的佩吉特病（老年人的一种慢性疾病，特征是骨组织退化），这导致了他的听觉神经萎缩。贝多芬死于肝硬化和慢性胰腺炎，这可能是他为了减轻疼痛而过度饮酒的结果。他饮用的葡萄酒里的铅含量很高，而铅对神经系统具有毒性，他骨骼深处的高浓度的铅含量支持了这一假设。有人说那些铅可能来自他住过的水疗中心里的矿泉水。另一种可以解释他的大部分症状的疾病诊断是被称为科根综合征的自身免疫性血管疾病（科根综合征是累及视觉、听觉系统的一种罕见的自身免疫疾病）。

对运动控制至关重要的小脑也参与了认知功能。在磁共振扫描中可以发现音乐与节奏激活小脑。小脑梗死以及小脑部位的退行性疾病伴随着音乐技能的丧失。

一项研究发现，海马旁回皮质损伤导致患者觉得不和谐的音乐具有适度愉悦性，而没有脑损伤或脑部疾病的对照组却觉得无法忍受那部音乐——那部不和谐的音乐是将威尔第和阿尔比诺尼（Albinoni）创作的和谐的音乐的每个音符向上或者向下移动一个半音。

相对而言，钢琴调音师和优秀的音乐家们经常是盲人，他们从小就被迫专注于声音、响声和音乐，因此他们有时能发展出非凡的音乐技能。这是大脑可塑性的一个例子，也即大脑内部的连接会做出相应调整。在早期大脑发育过程中失明或脑损伤会造成大脑皮质的某些部分去承担其他功能，因此这样的患者有时会伴随着发展出特殊的音乐天赋。某些自闭症专家，例如严重残疾的莱斯利·莱姆克（Leslie Lemke）就拥有惊人的天赋。莱姆克是一位早产儿，出生时就失明并伴有脑瘫。14岁时，有一天他听到在电视里播放的一部电影中柴可夫斯基的《第一钢琴协奏曲》，第二天早晨他就把整首协奏曲完美地演奏了出来。

2
音乐疗法

音乐最重要的部分不在于音符。

——古斯塔夫·马勒

由于音乐可以激活很多脑区，因此它可以刺激大脑发育，而音乐疗法可以对大脑发育障碍以及成人大脑疾病产生有益的效应。在临床对照试验中，音乐似乎经常是一种有效的替代疗法。

音乐与治疗之间的关系并不新鲜，当然也不主要是西方的发明。在中国古代文字中，音乐和药物的特征就密切相关（图96）。

伦勃朗的一幅画是基于最古老的音乐疗法的描述：公元前1025年，大卫通过弹奏竖琴而驱除撒乌尔王的抑郁。根据《圣经》记载，撒乌尔王的精神疾病可以归因于上帝的愤怒，因为撒乌尔没有按照上帝的命令去杀死所

图96

左边的中文繁体字意为"音乐"或"快乐"，右边的中文繁体字则是"药"。唯一的区别在于右侧字符顶部的小交叉阴影结构（草字头）代表植物或者草药，指的是中药。

有的敌人以及敌人的牲畜，这导致了上帝的愤怒。他放过了亚玛力王亚甲，以及亚甲的最好的羊。结果撒乌尔时而沮丧，时而暴怒。

在西方当音乐疗法在第一次和第二次世界大战中被证明可以有效减轻士兵的疼痛和悲苦并改善他们的身体反应后，它就开始流行起来。音乐疗法可以缓解多种疾病和症状，其有益的疗效已见于例如新生儿发育、有学习和行为障碍的儿童，以及智障、自闭症、脑损伤、抑郁症或失智症患者。音乐的选择对于音乐疗效至关重要，心脏病患者聆听莫扎特的音乐可以降低血压，而听披头士的音乐则无此效应。

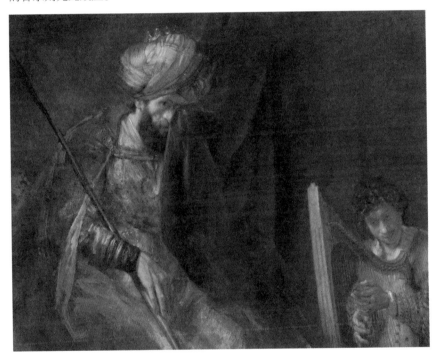

图97

第一次音乐治疗。伦勃朗的《大卫与撒乌尔王》(1650—1670)。撒乌尔王为了消除自己的抑郁情绪，让牧羊人大卫到他的宫廷里为他演奏。

早产儿孵育箱中的音乐

放在孵育箱里的早产儿如果听到莫扎特的音乐，在静息状态下会减少自己的能量消耗，结果其氧饱和度和体重得以增加，可以提早出院回家。如果他们在孵育箱里听到巴赫的音乐则没有这些有益的效应。

为什么早产儿们喜欢莫扎特而不喜欢巴赫？我的祖父是一位音乐鉴赏家，他觉得莫扎特的作品太友好了，他声称莫扎特无法在自己的音乐中诅咒和发誓——这似乎是我祖父需要的元素；考虑到第二次世界大战给他和他的家人所带去的灾难，我能理解其中的原因（作者的祖父是犹太人）。但是，缺少诅咒和发誓的音乐似乎不该对早产儿有影响，难道巴赫能在他的音乐中诅咒和发誓吗？很难相信巴赫本人，一个虔诚的上帝的仆人、杰出的作曲家与心算术巫师以及理性和情感大师，会在音乐中进行诅咒和发誓。然而，有记载表明，当巴赫还是孩子的时候，他经常在教堂做礼拜时逃到地窖里去躲避那些有关地狱和诅咒的布道，为此他受到教会当局的正式训斥。

对孵育箱中的婴儿具有有益效应的音乐并不仅限于莫扎特的音乐，有一种竖琴样的乐器康特勒琴（芬兰竖琴）的特色音乐也能帮助早产儿尽早康复。在一项实验中，黛安娜·施维林（Diana Schwilling）在三天里对着早产儿每天现场演奏 15 分钟平静乐曲，那是五声音阶的乐曲，每八度音阶有 5 个而不是 7 个音符。研究者通过测量婴儿血液中的皮质醇水平发现这种音乐降低了他们的应激水平，包括改善呼吸、降低疼痛评分并改善氧饱和度。一项将所有正确进行的研究结合起来的荟萃分析证实，音乐对孵育箱中的婴儿具有显著正面效应，而且现场演奏的效果最佳，因此音乐应该作为标准治疗方法在孵育箱中播放。

采用莫扎特音乐特色的音乐疗法不仅对早产儿的生命机能和神经发育具有有益效应，还能减轻疼痛。音乐对孵育箱中婴儿的正面效应已经导致其被扩展应用到渔业领域。研究人员给金头鳊鱼群提供每周 5 天、每天 4 小时的音乐演奏，在以下乐曲中选用一种——莫扎特的《小夜曲》、波切利（Bocelli）合辑《浪漫曲 Romanza》或者巴赫的《第一小提琴协奏曲》，而以白噪声或者静音作为对照。根据体重增长而判断，音乐刺激效果最显著的是莫扎特的音乐，其次是

《浪漫曲 Romanza》，然后是巴赫的音乐，接下来是静音，而最后是白噪声。研究人员还发现鱼脑中的神经递质发生了变化；以多巴胺为例，莫扎特音乐组的变化最大。所以对于鱼脑发育来说，莫扎特音乐也比巴赫音乐的帮助更大。

激素

音乐也可以帮助解决那些早产婴儿的母亲乳汁产生困难问题。农民们早就知道慢节奏的音乐可以减轻奶牛的压力并提高产奶量。乡村音乐和摇滚乐就没有这样的有益效应。

此外，音乐似乎会影响激素和大脑发育之间的相互作用。胎儿的甲状腺激素对其大脑的正常发育至关重要。患有先天性甲状腺功能减退症的儿童即使在出生后立即被诊断并接受治疗，其脑内对于记忆过程和空间技能至关重要的海马体也较小，他们还有学习和记忆功能紊乱。已知音乐练习会刺激海马灰质（脑细胞）的形成，改善尤其是右侧海马的空间技能，所以有趣的是，先天性甲状腺功能减退症的孩子在上音乐课后，竟然拥有一个正常大小的右侧海马体。然而，为了确定其中的因果关系，有必要对这一观察结果进行有对照的实验。

大脑发育障碍

被称为威廉姆斯综合征的大脑发育障碍是由被称为微缺失的一小段染色体缺失引起的，患有这种综合征的儿童通常智力显著低下，智商一般低于60，但是他们非常亲切，精力充沛而健谈，而且对音乐有着非凡的热爱。音乐治疗可以降低他们的焦虑。他们的音乐智商的各方面都呈现较高水平，并且在发育早期就得到发展，而且他们喜欢在一起为他人演奏音乐。

奥利弗·萨克斯曾经描述过一位患有威廉姆斯综合征的女患者，她可以凭记忆用35种不同的语言唱出数千首咏叹调。罹患这种综合征的病人绝非都拥有音乐天赋，但是几乎所有人都喜欢音乐。他们的大脑比正常人小20%左右，但是缩小的部分只在枕叶和顶叶而不是在颞叶，而听觉、语言和音乐能力恰恰位于颞叶。此外，在他们的大脑中音乐激活了其通常不会激活到相同程度的那些结构，包括杏仁核和小脑。

自闭症患者伴有社会交往与交流障碍，而音乐疗法正是专注于这些方面的改善。小提琴家兼指挥家夏普·范茨韦登曾经写道："我在自闭症儿童那里见到音乐疗效的最好例子。我看见那些孩子无法与人进行接触，直到有人打起鼓而那些孩子们就去模仿击鼓。击鼓创造了一座桥梁。那里孩子们开始了人际接触，你可以用音乐建立接触。"

随机试验表明，音乐疗法可以对自闭症儿童产生有益的影响。科克伦（Cochrane）撰写了一篇基于质量而选择的十项研究并对其进行严格评估的综述，结论是音乐疗法确实可以帮助这类疾病患儿提高其社交、社会情感、语言和非语言交流，也可以提高亲子关系的质量。

癫痫和脑损伤

在癫痫症患者中，无论是儿童还是成年人，在聆听莫扎特音乐期间和听完音乐之后，癫痫发作之间的脑活性紊乱都立即减少，这种效应在全身性癫痫症患者中最为显著。聆听莫扎特《D 大调双钢琴奏鸣曲 KV.448》可以降低再次发作癫痫的概率。莫扎特的音乐有一种镇静效应，这可能是由于自主神经系统活性的改变，但是另一种可能的机制是该音乐刺激了一种叫作脑源性神经营养因子（BDNF）的产生。

在脑损伤患者身上，音乐疗法可以改善他们的执行功能、情感、情绪以及步行速度，同时减少他们对刺激的寻求和焦虑。不能说话的失语症患者有时会被要求唱出他们想说的话，这往往比采用常规的语言治疗要有效得多，并且能帮助患者学会再次说话。看上去唱歌和说话使用的大脑系统似乎在某种程度上存在着重叠。

2011 年 1 月，美国女众议员加布里埃尔·吉福兹（Gabrielle Giffords）遭遇头部左侧近距离中弹，结果罹患了失语症。她说她后来康复的关键是采用了音乐和节奏治疗。语言的处理位于大脑左半球，而音乐的处理过程发生在两侧大脑半球，而且音乐也可以激活与记忆和情感相关的脑结构。通过去唱简单的歌曲，布里埃尔·吉福兹恢复了语言和说话能力，尽管这并不能证明音乐是她康复的原因。

在因右侧脑梗死而导致的单侧忽略症中，患者不再有对身体左侧和左侧周围环境的任何意识（见第八章第 2 节）。音乐已被证明可以改善这些患者的视觉注意力。

在大脑中动脉阻塞引起的脑梗死患者，每天听音乐可以促进其功能恢复，而大脑的解剖学也会发生可见改变。在临床对照试验中，音乐可以刺激认知功能的恢复并改善情绪。在 6 个月内每天听音乐的试验参与者，其大脑额叶和腹侧纹状体内的灰质会更多。

给昏迷病人播放他们曾经喜欢的音乐，与给他们连续播放噪声作为对照条件相比，前者导致他们的脑电图显示大脑对于听到他们的名字有更频繁的反应，而对于听到自己名字的这种识别反应与更好的预后相关。

抑郁症

音乐也能用来治疗心境障碍。当年，我经常和路易斯·范戴克（Louis van Dijk）一起，站在阿姆斯特丹格里特·范德温斯特拉特（Gerrit van der Veenstraat）女子学校的门口，等待我们当时的女友和后来的妻子。路易斯·范·戴克后来成为著名并屡获殊荣的古典和爵士钢琴家，而且是荷兰著名剧团"莎菲唱诵"（Shaffy Chantant）的拉姆西斯·沙菲（Ramses Shaffy）和丽丝柏·李斯特（Liesbeth List）的伴奏者。他面临个人挫折后变得抑郁。康复之后，他说音乐的治疗效果是康复的一个重要因素，他将其视为一种"祝福"。

临床抑郁症患者对音乐释放的情感的评价与其他人不同，他们更容易错误地解读音乐产生的情感，然而音乐疗法可以改善这些患者的情绪。调查一下音乐在这方面是否与最新一代的抗抑郁药同样有效，会是一项很有趣的研究，虽然制药行业远不会急于见证这样的研究，因为抗抑郁药的安慰剂效应约占 50%。

我们的情绪对我们的生产力有很大的影响。如果一位具有创造力的人变得抑郁，那么他手中几乎不会产生新的作品。许多著名作曲家都患有抑郁症，柴可夫斯基主要在冬天经历抑郁；布鲁克纳（Bruckner）不仅抑郁而且患有强迫症，强迫自己去数所有包括音符的东西；亨德尔从 50 岁开始就有多次严重抑郁症发作，还有几次脑卒中；莫扎特在母亲去世后经历了严重的抑郁，并且后来又经历了几次抑郁发作。在抑郁情绪之后的情绪高涨期，这些作曲家往往极具创造力。

顺便提一句，鉴于药物治疗可以降低创造力（见第九章第 8 节），我们对于治疗抑郁症作曲家或者艺术家是否有助于提高他们的音乐质量是高度存疑的。当然，在这些作曲家生活的时代还不存在这种治疗方面进退两难的困境。

神经退行性疾病

音乐可以用来帮助帕金森病患者恢复行走的流畅节奏，但是当音乐停止时这种改善效应也就停止。音乐、歌曲和舞蹈可以帮助这些患者提高运动技能，但是当采用左旋多巴或深部脑电刺激丘脑底核改善他们的音乐发音、语调和情感表达时，他们适应节拍器节奏的能力却会降低。随机试验表明，音乐疗法和舞蹈确实有助于帕金森病患者的运动技能、平衡、耐力和生活质量。舞蹈是否会对他们产生长期治疗效应以及哪种舞蹈的效果最好，还有待研究。

我们学习演奏音乐时使用的大脑结构不同于我们学习阅读或做算术时使用的脑结构。经过多年的练习，演奏一种乐器成为自动化行为，这种技能被储存在程序性记忆中，也被称为内隐记忆或非陈述性记忆，其中小脑起着重要作用。这是你存储你学会的动作记忆，最初你必须花费大量的痛苦和努力来掌握这些动作，但是随后这些动作（例如游泳、骑自行车或开车）会变得完全自动化。在阿尔茨海默病中，小脑受到的影响比大脑其他部分要小，一位罹患了失智症的女士无法找到去舞台的路，但是一旦登台之后她仍然可以唱得很好，表演得无懈可击。另一位患者则是再也无法说话了，但是仍然能够每日弹钢琴并取得伟大成就。

除了演奏音乐所需的精细运动技能之外，音乐记忆在阿尔茨海默病首次出现后的很长时间内仍能保留下来。长期音乐记忆储存于大脑前扣带回的后部和前辅助运动皮层，这些脑区在阿尔茨海默病中出现皮质萎缩最少，而葡萄糖代谢降低程度最低。这些脑区的阿尔茨海默氏病病理肽，β-淀粉样蛋白（amyloid-β）沉积并不少于其他脑区，但是有迹象表明大脑某些部分在出现这种特别肽的时候仍然能够运行。

即使人们的陈述性记忆消失，也仍然可以学习演奏新的音乐。有一名业余的萨克斯管吹奏者罹患了由单纯疱疹病毒性脑炎引起的双侧颞叶广泛损伤，这使他患有被称为顺行性遗忘的严重记忆障碍。他无法记住任何新的信息，但是在3个月的时间里他能够从乐谱中学习一首新歌，将音符转化为动作并演奏出来。因此，你可以在缺乏至关重要的颞叶的陈述性记忆功能的情况下去学习弹奏一首曲子。音乐的视奏用到顶叶皮层的最上部。

相对长期保留着的演奏乐器的能力和音乐能力也见于额颞叶痴呆症和语义痴呆症患者。著名的民谣歌手伍迪·格思里（Woodie Guthrie，1912—1967）甚至在他亨廷顿病的早期仍然继续进行表演。亨廷顿病是一种遗传性失智症。

在失智症的发病过程中，患者对音乐的情感认知的确会降低。由于此类患者保留了自己的音乐性，对他们进行音乐治疗可能会有效，虽然去激发大脑剩余能力的目标有限。据报道，在患有失智症的老年人中，团体音乐疗法有助于他们保持自我意识，缓解诸如躁动等行为障碍，并且缓解焦虑和抑郁情绪。此外，参与音乐创作对于语言和短期记忆也有轻微的改善，这种改善在轻度和中度失智症患者那里最为明显。

在帮助失智症患者时，选择他们喜欢的音乐和他们熟悉的歌曲非常重要，最有效的音乐是他们在20岁左右时熟悉的音乐。当他们听到这样的音乐时可能会在咖啡桌上敲出节拍，甚至会放开嗓门唱出来；他们变得更平静，更快乐，更少焦虑。在荷兰，在线广播电台"记忆电台"（Radio Remember）就利用了这一点。安德里亚·范韦利（Andrea van Wely）因为定制音乐项目被"荷兰公共文库服务"（Dutch public library service）授予OBA奖，这是一项为失智症患者和照顾那些患者的人们提供音乐服务的项目。患者最喜欢的音乐被放在 iPod 里，当旧时记忆浮现时，患者明显地复苏，这常常也使得照顾他们变得较为容易。

为教会和艺术而去势

刀子万岁啊！

——巴洛克时代观众对于阉人歌手的表演的欣赏呐喊

在中东和远东地区，阉人的确曾被用来守卫后宫。在西方尤其在意大利，从 16 世纪到 18 世纪末，男孩们曾经被阉割以确保不发生变声，这样的操作始于罗马教会，在教堂和意大利歌剧中常常可以听到阉人歌手们的非凡歌声。女人是不允许参加教会唱诗班的，因为圣保罗在他写给哥林多人的第一封信中说"让你们的女人在教堂里保持静默，因为不允许她们说话"。虽然圣保罗没有提到唱歌，而且他在信里的意图是禁止女性成为牧师，但是为了安全起见，教堂觉得必须用年轻男孩的声音代替女子的声音。为了防止男孩子在青春期大脑促进产生的性激素使得声音变得低沉，宗教机构就对他们进行去势（阉割）。

去势会阻止在青春期时睾酮及其代谢产物二氢睾酮让喉部声带发育成喉结。1599 年，两位年轻的去势男孩被西斯廷教堂的教皇唱诗班录取，他们是后续大量这类唱诗班成员中的第一批。教皇克莱门特八世特别鼓励为"天堂唱诗班"而进行的阉割，并取得了成功。在 18 世纪，意大利每年大约有 4000 例阉割手术。许多阉人歌手也在意大利歌剧中演唱，在那里观众更喜欢男高音而不是女声。

阉割对声音的影响可能是在过去由外科理发师（从前那些能施行

236

外科治疗的理发师）在治疗男孩腹股沟双疝的失败的手术后偶然发现的，那些手术意外切除了男孩的睾丸。大多数来自贫困家庭的男孩被家庭寄望能去做伟大的事，他们在 6 岁到 9 岁之间被阉割，然后去接受持续约 10 年的强化音乐训练。阉割是用刀子进行的，或者是通过挤压睾丸而使其萎缩。手术在村庄里秘密进行，由未经训练的庸医去实施，许多儿童因此而死于感染或失血。大多数幸存下来的人并未成为成功的歌手。

被阉割的男孩长得很高，因为其长骨末端的骨骺板闭合较晚，而且他们的阴茎很小。由于缺乏性激素对大脑的影响，他们对性行为不感兴趣。他们不长胡子，拥有浓密的头发和其他女性特征，例如丰满的胸部和臀部。他们经常发胖，高强度的唱歌训练导致肺活量增加。

某些阉割歌手成了超级明星，可以在跨越四个八度音域内全声演唱。最后一位阉人歌手，

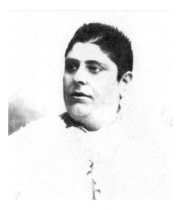

图 98

亚历山德罗·莫雷斯基。

也是梵蒂冈西斯廷教堂的独唱家亚历山德罗·莫雷斯基（Alessandro Moreschi,1858—1922）的录音有幸被保存了下来，他 13 岁开始唱歌，在唱诗班唱了 30 年后于 1912 年退休。

1903 年，教皇庇护十世（1835—1914）发布了一份自发敕令，重申格里高利圣乐在教会中的首要地位，改进了神学院的音乐训练，并禁止使用阉人歌手，从而结束了阉割唱诗班男孩的做法。在巴洛克时期，热情的观众为阉人歌手的表演欢呼时不是高喊"太棒了！"或者

"好极啦！"而是"刀子万岁啊！"（Eviva il cotello!）。

"学生经常受到老师应得的惩罚。"

——奥托·魏斯（Otto Weiss）

　　我在第十一章中描述了我严厉的祖母教我弹钢琴是如何使我对音乐产生矛盾态度的，然而还有比这更糟糕的事，在中世纪乐器被用作颈手枷。罪犯们被迫手持象征性的铁制或木制"耻辱小提琴"或"耻辱

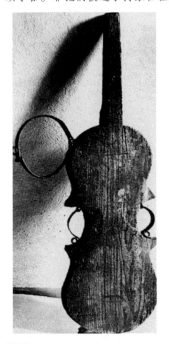

图 99

一种木制的"耻辱小提琴"，用铁带系在脖子和手腕上，使佩戴者在没有任何防御方法的情况下遭受着辱。甚至还有一个双重版本，将两个吵架的女人夹在一起。

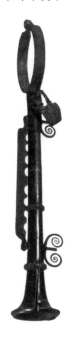

图 100

"耻辱笛"。歹徒的头穿过黑色金属带，手指穿过孔，拇指在另一边。然后将金属板拧紧在手指周围。

笛"，在街道上被人们追赶并受到人群的羞辱。"耻辱小提琴"用铁箍拴在犯人的脖子和手腕上，戴着它的人于是就无法自卫。"耻辱笛"主要是为拙劣的音乐家准备的。

1559 年，老彼得·勃鲁盖尔（Pieter Brueghel the Elder）画了一幅名为《荷兰谚语》（*Netherlandish Proverbs*）的画，也叫《颠沛流离的世界》（*The Topsy Turvy World*），描绘了数以百计的荷兰谚语和俗语。一个人在一种笼子里，拉着一把假小提琴。这种乐器原本是用来通过音乐"治愈"罪犯的，早在勃鲁盖尔的画作之前，音乐就在罪犯被拘留期间用作治疗性惩罚，为的是通过和谐的音乐去重新调整灵魂。但是如果犯人不是音乐家，他只会拉出可怕的猫叫声，那么就反映了要惩罚的行为和犯罪者的性格。通过演奏可怕的音乐，罪犯们就折磨、羞辱和惩罚了自己。

在我们这个时代也是如此，音乐被滥用了，在关塔那摩湾的监狱里，重金属音乐被当作一种酷刑加以使用。更天真的是，荷兰提议播放古典音乐以劝阻年轻人不要聚集在街角。我很想知道那是否真的有用。

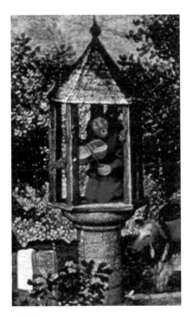

图 101

一个人坐在笼子里拉假小提琴，这被作为一种惩罚。细节见老彼得·勃鲁盖尔画的《荷兰谚语》。

3

舞蹈的神经美学

舞蹈是脚创造的诗歌。

——约翰·德莱登（John Dryden）

长期训练的舞者及其大脑即使处于休息状态（见第二十二章第1节），他们调节运动活动和情感的大脑系统都表现出高于平均水平的活性。对观看他人的舞蹈做出反应的那组大脑区域被称为动作观察网络，它由计划做运动的前运动区、顶叶皮质和枕颞叶皮质组成。功能性磁共振扫描发现，向被试者展示的舞者的动作表现得越熟练，被试者的动作观察网络的前运动区和顶叶皮质就越活跃。当不会舞蹈的人看到觉得美丽的舞蹈动作时，其前运动区和初级视觉区也被激活。人们才刚开始认识到观看别人舞蹈时的审美体验所涉及的神经网络。

音乐和舞蹈

你喜欢跳舞吗？她问……我自己从来就不会跳舞。……真的吗？为什么？因为领舞者是男的。

——西蒙娜·德波伏娃

音乐和舞蹈有着千丝万缕的联系。显而易见的事实是，当音乐响起时，我们会发现自己静坐在那里不动特别困难。舞蹈具有传染性：如果有人开始跳舞，其他人就会立即跟着跳起舞来。当然这并不适用于所有人。我自己与舞蹈的关系并不愉快。作为我们成长的一部分，12岁的我妹妹和14岁的我不得不去詹姆斯·迈耶（James Meijer）舞蹈学校上课，身着舞会红色礼服的克拉斯小姐和

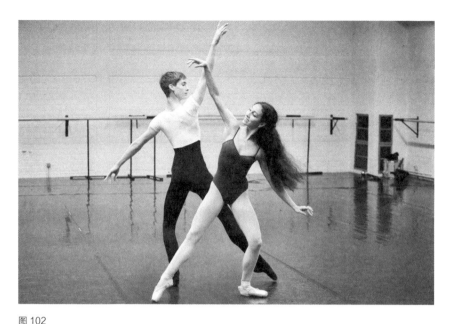

图 102

安特卫普皇家芭蕾舞学校。照片由盖·克莱因布拉特（Guy Kleinblatt）拍摄。

脚蹬巨大闪亮鞋子的摩尔先生向我们展示从快步到伦巴的所有舞步。我们非常讨厌那些课程，更讨厌课程结束时的舞会。每当我被要求跳舞时，我仍然感觉想逃跑。因此，我对许多人体验过的那种舞蹈传染性具有免疫力。

音乐响起时无法静坐不动

音乐和运动——在我们周围可以看到有人试图将两者结合起来并取得了不同程度的成功。群众舞会非常受欢迎。在中国，人们为了延缓衰老而在街头跳舞，这让附近那些无法忍受这种喧闹的人们感到愤怒。（见第十八章第7节）

音乐也激活前运动皮质和运动皮质，而有些音乐会强迫你去运动。古典音乐和轻音乐的一个重要区别在于节拍，央音失落是一种与节拍不一致并立即发生在节拍之前或之后的节奏性或旋律性重音。央音失落的程度决定了你是否需要随着音乐移动。因此，为了促使人们跳舞，我们需要打破规律而通过改变拍子的节奏或者改变重音，就像在放克、嘻哈和电子舞曲音乐中经常发生的那样。那些完全可以预测的音乐（例如进行曲）则过于乏味而不适合跳舞。特别复杂的具有高度切分音的音乐，例如自由爵士乐也会因为太复杂了，人们无法随之舞蹈。理想的舞蹈节拍是介于这两种音乐之间的，特定完美度的不可预测性节奏会使得所有人起身舞蹈。"音乐的节奏具有文化决定性"，2014 年 4 月 16 日的荷兰《人民报》引用了阿姆斯特丹大学音乐认知学教授亨克詹·霍宁的话："但是切分音是通用的。"

一个被大量研究的例子是詹姆斯·布朗（James Brown）的数字"时髦鼓手"，这是一首强有力的打击乐型的音乐，即使你缺乏节奏感，也即缺乏随着音乐愉快地摇摆移动的倾向，你仍然会辨识出那理想程度的不可预测性，其中的要领是时机，即落在拍子上的稍晚演奏音符和不合拍的音符的稍早演奏。霍宁教授发现，新生婴儿已经知道节奏是怎么回事并在节奏规律被打破时做出反应。

不受控制的舞蹈

舞蹈并不总是快乐的或艺术的表达。1518 年，斯特拉斯堡发生了一场真正引人注目的舞蹈流行病。七月中旬，就在圣维图斯节前夕，一个孤独的女人走进小镇，开始在狭窄的街道上跳舞。她连续跳了 4 到 6 天的舞，有 34 人加入了她的舞蹈。到八月底有 400 人在跳狂野的、不受控制的舞。地方当局提出采用更多的舞蹈来治疗这一现象，并设置了一些舞厅供舞者使用；他们提供了音乐家和专业舞者以使受影响的市民能够日夜跳舞。权威人士认为舞者会清醒过来，然而事实证明正如人们所预料的那样，情况恰恰相反，从众行为受到了激励。

直到有几人死亡后，当局才改变了方针。他们说需要进行赎罪，所以禁止赌博、游戏和卖淫。舞者们被放逐到山顶的神殿，被迫穿着红鞋绕着刻有圣维特画像的祭坛走来走去。

在随后的几周里，"舞蹈瘟疫"确实消退了。在中世纪还有大约十次类似的舞蹈爆发，都发生在斯特拉斯堡附近的莱茵河和摩泽尔河附近。受害者实际上并不想跳舞，他们受到驱魔治疗并被送去朝圣。

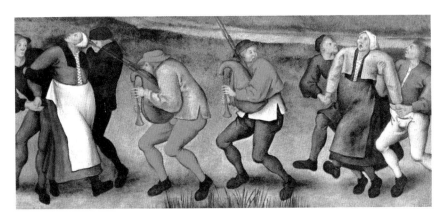

图 103

老彼得·勃鲁盖尔《舞蹈狂热》。也被称为"舞蹈瘟疫""舞蹈狂""圣约翰之舞（St. John's Dance）"或"圣维图之舞（St. Vitus' Dance）"，这是 14 至 17 世纪欧洲的一种社会现象。有时，就像画中显示的 1518 年在斯特拉斯堡，成千上万人一起跳舞。

　　麦角菌是一种生长在潮湿黑麦上的有毒霉菌，人们一度认为它是这些舞蹈传染病的罪魁祸首。麦角菌能引起抽搐、幻觉、癫痫发作和妄想，但是不会最终引起连续几天的跳舞。舞者们当时都很恍惚。现在人们认为，造成这种情况的原因是斯特拉斯堡及其周边地区的严重的饥荒引起的集体歇斯底里症，主要受害者是穷人，其触发因素是当年严重灾难性饥荒和疾病造成的令人难以想象的应激。

　　在恍惚状态下舞蹈可以发生在许多文化中，这种舞蹈会促使观看者加入其中。圣维图斯在这种情形中发挥了某种作用。圣维图斯是一位殉道者，在公元303 年他拒绝放弃信仰，因此在罗马皇帝的命令下他被投入沸腾的铅和焦油中，然后被扔给一头饥饿的狮子。据说他又毫发无伤地出现了，而狮子甚至开始舔他的手。癫痫症患者和无法怀孕的妇女就向圣维图斯祈祷。在中世纪后期人们相信圣人不仅能帮助你摆脱疾病，而且还能让你染病，因此人们害怕圣人。"愿上帝赐予你圣维图斯之舞"，这是当时众所周知的诅咒。根据研究这类事件的人的说法，舞蹈流行病不仅是一种绝望的表达，也是对圣维图斯愤怒的恐惧的表达。

　　"圣维图斯的舞蹈"也发生在神经病学中。舞蹈病（chorea，希腊语中舞蹈的意思）这一术语是指患者不自主地做一些动作，例如亨廷顿病。亨廷顿病是一种遗传性神经退行性疾病，最初表现为行为障碍和舞蹈样的动作，然后产生一种早发性痴呆症。"舞蹈"的发生是由于纹状体受到影响，而"圣维图斯舞蹈"一词专指西德纳姆舞蹈病，也称小舞蹈症，这是一种罕见的神经系统综合征。患者的面部和四肢出现抽筋、舞蹈样动作，持续6周到12个月，然后消失。这种疾病通常在链球菌感染后出现。患者为了抵抗细菌感染而制造的抗体也会攻击大脑中的纹状体，因为那里有相似的分子，这是产生暂时性舞蹈病的原因。

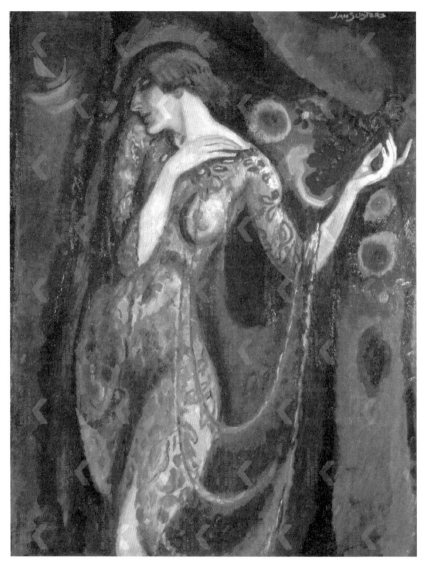

图 104

格特鲁德·莱斯蒂科（1885—1948），现代舞先驱，1918 年，詹·斯吕特 (1881—1957) 以她为模特
绘制了这幅画像。有人对这幅画评价道："看那低俗的舞娘，裹着薄薄的轻纱，将称不上美感的身体展
露给看客，彷佛在向放荡的世界索吻。这画面是多么不堪！"

大脑、职业和自主权

第十五章
大脑与职业

> 我注定要成为一名作曲家，我敢肯定这点。……不要让我试图忘记这件不愉快的事并去踢足球。

> ——塞缪尔·巴伯（Samuel Barber, 1910—1981），9 岁时

我们的大脑是在与环境的复杂互动中发育的。在子宫内这主要是指化学环境，而出生后环境主要指社会环境。然而化学物质对我们大脑的影响将在我们的余生中继续发挥作用。

我们带着各种各样的才能和局限性来到这个世界，我们长大并接受教育，最终不得不选择一项职业。我从 6 岁起就知道我想成为一名医生，这是一项纯粹出于情感的职业选择，完全基于我从父亲、祖父以及他们的朋友那里听到的有趣故事。但是，假使没有榜样，没有明显的天赋或者兴趣，则选择职业可能会非常困难。我认识一位完全不知道自己想成为什么样的人的女士，她最终选择做一位职业顾问，她至少可以很好地理解其他许多人对职业选择的那种不确定性感受。

有些人是被他们自己也无法否认的天赋指引了职业方向，例如巴勃罗·毕加索。在音乐方面，新的神童一次又一次地出现，他们在很小的时候就能出色地演奏他们的乐器。天赋是你的遗传背景和早期大脑发育的产物，随后的规律性专业训练会进一步使你的大脑结构和功能适应你的职业。这一点在伦敦的出租车司机身上得到了充分证明，他们需要在空间定位方面达到极高的水准。我们大脑的性别差异也会影响到我们擅长什么和喜欢做什么，从而有助于我们去选择职业。由于遗传背景决定了我们大脑的发育方式和我们罹患精神疾病的风险，因此在某些职业中更容易发现一些精神问题。

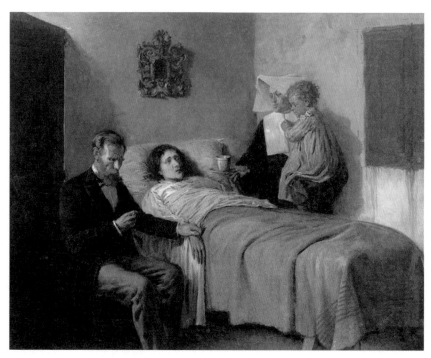

图 105

《科学与慈善》（1897），巴勃罗·毕加索 16 岁时所作。

　　大脑发育的化学性基础使得大脑容易受到环境、工业和家庭中的化学物质的影响。根据所涉及的工种，目前的研究正在揭示越来越多的职业对大脑的毒性效应，例如空勤机组人员所面临的毒性效应。正如我父亲过去习惯感叹的那样，"生活是危险的"。

1

能力可以决定你的职业

如果没有天生的能力，规则和戒律就毫无价值。

——昆蒂利安（Quintillian，35—100）

一个人的职业选择部分是由机会、榜样、能力、兴趣和经验决定的，所有这些因素都相互关联。伟大的音乐天才不仅在音乐世家里长大，他们从孩提时代开始就非常努力地进行练习，以充分发展自己的天赋。对于其他职业来说，情形也是如此。意大利时尚沙皇瓦伦蒂诺·加拉瓦尼（Valentino Garavani，生于 1932 年）从小就穿着定制的鞋子，并为他的妹妹画服装草图。

很多数学家的天资、兴趣和才能似乎从一开始就位居常人的前列，有些数学家在很小的时候就表现出了顶级演算水平。2014 年的 4 位菲尔兹奖获得者之一，曼珠·巴尔加瓦（Manjul Bhargava）在 28 岁时成为普林斯顿大学数学教授，那几乎是一个记录。在他 3 岁的时候，他的母亲（也是一位数学教授）唯一能让他保持安静的方法是，让他把非常大的数字加起来。数学教授通常都是在 30 岁左右就被任命的，而且人们已经发现了与数学能力相关的大脑特征，包括顶叶最低部分和左下额叶的灰质密度更大。

对于其他职业，例如临床医生和建筑帅来说，经验具有更大的重要性。对于他们来说，托马斯·爱迪生的名言所言不虚：天才是百分之一的灵感加百分之九十九的汗水。他们的创造力只有在长期努力工作之后才会出现，那时他们能控制研究对象的最精微细节，而他们的大脑可以获得建立新联想的能力。建筑师则到四十多岁时才能达到创作的巅峰。

对特定职业的兴趣有时与我们 DNA 的微小变异有关。你的生物钟基因的多态性可能意味着你一生都喜欢早起，或的确需要晚起。如果你想过一个快乐的面包师的生活，每天早上四点半起床，那么你的生物钟基因需要有恰好的变异。

有些销售人员比其他人更喜欢为顾客服务，这种性格特征与社交神经肽催产素的受体基因的微小变异有关。善于维护客户关系的销售代表与那些认为做成新交易比与客户接触更为重要的同事相比，前者对催产素更加敏感，而后一类型的同事较少受到应激的困扰，他们的基因的另一种多态性使他们对应激激素皮质醇较为不敏感，这使得他们更容易去发展新的人际关系。

2
你的职业、训练和爱好会改变你的大脑

有很多证据表明你的大脑可以适应你的工作、训练或休闲方式。一些职业和爱好会强烈刺激某些大脑结构，以至于它们的大小会发生变化，而这种改变可以通过脑部扫描来追踪。

海马体是对空间记忆至关重要的脑结构。伦敦的黑色出租车的司机们必须在两年内记住他们城市的庞大而复杂的街道网络以备考试。结果发现，和对照人群相比，这些出租车司机的海马体后部的灰质较多，而前部的灰质较少。

这个结果似乎不是由于该行业选择了已有较大的海马体后部的司机而造成的，因为研究者发现海马体的大小与这些出租车司机们的工作时间具有相关性，工作时间与海马体后部大小呈正相关，与前部大小呈负相关。而对照人群也即那些没有当过出租车司机的人的海马体大小与其导航能力之间没有相关性。

一名有着 37 年工龄的前出租车司机由于双侧海马体病变（由被称为边缘系统脑炎的伴随有电压门控性钾通道的抗体的罕见脑部疾病引起）而不得不停止工作。他参加了一项伦敦市中心的虚拟现实呈现测试，只要他坚持在主要道路上行走，他就可以应付；但是遇到较小的街道他就会有麻烦。海马体似乎是那些特别复杂的导航所必需的。对这位司机使用虚拟现实环境来测试，显然是明智之举。

关于"学习"对于出租车司机的海马体的影响的最佳论据来自一项对训练期间出租车司机进行的观察随访研究。在那些于四年内成功学会了伦敦街道网络的司机的大脑中，研究发现其海马体后部灰质体积具有选择性地增加。在那些未能通过"这个知识"考试的人那里，则没有发现这种体积增加。

在专业舞蹈者和走钢丝的人的脑中，也同样发现了海马体后部灰质增加，而海马体前部灰质减少。在这些职业中，海马体在空间记忆中的作用及其对前庭系统的输入也至关重要。而且人们再次发现，海马体的这些变化和训练时长之间存在相关性。人们推测舞蹈者的海马体后部较大的原因是他们密集使用了视觉线索以保持由这一脑区处理的平衡。这一假设得到以下事实支持：舞蹈者的视觉皮层的某些部分包括舌回和梭状回的体积也较大。

在瑞典，军事口译员接受过前所未有的苛刻培训，使他们能够在短短 10 个月内流利地说一门新语言，例如俄语或埃及阿拉伯语。他们每天要学会 300 到 500 个新单词。研究者发现他们在经过 3 个月的这种语言学习后，海马体体积以及其他许多对记忆重要的脑结构的大小发生了可测得的增加，与医学和认知学学生相比，他们的左中、下颚叶脑回以及左上颞叶脑回皮质更厚。人们推测这些口译学员的才能是由他们在学习期间改变了大小的脑区的可塑性决定的。

对于下国际象棋来说，你再次需要不同的大脑结构。国际象棋大师的尾状核体积与他们下棋的年数呈负相关。此外，决定他们在锦标赛中的排名的 ELO 分数（最初由物理学教授 Arpad Elo 创立的用以计量个体在对决类比赛中相对技能的算法结果）与其脑内长距离纤维束的强度呈负相关，该强度由大脑右上纵束弥散张量成像（DTI）测得的扩散率显示。这些脑结构究竟是如何参与下国际象棋的过程的，还有待进 步的研究。业余爱好同样与大脑结构的变化有关。在经过 8 周正念干预的个体的大脑中，其海马体、后扣带皮质和颞顶叶皮质的灰质浓度更大。他们的对照组中则没有看到类似现象。正念干预方法是流行的正念减压法。平均年龄为 66 岁的患有睡眠障碍的老年人在每周进行 6 次正念训练后，灰质也出现了显著改变。富有经验的冥想者在其右前岛皮质、右海马体和左侧颞下回都有较多的灰质。经过 40 小时的高尔夫练习的个体，与对照组相比，感觉运动皮质和顶枕叶交界处都有所增大。

3
基于性别和性取向的职业选择

没有女性莫扎特，因为没有女性开膛手杰克。

——卡米尔·帕格利亚（Camille Paglia）

基于遗传背景、胎儿的性激素和发育中的脑细胞之间的相互作用，性别认同和性取向在子宫中的大脑结构中已经被确定。环境因素，例如穿过胎盘的化学物质或孕妇遭遇的严重应激都会影响这种相互作用。早期的大脑性别分化在某种程度上解释了为什么男性和女性分工的某些方面是这么难以被改变。这并不是否认在将任务分配给男性或女性的方式中不合理的歧视因素也发挥了作用。例如，范金尼肯的研究发现，男性股东对女性 CEO 的信任度较低，尽管他的研究结论是，性别混合型的领导团体通常会取得更好的财务业绩。

在过去的五十年里，尽管女权主义者和后来的政治家们做了很多努力，男女角色分工却几乎没发生什么变化。在荷兰，只有一小部分男性与妻子平等地分担工作和照料家庭的任务，也只有一小部分男性去承担假期照料家庭的任务。避孕药的问世使得大家庭变得罕见，女性也得以在母亲角色以外的领域里发展自己的才能。现在有更多的女性接受了良好的教育。然而尽管如此，荷兰女性做半职工作的频率仍然比欧洲其他任何群体都高，即使向她们提供优质的托儿服务，也几乎不可能说服她们去做全职工作，因为她们想自己照顾孩子。看起来尽管存在着两性之间应该完全平等的理想，我们仍然在做着最适合我们大脑的、由大自然的性别选择编好了程序的事。

许多女权主义者都曾希望，最终所有的工作都可以在男性和女性之间平均分配。近年来，我们看到参加大学课程的女生人数大幅度增加，例如男生很少去学的心理学，以及现在女生占多数的生物学和医学课程。甚至像代尔夫特大学这样的技术型大学，女生的人数也比从前多得多。然而，女性水管工仍然很少见。在科学领域，性别平等原则并没有产生预期的结果。那种认为在不久的将来 50% 的物理和数学教授将是女性的想法是不切实际的。

有人认为，存在于较高层次科学领域中的性别差异部分可以归因于这样一个事实，即目前的科学研究非常像一项商业甚至军事行动，其中为群体的生存而战是一个重要特征。这鼓励了一种性格选择，这种性格在男性身上更为常见。即使在所有女性都参加工作的中国，科学研究也大多是由男性在领导。我从前的一位学生，也是唯一一位在一家中国的脑科学研究所工作的女教授就提到，她发现为争取实验室空间、研究基金以及研究人员而"战"相当艰难，而她的男同事们却很乐意参与这类竞争。

男女之间最大的性别差异之一首先表现在小时候对玩具的选择，然后就是成年后对职业的选择。性别差异始于幼儿的游戏行为，成年人中的职业偏好则显示出明显的性别差异。男性喜欢忙于事务而女性则喜欢与人打交道的工作。因此，女性通常不仅在家庭生活中，而且在照看行业，例如护理和家庭照看中也占主导地位。

照看他人的愿望在两性之间不是平均分配的。当韦斯滕多普（Westendorp）教授问莱顿大学的医学生们想从事哪些专业工作时，四分之一——其中大多数是女生——的学生说他们想成为儿科医生。幸运的是，患病儿童并没有那么多。但是照看孩子的特征烙印在我们的基因里。只有少数医学生选择去做老年病学医生：进化没有选择我们去照看老年人。我们在繁育了自己的后代之后就成了可有可无的人了。

妇产科已经像许多医学专业一样成为女性的职业。从这个意义上说，自从像阿莱塔·雅各布斯这样首位获得医生资格的荷兰女性先驱以来，我们已经走过了漫长的道路。然而最近我参加了一个关于男科的会议，男科是专注于男性生殖器官的医学专业，在会场我看到，即使在今天这门学科仍然是男性的堡垒。其他职业中的性别差异也很明显，例如你很难发现很多女指挥家。这里的一个例外是弗里达·贝林凡特，她是一位大提琴演奏家，也是二战前首位被任命为荷兰专业管弦乐队指挥的女性。她后来在美国继续其职业生涯。

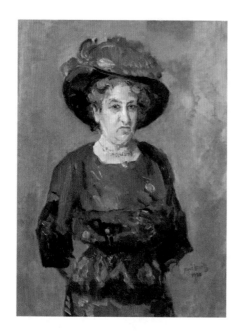

图 106

阿莱塔·雅各布斯（Aletta Jacobs）博士（1854—1929），艾萨克·伊斯雷尔思 1920 年创作。她是第一位接受中等学历教育（作为审计员）的女孩，并于 1870 年成为第一位女医学生。毕业后她成为第一位女医生，在阿姆斯特丹做家庭医生。她致力于计划生育。她选择了一种开放式婚姻生活，并通过抗议而明确表示她不会服从她的合法丈夫的命令（开放式婚姻指当今存在的一种婚姻双方不承诺任何义务的婚姻，这在阿莱塔·雅各布斯的年代还基本上不存在）。

　　弗里达·贝林凡特是犹太人，是一位出色的大提琴手，但实际上她的手对于她的乐器来说太小了。她小时候是位狂野的假小子，甚至敢跳上行驶中的有轨电车。在第二次世界大战前她成为荷兰首位专业管弦乐队的女指挥。她的才能来自哪里也很明显，她的曾祖父和父亲都是音乐家，一个半世纪前她的祖父曾指挥过荷兰公园管弦乐队，那是（皇家）音乐厅管弦

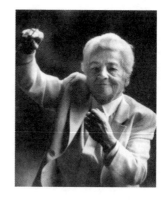

图 107

弗里达·贝林凡特

乐队的前身。在弗里达的孩提时代，如果她弹错了音，她父亲就会揍她。她和她自己的室内管弦乐队在大音乐厅中演出。当德国入侵荷兰时，少数几位荷兰裔犹太人意识到纳粹为他们准备的"礼物"，于是选择了自杀，弗里达的哥哥就是其中一人。在德国入侵荷兰的1940年5月，荷兰有317人自杀，其中210人是犹太人，这是一个很惊人的数字，因为在那之前几年的5月份，荷兰平均自杀人数为71.2人。

弗里达为此悲愤不已，她解散了自己的乐队。她不想看到乐队的犹太成员被解雇，于是加入了针对德国入侵的抵抗运动。她制作了成千上万张没有"J"标注的假身份证 [（"J"标注代表犹太人（Jews）]，从而挽救了许多人的生命。抵抗组织逐渐意识到他们对原始身份证进行复制具有危险，原始身份证的详细信息都保存在阿姆斯特丹人口登记册中。1943年抵抗组织决定袭击存放人口登记册的大楼，而弗里达就是袭击的主谋之一。她没有被允许参加直接袭击任务，因为她是一个女人：这种暴力行动应当是男人的工作。然而在那次袭击之后德国人试图追捕她，而从那以后她就打扮成男人四处走动，她很喜欢这样。她总是喜欢穿夹克和裤子。

当抵抗组织的大多数成员被抓捕并被处决后，弗里达逃到了瑞士，她在瑞士难民营中陷入了深深的抑郁。最终她通过再次弹奏大提琴而渡过了难关。战后她移民到美国，定居于加利福尼亚，并建立了自己的奥兰治县爱乐乐团，那里曾经是音乐的沙漠，是一个极其保守的地方。她的管弦乐队获得了巨大成功，后来该乐队被洛杉矶爱乐乐团吞并，而弗里达只能靠边站。作为一位"女同性恋者"——在这个词被广泛使用之前，而且在同性恋被视为禁忌的时代——她一直过着一种秘密而热烈的爱情生活。到了晚年，她计算出自己一共有过二十一位女性情人。弗里达的确曾与一位（男性）音乐家有过一段公开的婚姻，但是她始终清楚自己更爱女人。

性别和性取向似乎都会影响我们的职业选择，尽管这还没有成为严肃的研究课题。在看护行业例如护理行业和航空公司的机舱工作人员中，同性恋者多于异性恋者（荷兰皇家航空公司 KLM 有时被称为 GayLM）。因此有趣的是，一项实验发现，给予被试我们脑中产生的社会神经肽催产素，可以观察到在同性恋男性中产生了比在异性恋男性那里更为强大的社交效应。男同性恋者在美发等职业以及舞蹈、艺术和时尚等行业也有很好的表现。一项双胞胎研究确实发现，同性恋与两个创造性领域之间存在着显著关联——戏剧和写作。

口译员通常都是女性，她们的男同事则常常是同性恋者。引人注目的是，我从未听过任何人谈论异性恋男性从事这些职业遭遇到"玻璃天花板"。事实上，目前每位个体至少在理论上都是平等的，可以选择任何形式的教育和培训，以及任何工作或职业，这是一个巨大的成就。但是那些希望家庭中的任务和家庭以外的职业进一步将在男女之间，以及在同性恋和异性恋之间完全平均分配的人士，可能会不得不失望了。我们按性别分化的大脑不会导致这种结果的出现。

因此，结论是只有找到适合你大脑发育方式的职业，并且你的大脑进一步适应了这份工作，你才能真正享受你的工作。某些偏好，例如女性对照看行业的兴趣，已经通过进化证明了其存在的价值。但是，群体相关性数据并不能改变所有事物都存在着巨大个体差异的事实，这包括了在同一性别中，或者在任何其他人类的类别中对职业的偏好性。总体来说，每位个体都应根据自己的兴趣而选择职业，即使那样的选择不符合其所属群体的范式——正如阿莱塔·雅各布斯和弗里达·贝林凡特所做的那样，在她们那个年代，她们凭借自己的奉献精神和勇气做到了。

4
职业选择与精神疾病

当你去创新时，你须做好准备去听人们说你是个疯子。

——拉里·埃里森（Larry Ellison）

由于和精神疾病相关的遗传因素也有助于塑造一个人的性格和他们对特定职业的兴趣，我们有时会发现在某些职业中特定的精神疾病的患病率较高。例如在艺术家中，心境障碍的发生率要高于常人。有一项研究发现了学位课程选择与家族性脑疾病之间的联系。在美国顶尖大学之一的普林斯顿大学，他们研究了学生选择的学术专业与其家庭中是否存在精神疾病之间的关系。研究结果发现，选择技术专业（物理、数学或机械工程）的学生比其他学生更有可能有一位患有自闭症的家庭成员，而选择人文学专业的学生更有可能有一位患有抑郁症的家庭成员。

研究所发现的在工程师和科学家的家庭中，以及在那些学习物理、数学或机械工程的学生中自闭症的发病率更高的现象，这与一项日本的研究发现非常吻合。该研究还检测了理科（物理、化学、药学和农学专业）学生与艺术和社科专业（艺术、文学、教育、法律和经济学专业）学生大脑之间的差异。研究表明，与艺术和社会科学专业的学生相比，理科生大脑中的灰质结构在解剖上与自闭症患者的大脑灰质结构更相似。

据报道，在荷兰，居住在埃因霍温市或其附近地区的自闭症者和高智商者比该国其他任何地方都要多。他们被这个城市的技术型大学和飞利浦电子公司所吸引，而他们都偏好技术型职业。自闭症加低智商者主要成了园丁。一位患有自闭症的园丁在没有任何提示的情况下说，自己与树的交往要比与人的交往更好。精神病态者的性格特征——例如无所畏惧，不带任何情感、没有同理心或任何负罪感而迅速、冷静地作出决定，以及极端的目的性——与担任大型国际公司或银行的首席执行官之间存在联系。同样的性格特征也与战争年代的英雄主义相关。

5
工作和环境对大脑的损害

万物皆有毒，无物没有毒；只有剂量可使某物无毒。

——帕拉塞尔苏斯（Paracelsus）

从我们作为受精卵开始生命历程时，我们就被可能对我们的大脑构成威胁

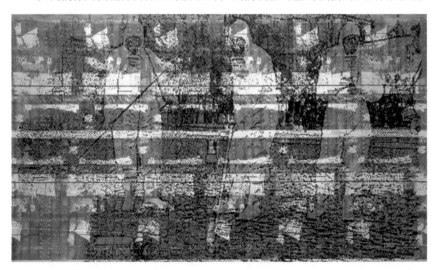

图 108

西格玛·波尔克（Sigmar Polke，1941—2010）《放射性废物》（1992）。

的化学物质所包围。在农场，孕妇子宫里的胎儿罹患严重先天性疾病，例如无脑畸形（大脑的缺失）的风险高于平均水平，这是由于女性在怀孕前接触或者其丈夫接触了杀虫剂所致。近几十年来放射性物质已经成为一种职业危害。在工作中接触铅、有机溶剂、汞、杀虫剂或许多其他物质都可能导致中毒。在过去曾有一位和蔼的低智商的园丁常常来看望我的父母。他很清楚对硫磷（一种农业杀虫剂）是有毒的，所以他把装着对硫磷的瓶子放在自己的三明治饭盒里。有一次，他看到瓶子打开了，于是便小心翼翼地擦掉沾在三明治上的毒药后才开始吃午餐。随后，他被送入医院抢救，差点送命。

世界各地仍然在频繁发生一氧化碳中毒，主要原因是加热器、锅炉或发电机故障。这种无色无味的气体会将氧气从红细胞中排出，使大脑缺氧，使人头晕、恶心、嗜睡。有些人会因此陷入昏迷并死亡，而即使活下来也可能留下永久性脑损伤，尤其是白质损伤。

神经系统受损的原因通常是个体的职业所致，但有时也可以是饮酒或吸毒的结果。有毒物质会干扰从神经末梢到肌肉的刺激传递，其影响通常首先表现为震颤和疲劳。随后会出现许多脑功能障碍，包括记忆力、注意力、平衡或语言问题，以及瘫痪或癫痫症。例如，大脑对重金属非常敏感。制造电池或塑料的工厂，抑或焊接、使用某些油漆等工作中都可能发生铅中毒。

汞中毒常见于电池工厂和矿山。汞（水银）曾经被用于制造毡帽。刘易斯·卡罗尔在《爱丽丝梦游仙境》中描述的疯帽子就为我们提供了一个这方面的绝佳例子。在日本发生过由于一家工厂将甲基汞排放到水俣湾而引起的中毒事件。周围地区的鱼体内积累了毒物，然后被当地渔民家庭吃掉。当地的成年人和未出生胎儿的大脑都遭受到永久性损伤。即使到今天，鱼体内和坏境中的汞的存在仍然是一个问题。那些在出生时脐带血液中甲基汞的含量高的孩子到了学龄期，智商低于 80 的可能性更大。

长期接触重金属会增加罹患阿尔茨海默病、帕金森病和肌萎缩侧索硬化症的风险。有机溶剂曾被人们大量使用于油漆、打印机油墨、杀虫剂和干洗剂中。农药中的有机磷与乙酰胆碱酯酶结合会干扰神经系统中的刺激传递。这些物质也参与了航空中毒症候群。

但是，影响大脑功能的工作损伤不仅仅是工作所涉及的化学物质造成的。为了我们大脑的正常运作，很重要的一点是白天的光照和夜晚的黑暗之间要有适当的交替。夜间使用平板电脑、手机、电脑和电视机所造成的光污染会扰乱这种日夜正常交替模式。还有一些工作需要在黑暗中工作，比如放射科；而越来越多的人被轮班工作打乱了昼夜节律。所有这些对于我们生物钟的干扰都会导致应激激素皮质醇水平升高、睡眠激素松果体素水平降低、睡眠障碍、高血压和抑郁情绪。工作环境中的噪声会导致听力受损，即使对音乐家也是如此。

职业拳击手一心想要把对手的脑袋砸烂，结果是将对手击倒或者击昏。因此，他们具有在异常早的年龄就罹患阿尔茨海默病或帕金森病的风险。荷兰健康委员会已经建议禁止拳击这项运动，这一建议引发了拳击联盟的激烈抗议。没有哪届荷兰政府有勇气听从这一建议。

工作中的慢性应激会导致内侧前额叶皮质变薄，这是我们在长期应激情况下经常看到的个体认知障碍的原因。在慢性应激条件下，杏仁核体积也会增加，这表明个体的焦虑和攻击性水平在升高；而尾状核变小，其效应伴随着精细运动系统功能紊乱。海马体的大小保持不变。那些反复经历低度应激事件的 U-2 侦察机飞行员存在着白质异常，或脑区之间连接受损。U-2 飞行员在涉及算术、记忆和总体认知功能的测试中表现不佳。

大脑偶尔遭遇的损伤，如果只是暂时的，则有可能产生意想不到的正面效应。脑部损伤或神经退行性疾病例如额颞叶痴呆症可导致对艺术表达力的极度刺激。一位 48 岁的卡车司机在一次跌倒中脑部受伤，5 年后他首次以极大的热情开始作画，并很快发展出自己的艺术风格。创造的冲动是巨大的。他强迫性地每个月画 24 幅画，后来人们发现他的左脑额颞叶区存在损伤。

飞行员和飞机机组人员因暴露在高空辐射与臭氧中，执行不规律轮班工作并跨越时区而经常有时差，而且有时会暴露于驾驶舱或机舱内的异常气压中。简言之，他们的工作很特别。令人不安的是，他们中的一些人会出现短暂的疾病症状；另一些人会由于疲劳、认知障碍或注意力不集中、记忆力差和找词困难等神经系统症状而不得不在相对早的年龄就停止飞行。最近，首先在澳大利亚，后来在美国和英国有人提出，这些急性和慢性健康损伤症状的原因可能是机舱内的有毒物质。

在荷兰，前飞行员米歇尔·穆德（Michel Mulder）在找不到任何支持的条件下对此进行了数年研究，直到 2013 年电视节目 Zembla 对机舱内空气中的毒素进行报道。穆德在 2006 年被荷兰皇家航空公司要求"停飞"，因为他在此前的一次例行体检中被发现，他在所有项目中的表现都低于正常水平。从那时起，他将自己的 8 万多欧元的积蓄全部用于研究航空中毒症候群。目前的关键问题已不再是机舱内是否可以发现有毒的油蒸气——这一点已经被证实得足够多了——而是所报告的神经系统问题是否可以归因于如此低浓度的油蒸气。如果可以归因为这种油蒸气，那么立即出现的问题是这对数百万乘客和机组人员意味着什么。很自然，航空公司并不特别热衷于这种调研。

所有商用喷气式飞机都使用发动机中压缩的空气，不仅去推动飞机前进，也将其在未过滤的情况下注入机舱，供乘客和机组人员呼吸。（一个例外是最新的波音 787 梦想客机。）在涡轮发动机中，总会有少量润滑油通过油封而泄漏。这种油会释放磷酸三甲苯酯（TCP），然后通过高压压缩机进入机舱内的空调。

航空润滑剂中添加 TCP 是为了防腐蚀并作为阻燃剂。压缩空气中会释放出毒性更强的 TCP 异构体——磷酸三邻甲苯酯（TOCP）。机舱空气中的 TCP 和 TOCP 浓度通常较低，但偶尔也会大量释放形成恶臭的烟雾。

TCP 可以通过肺或皮肤进入人体。它是一种与神经毒气沙林化学相关的神经毒素（日本邪教奥姆真理教 1995 年使用沙林袭击，造成 13 人死亡、1000 人受伤）。在驾驶舱空气中以及无症状乘客的血液样本中经常会发现少量 TCP。大量 TCP 则是特别危险的。1959 年，一万名摩洛哥人由于食用了混有航空油的橄榄油而出现神经系统症状。1995 年，中国有不明数目的人因为食用了沾染 TCP 的面粉而中毒。

由于荷兰皇家航空公司不愿意与米歇尔·穆德合作研究其飞机的 TCP 污染问题，所以我在几次飞去中国的途中身上都藏着一个小泵，它可以通过一个过滤器吸入机舱内的空气。在安检处，我把这个小泵和我的笔记本电脑一起放在一个塑料袋里，再放到传送带上。后来，荷兰皇家航空公司人员自己也开始收集空气样本。荷兰皇家航空公司在其 80 架波音 737 航班中发现其中 37 架含有低浓度的 TCP 异构体。当荷兰皇家航空公司的一名飞行员采取法律行动后，公司同意对此加以研究。

2011 年英国发表了一项机舱空气研究报告，在 100 架航班中发现 23 个航班含有低浓度的 TCP 和 TOCP。TCP 和 TOCP 等有机磷酸盐会抑制乙酰胆碱酯酶，导致化学信使乙酰胆碱在神经末梢与其他脑细胞接触处的含量增加。这意味着神经元们将持续受到刺激而最终死亡。身体会产生针对这些退化神经元中蛋白质的抗体，在那些患有记忆和平衡问题、头痛、疲劳、肌无力和头晕等症状的机组人员的血液中查出了这些抗体。

有些人的分解有机磷酸盐的酶的 DNA 中存在遗传变异，这使他们对这些物质引起的神经损伤比常人更加敏感。一些机舱人员的脑部扫描甚至发现了异常。但是仍然没有确凿的证据表明 TCP 和 TOCP 是飞行员和机组人员健康问题的原因，找到证据并不容易。2015 年 6 月 2 日，荷兰负责基础设施和环境的国务卿威尔玛·曼斯维尔德（Wilma Mansveld）成立了一个国家机舱空气咨询小组，以查明商用飞机机舱内的空气是否会导致疾病。咨询小组成员包括航空公司、航空公司员工和研究机构的代表。我们拭目以待。

第十六章
应激相关和性格相关性职业疾病

在士兵、火车司机以及提供紧急服务的人员中，或在所有遭受过无论是与工作有关的负面应激还是其他方面负面应激的人员中，心理创伤是最主要的致病因子。有些人会罹患创伤后应激障碍（PTSD）。在荷兰军队中，那些曾在伊拉克服役的人中有 3.5% 被发现患有创伤后应激障碍，而在阿富汗服役的人中这一比例为 2.8%。创伤后应激障碍可能对受害者及其他与患者关系密切的人造成长期甚至永久的伤害。一位曾在柬埔寨服兵役的荷兰海军说："十二月对我来说是地狱。每当我听到辞旧迎新的烟花声就会想到狙击手和地雷。我曾经在睡梦中试图勒死我妻子。"还有一些人因为某种脑功能紊乱而最终从事某种特定的工作。那些基于精神病态性格而获得领导职位的人可能会对他们经营的企业以及他们接触的人造成巨大伤害。

1
创伤后应激障碍

今晚，让老故事再重来吧，
那些久远的战争故事会重来，
重复吧重复，重复了一百次，
每一次，每一个故事都让我哭起来。

——里奥·弗罗曼（Leo Vroman, 1972）

创伤后应激障碍的典型特征是对创伤性事件的反复、极其生动的回忆（有时以夜间噩梦的形式），以及回避所有让他们想起这些事件的事情，伴随着抑郁症、成瘾、警觉性增加、攻击性、羞耻感、内疚感、心率加快、睡眠浅、频繁醒来和过度烦躁（"导火索变短"）。在这种病例中，我们通常首先想到从冲突地区返回的士兵。部队接受的训练是尽可能快速有效地使用最大杀伤性武力，因为这对他们的生存至关重要，而且他们有时会因此而被视为英雄。但是当他们返回家园后，同样的行为就等同于犯罪。为了在战区生存，每个士兵都需要时刻保持高度的警惕，但是在返回家园后这种高度敏感性就会被视为精神病理。

因此，在被部署到战区的军队里约有 6% 至 13% 的军人会罹患创伤后应激障碍，而一半的军人会在余生中出现创伤后应激障碍症状，也就不足为奇了。这种疾病在军队的医护人员中尤为常见，他们看到的是被炸成碎片的人。从那之后他们可能会变得好斗和暴躁，离婚、失业和成瘾的风险也会增加。

创伤后应激障碍当然不是最近才出现的现象，尽管这一疾病的名称相对较新。在 19 世纪 60 年代的美国内战，它是人们谈论的"士兵心理症"，而在第一次世界大战期间被称为"炮弹休克"（shell shock）。作为人类我们将始终面临罹患创伤后应激障碍的风险，因此不应为此感到羞耻。正如斯皮格尔（Spiegel）和佛梅腾（Vermetten）2007 年所写的那样，与他人产生共情的能力是使我们成为人类的品质之一。同理心使我们能够相互联系，但它也给了我们一种对伤害的易感性，这种易感性会在我们面对深刻的恐惧、死亡或严重的创伤后表现出来，有时永远不会离开我们。创伤后应激障碍并不表示个体缺乏品格或者韧性，它也不是一种社会建构，它就是人作为人的结果。

具有罹患创伤后应激障碍风险的群体

创伤后应激障碍绝不仅限于进攻性武装部队，我们不应去低估消防员、警察、救护人员和火车司机几乎每天都会遇到的可怕事件的影响。

2009 年女王节，一位经验丰富的警官在阿珀尔多伦（Apeldoorn）执勤时听到一声巨响，一辆黑色铃木汽车径直穿过人群屏障。然后，他看着这辆车以每小时 100 公里的速度撞倒并杀死了 9 名在庆祝活动中等待女王开车经过的人。两个月后，这位警官变得暴躁易怒，并再也无法集中注意力。在这座小镇里，他无论走到哪里都看到铃木汽车。最后他号啕大哭起来，意识到自己需要治疗。

火车司机兼艺术家雅克·森斯（Jacques Sens）曾多次目睹人们跳到他的火车前自杀，结果他自己成了精神病患者。他在他的《作为遗产的死亡》（*De dood als erfenis*）一书中描述了这样一个事件："那是他生命中的最后一跃。他恰逢其时地向后一跃，落在铁轨的右侧轨道上，双腿平伸横跨于火车的前部。在火车把他切成两半之前，我看到了他那扭曲的脸。此刻停车已经太晚了。寻求对我的创伤的认可，意味着找回

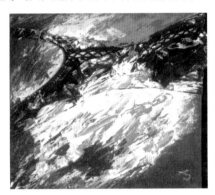

图 109

雅克·森斯，《跳轨者的遗体》。雅克是一位艺术家，也是一位火车司机，在多次目睹乘客跳轨自杀后，他患上了创伤后应激障碍。

我的生活的秩序。我非常需要它。被压抑的情感必须重新激活。那些闪回最终会变得次要，而我不想要的那些内心声音会安静下来吗？我的潜意识不断地迫使我去回忆那些自杀事件，我被迫一次又一次地违背自己的意愿去重新体验它们。我拒绝去承认我的心理受到了严重伤害。痛苦的感觉袭击我全身，闪回则四处蔓延。"

在公共交通工具上受到暴力型乘客的威胁或骚扰的售票员们、被召唤去帮助医院急诊室中肢体残缺不全的患者的医生和护士、被强奸的妇女和被虐待的儿童都可能成为创伤后应激障碍的受害者。创伤后应激障碍可能发生在任何人身上，但是女性的发病率是男性的 2 倍。

怀孕期间患有创伤后应激障碍和抑郁症的女性过早分娩的可能性是平均水平的 4 倍，这可能是因为参与应激反应并在高水平下导致抑郁症发生的促肾上腺皮质激素释放激素（CRH）参与了分娩的触发。创伤后应激障碍在创伤性分娩

例如紧急剖宫产或（分娩时的）真空吸引术后的女性身上比较常见。早产可能是应激的原因，也可能是应激的结果。大约9%的女性在分娩时体验到创伤，而1%至2%的女性在分娩后会出现创伤后应激障碍，经常伴随着抑郁症。而且，在许多情况下助产士、医生或家人都没有意识到它的发生。

症状和大脑

有许多风险因素会增加创伤后应激障碍发病的可能性，它们包括遗传倾向、社交孤立、精神疾病史、过度饮酒或吸毒，以及经历过危及生命的事件。有研究发现，异常小体积的海马体会增加个体罹患创伤后应激障碍的风险。由于在针对创伤后应激障碍的治疗成功后海马体大小不会改变，因此海马体体积小是创伤后应激障碍的易感性标志，而不是疾病的结果。大脑早期发育过程中经历的创伤会导致海马体保持较小体积。缺乏被认可和受到责备可能对创伤后应激障碍的出现和疾病严重程度产生影响。从越南战争返回美国的士兵受到公众的冷落，这可能可以解释为什么他们比从第二次世界大战或从朝鲜战争返回美国的士兵更容易罹患创伤后应激障碍。

创伤后应激障碍患者大脑中的一些应激系统被过度激活，大脑一直处于战斗的模式。负责我们做好战斗或者逃跑准备的自主神经系统会超负荷运行，血浆儿茶酚胺水平过度升高，脑中去甲肾上腺素系统（易怒的原因）和杏仁核（焦虑的原因）活性亢进。在对被试者进行脑部功能性扫描时，向被试者读出对令人震惊的事件的描述时，被试者的杏仁核会变得高度激活，这是情感高涨和恐惧加剧的迹象。脑内其他系统，包括前额叶皮质的活性和对应激的反应在创伤后应激障碍中也有改变。右侧颞叶皮质被认为与反复再体验创伤事件有关。

我们的应激反应的中心是下丘脑—垂体—肾上腺系统，它通常在创伤后应激障碍中被强烈激活。奇怪的是，在一些患者中这个系统实际上表现为低活性，这种情况与应激激素皮质醇的负反馈（抑制）效应增强有关。人们在1994年卢旺达图西族大屠杀期间怀孕而后来罹患了创伤后应激障碍和抑郁症的妇女中发现，她们的应激激素皮质醇水平较低，因为糖皮质激素受体的基因甲基化程度较高。这是由于她们所经历的可怕的应激而引起的 DNA 的表观遗传改变。20 年后，研究者发现她们的孩子也有相同的表观遗传改变。看来母亲怀孕期间遭受的应激通过对负责应激轴功能的基因的表观遗传修饰传递给了下一代。

治疗方法

创伤后应激障碍患者只要获得及时确诊和治疗，通常能在 8 到 16 周内康复。最常用的治疗方法包括请患者在脑海中重新体验创伤性事件，或者将患者直接暴露于和创伤相关的景况中。如今，人们采用虚拟现实的方法作为这类治疗的辅助手段。虚拟现实的作用机制被认为是改善前额皮质对杏仁核的控制。认知行为疗法也被采用，前额叶皮质也在这种疗法中发挥作用。治疗师教导患者，世界并不像它看起来的那么危险。

眼动脱敏和再处理（EMDR）疗法正在被越来越多地使用（见第二十章第 5 节）。由于应激导致的创伤后应激障碍患者脑内去甲肾上腺素能神经活性增加，医生可能会开出一种抑制剂，也即一种 α-1 肾上腺素能受体拮抗剂（例如哌唑嗪），这种药物可以帮助减轻围绕着创伤的易怒和噩梦。这种药物也能改善睡眠。

抗抑郁症药（例如 SSRI 类药）、抗精神病药和苯二氮䓬类药物被大量用于治疗创伤后应激障碍患者，但是它们对该病的疗效尚未被确定。目前，人们正在尝试许多作用于应激轴的新的治疗干预措施。人们也在测试那些旨在防止在事件发生后不久存储创伤性记忆的物质的疗效，例如谷氨酸系统抑制剂或者 NMDA（一种谷氨酸能受体）拮抗剂氯胺酮和 D 型环丝氨酸。静脉注射氯胺酮可以迅速减轻创伤后应激障碍的症状。刺激社交互动的肽类物质催产素也被医生采用，为了观察它是否能有效治疗创伤后应激障碍。

创伤后应激障碍与遗传和早期发育的关系

在经历相同创伤事件的任何一组士兵中，"只有"大约 8% 会出现创伤后应激障碍。一些遗传和早期发育因素导致某些人对这一疾病具有易感性。双胞胎研究表明，这种疾病易感性具有重要的遗传学成分。研究已经发现了越来越多的 DNA 微小变异（基因多态性），这些基因变异被认为是疾病易感性的原因。这些基因多态性与脑中化学信使的传递有关。

在作为维和部队参加阿富汗战争的荷兰男女军人中发现，如果参战前他们的白细胞中有大量应激激素的受体的话，之后他们罹患创伤后应激障碍的概率是平均水平的 7.5 倍。因此从每一名现役士兵身上提取样本测试其 DNA 图谱似乎是明智之举。在未来的几年里，这些 DNA 图谱可能会教会我们很多东西，不仅让我们了解对创伤后应激障碍敏感性的个体差异，还有对这种疾病治疗的敏感性的个体差异的原因。然而，当初我提出这个建议时，人们的反应非常消极。看起来，荷兰国防部根本没为研究 DNA 做好准备。与此相反，在美国，这类研究进展非常迅速。

早在 2011 年，国际文献就报道了一种参与应激反应的小蛋白质，缩写是 PACAP，以及它的受体——大脑中接收来自 PACAP 信息的蛋白质——对于女性创伤后应激障碍的发生至关重要。在女性创伤后应激障碍患者那里，血液 PACAP 水平与疾病的诊断和症状相关。此外，PACAP 受体的一种基因变异被证明是创伤后应激障碍的一个风险因素，而女性激素也在发病中扮演了角色。女性的 PACAP 系统特征使得其罹患创伤后出现应激障碍的可能性是男性的两倍。在未来的几年里，我们将会发现这些科学发现对于预防、诊断和治疗女性创伤后应激障碍具有多么重要的意义。

大脑早期发育经历的创伤也会增加个体日后罹患创伤后应激障碍的风险。小时候受过创伤的退伍军人的大脑扣带皮质比正常人群要薄，而大脑皮质越薄其创伤后应激障碍就越严重。这一组人群的大脑海马体和杏仁核的大小也与其创伤后应激障碍的严重程度相关。这些发现表明，早期生活事件会使一些大脑区域更容易受到创伤后应激障碍的影响。的确，研究者在这些个体身上发现了表观遗传改变。

这一领域的研究显然进展非常迅速，但是我的结论是，人类物种并没有准备好去经历战争或者其他创伤，所以我们应该尽最大努力不要卷入冲突。

2
首席执行官、银行家和士兵中的精神病理

> 每年（我的荷兰银行的其他董事们）都告诉我，我的同事们觉得
> 我缺乏同理心。

——前银行家瑞克曼·格罗宁克（Rijkman Groenink, 2015 年）

精神病态（或称心理病态）是一种以缺乏恐惧为特征的反社会人格障碍，它与杏仁核功能的变化有关。罹患这种疾病的人很容易冒险并在压力下保持冷静，惩罚措施影响不了他们的行为。他们的一些大脑结构（前额叶皮质的眶额和中线结构）可能比常人小 20% 左右，而前扣带回皮质和岛叶皮质的大小也异常。此外，许多大脑结构之间的联系不太紧密（例如杏仁核与腹内侧前额叶皮质，右内侧额叶皮质与颞叶皮质之间）。这些结构改变似乎是在大脑早期发育过程中发生的。

精神病态的另一些人格特征可以由较小的前额叶皮质造成，例如缺乏对冲动的控制、缺乏同理心、缺乏自我洞察力、病态的说谎、欺骗或操纵、酗酒和吸毒。事实上，精神病态者从来不会对他人产生强烈的感情或情绪，但是如果他们不能随心所欲，就会变得烦躁并突然表现出破坏性行为。他们可以毫无羞耻感地剥削他人并且非常无情；他们很自恋，总是把问题归咎于别人，但是他们也可以格外迷人，而且他们的智商通常高于平均水平，可以巧妙而有效地掩盖自己的缺点。他们直奔自己的目标而去，而那个目标通常非常符合他们的自身利益。

双胞胎研究表明，精神病态的出现与遗传有关。但是在我们的生命中也有一个阶段，在此期间我们许多人身上的精神病态特征可以是完全正常的，那就是青春期。在这一时期，大脑被性激素激活，而前额叶皮质还远未成熟，其特

征是冲动、以自我为中心、对惩罚不敏感，以及去设定无法实现的目标。青少年也相对缺乏同理心，他们中有部分会去犯罪。幸运的是青春期会结束。成年人的精神变态则是一种不会自行结束的大脑发育障碍，尽管某些研究人员认为认知疗法会对其起到一些治疗效果。

这方面近期的一个进展是神经反馈治疗方法。在因犯罪被判刑的精神病态患者中，研究人员将其大脑皮层的慢电位从前额叶皮层转移到监控器中，在监控器中这些电位可以以鱼、月亮或参加测试的患者选择的其他物体形式出现。每当参加测试的患者成功改变其前额叶皮层的活动时，这些物体就会显现出来。通过这种方式，他们可以学会去影响通常是无意识地发生的大脑过程。这种对于大脑活性的自我调节减少了个体的攻击性和冲动性。这种效应是否具有永久性还有待观察。

首席执行官和银行家们

大多数具有精神病态性格特征的成年人并不在监狱里。相反，他们经常出现在拥有权力、地位或金钱的地方。他们通常可以在那些可以充分运用自己的马基雅维利品性（指不受个人情感影响，跳开传统道德标准思考，以及驱使其他人为自己工作的能力或特征）的位置上成功地发挥作用。而他们的行为也再次向人们显示了在"正常"和"精神病态"之间的变化具有相当的渐进性。精神病态可以帮助人们达到顶峰，但是其他人总是要为其付出代价。

加拿大心理学家罗伯特·H. 黑尔（Robert H. Hare）估计，大约5%的商界高管具有明显的精神病态特征。他们可以在大型跨国公司的高层、银行和政界扮演出色的角色。他们通常很有魅力，他们的行为具有高度的目标导向性，但是最终他们所做的一切都是为了自己的利益。他们不做单纯为了他人或为了公司的任何事情。他们喜欢控制、权力和支配，他们可以快速做出决定，而不会情绪化、自责、内疚或同情。他们不会去为别人担心，也不会去担心自己造成的伤害。高层人士的这些个性特征使得近年来银行业的确可能制造了许多巨富。

约里斯·卢延迪克（Joris Luyendijk）描述伦敦市银行家们的《这不可能

是真的，银行家们》（*Dit kan niet waar zijn. Onder bankiers*, 2015）一书描绘了这个特殊专业群体的可怕画面。尽管他们发誓要遵守保密原则，但是他们慢慢就会发现：在一个充满了不正当激励的世界里，你很容易被解雇，因此你对银行和客户的忠诚将会消失，生活将遵循丛林法则。如果他们可以随时被公司解雇或被其他公司收购，为什么要去担心复杂金融产品的长期影响？强权政治、墨守成规、地位、野心和恐惧掩盖了他们的贪婪。负责人不在乎你怎么做，但是每一年都必须挣更多的钱。而处于最顶层的是精神病态者，他们确切地知道自己在做什么以及后果会是什么。他们对他人造成的伤害于他们自己来说毫无关系。这些因素很可能会引发另一场银行业危机。

事实上，精神病态者确实具有实施重大机构重组的理想性格，在这种重组中往往数千人需要被裁员。他们心安理得地毫不同情受害者。凭借自己的无穷的能量，他们可以启动巨大的项目，并将使用任何可用的手段来实现自己的目标。在此过程中，他们可以给他人带来巨大的痛苦，而他们自己却一点也不痛苦。在美国对这种人的称呼是"穿着西装的蛇"。

尽管具有心理病态特征的人可以在短期内取得很大成就，但是最终一切都会分崩离析。当他们犯了灾难性的错误时，他们显然没有从过去的错误中吸取任何教训，而惩罚也对他们无济于事。在银行业危机中受益的只有银行家们自己。

著名的拥有精神病态人格的政治领导人包括阿道夫·希特勒等人。毫无疑问，你可以添加你自己国家某一位政客的名字。

一个有趣的问题当然是，如果没有这样的领导者，大型机构还能否存在。如果你无法毫不费力地解雇数百甚至数千人，而如果解雇他们是维持或增加利润的唯一方法的话，你还能担负最高职位的工作吗？具有边缘人格结构的人无法去以这种方式行事，因为他会以压倒性的程度感受到受影响者、他们的家人、朋友和熟人的所有痛苦。机构有时确实需要采取强硬措施，不管后果有多严重。

机构短期重组工作有自己的需要，而心理病态者长期掌管企业却并不有利，这使得对高层人员的个性的选择成为一个难以处理的问题。精神病态者是不愿意让位的。也许一个陷入困境的机构最好只是临时雇用一位心理病态者经理，而一旦机构重组完成之后，在业务遭受不可挽回的损失之前，应迫使其离开。

　　我们在早期发育中形成了一定的性格，就精神病态者而言，遗传和环境因素或多或少是同等重要而且相互作用的。精神病态者在儿童阶段经常会有行为障碍，例如他们会践踏他人的权利，而一个混乱的家庭背景会使这些特征变得更糟。由于脑损伤或发育障碍，他们的前额叶皮层可能功能不佳，而他们的性格特征意味着尽管他们有性格障碍，他们最终会在社会中、在自己能够很好地适应的地方生活。但这绝不是说他们不会造成伤害。人们要密切注意他们！

　　有趣的是，精神病态的性格特征（如无所畏惧、能够在没有情感的情况下迅速做出决定并保持专注于目标）与英雄主义之间似乎也存在联系。一位荷兰军队的高级军官曾经告诉我，他在军队中认识几个这样的人。有些情况下，你可能会非常需要具有精神病态人格的人。正如威廉·弗雷德里克·赫尔曼斯（Willem Frederik Hermans）的小说《达摩克利斯的暗房》（*The Darkroom of Damocles*）中的一个人物所说的："什么是英雄？就是一位草率行事并且侥幸逃脱的人。"

第十七章
缺乏自主性的大脑功能

1
人类作为超级有机体（super-organism）

> 历史告诉我们，人类和国家一旦用尽了其他所有选项，就会明智地行事。
>
> ——墨菲

到目前为止，我们一直在关注作为个体的人秉持的个性在社会中发挥着作用。然而，如果你具有某种易感性，如果你的环境中存在着合适的氛围，你是完全可能失去这种个性的。失去个性的一大群人可以作为一个整体，也即作为一个超级有机体而行动。超级有机体所带来的危险包括足球球迷的破坏行动、激进行动以及恐怖主义行动。

超级有机体是特别合作并具有社会整体性的动物群体，这样的例子可以在蜂巢、白蚁丘和蚂蚁群中看到。在这些物种中，尽管每个生物体都具有独立的身体，其群体却是作为单一的有机体而运作。沙漠蝗虫可以根据种群密度大小而从每个虫子孤立存在的状态转而进入一个可怕群体的状态。形成蝗虫群的过程中的重要转折点是，从可见于孤立性蝗虫的那种彼此强烈厌恶状态转为形成一个连贯的群体的步骤，这个步骤伴随着个体在群体中显示出更多实际活动。血清素（也即 5- 羟色胺）是一种具有漫长进化历史的神经递质，它造成了蝗虫的这种行为学转变；在促使蝗虫的群体行为方面，血清素既是必要的又是充分的。这种神经化学机制将不同的蝗虫个体在其社会环境中的相互作用联合起来，导致蝗虫群开启大规模迁移。

人类也可以遵循机会主义和灵活的方式在作为个体而行动与作为一个超级有机体而行动之间摇摆。同样，人类的 5- 羟色胺与个体对社会因素的敏感性相关，这种神经递质可以调节人类的社会行为。可能由 5- 羟色胺系统的基因多态性或早期大脑发育效应引起的高水平 5- 羟色胺可以导致人们对应激或奖励等环境因素更为敏感；而低水平的 5- 羟色胺则使人们对同样的因素的敏感性较低。

5- 羟色胺含量高的个体最适合去充分利用那些有利的、丰富的、富于刺激的环境，而他们在贫穷、应激的环境中可能会遭受痛苦。相反，5- 羟色胺含量低的个体从那些有利的环境中较少获益，但是他们受到负面经历的伤害风险也较低。因此，5- 羟色胺含量低的个体更为稳定，他们可以在困难的社会环境中继续追求自己的目标。显然，社会同时需要这两类人以保持平衡。

机制

> 民族主义是一种婴儿病。它是人类的麻疹。
>
> ——阿尔伯特·爱因斯坦

> 每个德国人都是国家社会主义者——少数的党外人士要么是疯子，要么是白痴。
>
> ——阿道夫·希特勒

对于人类而言，个体对群体的认同可以把人类的"我"的特征转变为"我们"这一超级有机体特征。（关于镜像神经元在群体行为中的可能作用，见第四章第 4 节。）对某个群体的认同可以基于某个社会身份，例如宗教、国籍、种族、体育运动或政党等身份。首先，人们需要借助代表着俱乐部、体育运动或国家的共同语言和符号来实现人与人之间的融合，正如在欧洲杯或世界足球锦标赛期间荷兰观众穿着橙色服装、戴着橙色假发并穿着木鞋那样。社交肽催产素在这方面也起了作用：中国的一项研究表明，催产素可以增强中国人对祖国和国旗的情感，但没让他们对其他国家，例如对日本或韩国及其国旗更具有感情。

借助一位个体的镜像神经元，通过同步化运动而进行整合是非常有效的，这可见于集体舞蹈、仪式击鼓、军事演习、墨西哥人浪（因 1986 年墨西哥世界杯期间热情的球迷自发地运用一种交替起立欢呼的方式来为球队加油而得名），或在足球比赛中唱歌或喊口号。

为了让超级有机体有效地工作，追求一个共同的目标至关重要。如果这个目标是大家共同定义的，大家就可以共享意图，而这可以导致数千甚至数百万人之间的有效协作。人类不仅有能力去进行集体关注和集体行动，而且还乐在其中。始于自组织化的自下而上的过程是一种去中心化的组织方式，不存在任何内部或外部领导人。但是，那些对现实不满并渴望去进行有效的集体行动的民粹主义领导人也非常善于创造强大的团结感。宣传的力量可以发挥巨大效应：即使在二战结束几十年后，那些曾经在纳粹政权下长大的德国人也比其他人更加反犹。

一个群体中的成员彼此忠诚，齐心协力地追求一个共同目标，座右铭是"人人为我，我为人人"。如果每个人的心理表征与群体的心理表征一致，就可以导致代表该群体的极端攻击行为，正如我们在所有战争罪行中看到的那样，这包括荷兰人在印度尼西亚犯下的罪行。由于自我概念融入群体，与群体相关的事件也会影响个体的情绪和激素。群体支持者的睾酮水平会在"他们的"球队获胜后达到峰值，而在球队失败后，支持者的睾酮水平则降低了。

结果

德国人根本不知道，如果要寻求群众的支持，必须去误导人民。

——阿道夫·希特勒《我的奋斗》

要成为一个超级有机体而进行活动，群体内的变异必须很小。当群体内成员接受了群体规范，平等主义就实现了。在此期间许多心理机制都在发挥作用，奖励团队成员之间的合作，并使那些不想加入团队的个体的生活变得极其困难。

对群体的威胁是形成社会凝聚力的重要触发因素，在这方面没有什么比一个共同的敌人更为有效了。乔治·W.布什的支持率原先极低，直到2001年9月11日的恐怖袭击事件后其支持率才疯涨。2015年，讽刺杂志《查理周刊》（*Charlie Hebdo*）编辑部遇袭后，法国总统弗朗索瓦·奥朗德的人气也狂增。这种机制首先要将"敌人"排除在共情圈之外，这样的机制经常被领导人利用。社会学家亚伯拉姆·德斯旺（Abram de Swaan）称这一现象是将社会划分为"我们"和"他们"，将某个群体标记为敌人，并通过宣传和对那个群体成员的妖魔化而将其非人化，将其称为寄生虫、蟑螂，直到发展为有可能去组织对该群体的种族灭绝。这样的例子包括希特勒的大屠杀、卢旺达胡图族政府领导的杀害了50万到100万图西人与温和派胡图人的大屠杀等。

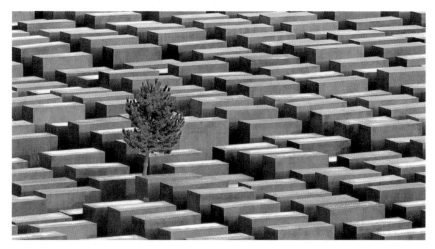

图 110

犹太人大屠杀纪念碑群（建成于2005年），位于柏林市，用以纪念惨遭纳粹屠戮的欧洲犹太人。纪念碑群由美国建筑师彼得·艾斯曼设计。2711根长短不一的灰色碑柱排列成行，人身处其中，不由生出一种孤独与迷失的感觉，而这正是犹太人在战争时期的感受。纪念碑群的中央栽植着一棵松树，它向世人表明，即使天毁地灭，希望也会发芽。纪念碑的铭文是奥斯维辛集中营幸存者普里莫·莱维的一句话："它发生过，所以还会再次发生。"

然而，我们不应忘记，同样的人类超级有机体出现机制也在具有最高普遍道德原则的团体中发挥作用，例如绿色和平组织（Greenpeace）和无国界医生组织（Doctors Without Borders）。此外，宗教是另一个超级有机体调节者的例子。宗教促进了群体内部的团结协作，让群体在面临威胁和资源匮乏的条件下蓬勃发展。从理论上讲，宗教为人们提供了强烈的社会认同感，提供了社会规范和遵守这些规范的动力。但是，宗教也可以导致灾难，即使在今天，一半的战争也是由宗教激发的。

2
打破自主神经系统的自主性

我们的自主神经系统得名于其自动调节的大量重要身体功能，例如心率、温度、消化和新陈代谢等，它使我们能够立即应对外部世界的变化和威胁。在日常生活中，我们对这些功能没有任何可以感知的影响，因为其他事情完全占据了我们的感知。然而，自主神经系统与大脑的其他部分存在着许多的联系，我们中的有些人具有适当的天分，他们经过大量练习后可以设法打破自主神经系统的自主性，并有意识地影响自己的身体机能。这使他们能以非凡的方式与环境互动。

在荷兰，"冰人"维姆·霍夫（Wim Hof，生于 1959 年）创造了一项又一项世界纪录，例如"在一桶淹到其下巴的冰块中站立 1 小时 44 分 12 秒"。他通过冥想、呼吸练习和暴露于寒冷环境中训练自己的自主神经系统，直到自己的应激激素皮质醇和肾上腺素水平高于平均水平，并且免疫反应较低。此外，在他 50 岁时他的褐色脂肪和年轻人一样多。褐色脂肪会被寒冷激活，帮助身体保持适当温度。

然而，维姆·霍夫最终在他非凡的健康声明上走得太远了。他说自己可以激发人们的力量，使人们战胜各种不治之症。2014 年初，他与另外 26 名健康的或生病的人穿着短裤，在两天时间里攀登将近 6 公里高的乞力马扎罗山。参加者包含了多发性硬化症、风湿病和癌症患者，其中一位是患有肾癌的宇航员乌博·奥克尔斯（Wubbo Ockels），他希望借助"霍夫方法"而延长寿命，正如他在 2014 年 2 月的电视节目《保沃与威特曼》（*Pauw & Witteman*）中所说的那样。奥克尔斯于 2014 年 5 月 19 日去世。令人遗憾的是，霍夫的毫无根据的说法给患者带去了虚假希望。后来发现，还有一些人在尝试霍夫的方法时死亡。维姆·霍夫本人具有的那些异乎常人的先天特征是无法通过一门课程而学到的。

维姆·霍夫认为自己应该获得诺贝尔奖。但是在莫斯科任教的 A. R. 卢里亚（Luria）教授（1902—1977）在他的《记忆大师的心灵》（*The Mind of Mnemonist: A Little book About A Vast Memory*）一书中描述了一位他称之为"S"的年轻人，这位年轻人能比霍夫更好地控制自己的自主神经系统并具有非凡的记忆力。S 在将听到的内容转换成图像后确实记住了一切，他甚至可以在没有任何事先提醒的情况下毫无差错地再现他 16 年前记住的 70 个数字的列表。他的记忆容量似乎没有极限，记忆中的印象似乎不可磨灭。他只有尽最大的努力，通过生动地想象记忆中的某组信息已经消失，才能从自己的记忆中真的抹去一些东西。他最终成为一位著名的记忆学家。

凭借其超强的想象力，S 甚至可以影响自己的自主身体功能，例如心率、体温和痛觉。他可以通过想象自己正在一趟驶离的火车后面跑着追赶它而使自己的脉搏从正常的每分钟 70 次增加到 100 多次。然后，通过想象自己要睡觉了而躺在床上一动不动，他可以让自己的心率降至每分钟 64 次。令人特别吃惊的是，他能通过想象自己把右手放在一个热炉子上而左手拿着一块冰，从而做到让右手的体温上升 2 摄氏度而同时使左手的体温下降 1.5 摄氏度。

当 S 去看牙医时，他会想象坐在治疗椅上的不是自己而是别人。他会看到自己站在治疗椅边上看着自己的牙齿被钻孔，但是——他自己这么说道——他却毫无感觉。虽然卢里亚没有核实最后这项声明，但是我们也没理由去认为这是 S 编造的，毕竟几十年来 S 一直全身心地、忠诚地参加着卢里亚的研究。

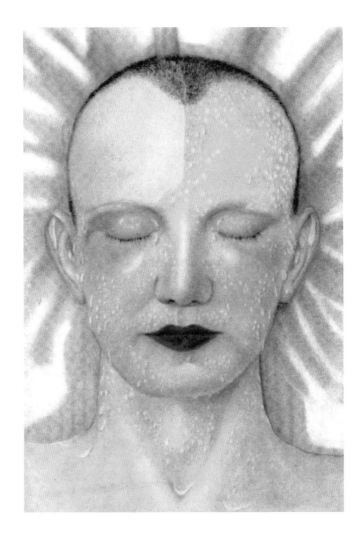

图 111

这幅新艺术风格的绘画显示了自主神经纤维的作用，这些神经纤维终止于皮肤的血管和汗腺。在近期脑部手术中自主神经纤维被切断的患者，面部皮瓣中不会发生血管扩张和出汗。在术后不久将 2.5 毫克副交感神经物质毛果芸香碱注入侧脑室，再向脑室内注射 1 毫升垂体素（一种垂体提取物），则可使对其敏感的人产生相同的副交感神经反应。如果将这种垂体提取物注射到血液中则效果会差很多。这是首次在人类大脑中发现垂体提取物中抗利尿激素 / 催产素具有中枢自主神经调控效应。[库欣（Cushing），1932]。

3
自主神经系统的遗传异常成为游乐场景点

许多自主神经疾病中都有各种形式的"遗传性感觉和自主神经病变"（HSAN），这种综合征有时为某些职业提供了便利，它也显示了我们自主神经功能的至关重要性。HSAN 是一种罕见病，它更多地见于父母是近亲结婚的后代里。HSAN 患者的感觉系统和自主神经系统均存在发育紊乱，这种综合征会影响体温调节、排汗、消化和血压调节。某些患者感觉不到冷或热，在寒冷的天气里他们的体温可能会突然降到 30 到 34 摄氏度之间，并可能需要好几个小时才能"解冻"。如果他们得了流感，则体温可能会飙升至 40 摄氏度。但是，HSAN 患者的真正噩梦是，他们感觉不到疼痛，从而可能不会注意到手、脚或鼻子有伤口或感染，这往往最终导致截肢等后果。这一综合征表明，拥有一个功能正常的疼痛敏感系统对我们来说是多么重要。

这种综合征有许多明确定义的亚型。HSAN-I 型是常染色体显性遗传病；HSAN-2 型是常染色体隐性遗传病，早期出现感觉丧失和溃疡；HSAN-2I 型患者的自主神经功能从出生开始就表现紊乱，也被称为赖利 - 戴综合征（Riley-Day syndrome）或家族性自主神经失调症，患者既感觉不到疼痛也感觉不到寒冷；HSAN-4 型也是先天性地对疼痛不敏感及无汗症（无法出汗），或称 CIPA。HSAN 患者的平均寿命为 15 年，而 CIPA 患者只有 3 年，虽然也有例外。

对 HSAN 患者的首次描述可追溯到 1932 年，那位患者 54 岁，而他工作的地点因他而成为一个游乐场景点，他被称为"人肉针垫"。在游乐场里，人们被允许在他身上插 50 到 60 根针，他却没什么感觉。

观察到自己家族中存在这种综合征一般是始于家里的一个婴儿对打针没有反应，孩子甚至还可能在接种疫苗的过程中睡着。真正的问题始于宝宝长牙后，他可能会不知不觉地咬掉自己的一部分舌头、嘴唇或手指。人们曾发现一位患有 HSAN 的女孩咬掉自己的手指尖后用手指头的血平静地画了一幅画。另一位患病的女孩喜欢拿铅笔刺穿自己的脸颊。众所周知，有些孩子故意伤害自己，希望父母能给他们礼物；其他人则通过跳下高墙或爬上炽热的炉子而向同学们炫耀。但是，这些损伤和伤害的累积会导致被人们忽视的感染，他们还可能发展出被忽视的阑尾炎，所有这些都会造成危及生命的情况。

巴基斯坦的拉合尔（Lahore）有一名男孩在热煤上行走而无任何不适迹象，这成为一道街头风景，并引起了研究人员的注意。研究人员通过他与位于巴基斯坦北部的三个家庭取得了联系，结果发现这些家庭中有多数家人受伤。研究人员在他们身上发现 *SCN9A* 基因的一个突变，该基因突变可能导致疼痛消失或对疼痛过敏。其他导致感觉不到疼痛的原因包括麻风病、糖尿病神经病变、梅毒和肌肉硬化症。

在和不断变化且有时是危险的环境的成功互动中，自主神经系统和疼痛系统显然都扮演了至关重要的角色。

环境和受损的大脑

第十八章
健康的大脑老化过程与阿尔茨海默病

　　每位个体都无法改变自己的遗传背景，但了解身处的环境则可以确保自己去拥有一个尽可能积极的衰老过程，不出现或至少推迟出现脑部疾病发生，或能够将脑部疾病的治愈机会最大化。我将首先讨论这与衰老和阿尔茨海默病的关系。我认为阿尔茨海默病是大脑的过早以及加速的衰老过程，是我们所有人都渴望能够预防的一种可怕疾病。这一点引发了一系列问题：阿尔茨海默病究竟是什么样的疾病？我们能做些什么去预防它，或更准确地说，在死于癌症或心脏病发作之前，我们可以做些什么以和它保持距离？如何拥有一个衰老着但是仍然健康的大脑？衰老又究竟意味着什么？

　　让我直说了吧，我们并没有可以依赖的有效药物去改善老年人的记忆或其他消退的能力，至少没有比安慰剂更为有效的药物——事实上，安慰剂对记忆力具有显著正面效应。安慰剂的效应解释了为什么各种无效的药品都是基于声称它们可以防止大脑衰老而获得良好销售业绩的：如果你相信它们，它们就确实对你有帮助。

1
健康大脑的衰老过程

　　昨天我终于收到了一些体检结果，那些结果是我去找老年科医生就诊时所做的。……医生附加的说明是："你该感到宽慰，你罹患的疾病远少于你没患上的疾病。"

——《亨德里克·格罗恩的秘密日记》，
亨德里克·格罗恩（Hendrik Groen）83¼ 岁著

我们生活于其中的环境对我们的健康和寿命具有重要影响。自工业革命以来，越来越多的人的寿命在延长。禁烟规则、对心血管疾病更好的治疗方法的出现等等无疑更加提升了近期我们看到的人类的预期寿命。

在工业化国家，人均预期寿命每 10 年增加 2 到 3 岁。到 2030 年，荷兰的人均预期寿命将达到 82.5 岁，但根据荷兰国家公共卫生与环境研究所的数据，这种增加的速度将逐渐趋于平稳。最长寿的记录目前由法国的克莱门特夫人（Madame Clement）保持，她于 1997 年去世，享年 122 岁，这项记录肯定会在未来几年内的某个时候被打破。

在衰老过程中，某些大脑功能，包括记忆力和注意力会衰退，思维过程也会减慢。记住新信息的能力——大脑海马体的功能——降低，而不重要的信息却变得更加难以去忽视。思维的灵活性，或者说在不同思维方式之间转换的能力也会降低。这种思维方式之间转换的能力是前额叶皮质的功能，由于这部分大脑的退化，我们的工作记忆、组织及计划能力也会降低。前额叶皮质的任务还包括处理信息然后做出决定，这是大脑执行功能的重要组成部分，这种功能在我们 60 岁后会降低。为了进行补偿，老年人会更多地调用前额叶皮质。此外，伴随着年龄增长，思维速度的确会减慢，然而这并非从 65 岁才开始，而是从 20 岁就开始。

尽管存在着这些主要改变，对于许多人来说大脑的衰老并不会造成重大问题。我们大多数人都会保持积极的心态并对自己的生活感觉满意。事实上，60 岁以上的人往往比 20 到 40 岁期间的人更感觉幸福。荷兰格罗宁根市的心理学家安德烈·阿莱曼（André Aleman）认为，与体育锻炼、避免吸烟或防止体重增加相比，对衰老持积极态度对我们的健康影响更大。老年人更善于处理情感，而他们的情感也较少走向极端。大多数老年人并不感到孤独，总体来说老年人和他们的

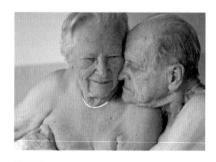

图 112

卡瑞林妮·皮特斯（Carilijne Pieters），《一生所爱》（A Lifetime of Love，2014）。

已成年的子女关系良好，而且他们通常拥有一个强大的社交网络，绝大多数老年人可以独立地生活。

年长大脑的优势包括对世界有更多的了解和理解、更大的词汇量以及由经验带来的技能。老年人处理问题的能力也更强，他们更少受到应激的困扰，更少感觉痛苦，更少冲动，更不容易患上严重的抑郁症，同时他们也拥有更多的宽容和智慧。我所说的"智慧"是指对存在着的问题的洞察力以及在不确定的条件下做出平衡选择的能力。在这方面，拥有一个工作得稍微慢一点的大脑甚至可能是一个优势，因为它使我们能够花些时间来做出决定。老年人储存了大量的知识和学问，在此基础上，加上他们的实际生活经验，他们善于凭直觉做出复杂的决定。此外，大多数老年人不容易生气。

2
衰老的过程

> 照这样一小时一小时过去，我们越长越老，越老越无用。这上面真是大有感慨可发。
>
> ——莎士比亚《皆大欢喜》(*As You Like It*)

关于衰老的一个重要理论是，在我们的一生中，对生命至关重要的新陈代谢过程会损害我们自己的细胞，包括其中的 DNA，这就像汽车发动机在使用过程中会损害自身一样。我们还暴露于来自宇宙的辐射中，这进一步伤害了我们的细胞。这些正常的过程都属于"磨损"的范畴。我们的 DNA 和蛋白质在生命中不断遭受氧化损伤，但这在很大程度上可以通过分子修复机制而得到修复；留下的少量损伤则会随着岁月的流逝而累积，这被认为是衰老过程的基础。这意味着我们的脑细胞最终会累积大量的错误，导致我们可能会罹患阿尔茨海默病，这种疾病的概率随着年龄的增长呈指数级增长。

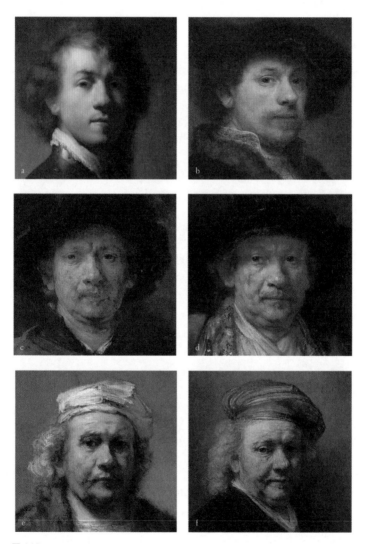

图 113

伦勃朗自画像中的增龄：（a）22岁,（b）34岁,（c）46岁,（d）52岁,（e）62或63岁,
（f）63岁。

这种由于小错误的累积而导致耗损风险持续成倍地以指数曲线增长的现象也可见于其他复杂系统包括内燃机的预期寿命中。DNA 的修复机制需要大量的能量，它是以牺牲繁殖为代价的，而繁殖是进化中唯一真正重要的成就。因此，无论是对大自然还是对一辆车的车主而言，最终从能源的角度来看，制造新东西总是要比无休止地修补旧东西更有效率。毕竟，我们都属于一次性产品，来到这个世界上就是为了传递我们的 DNA。

进化的发展产生了这样的状态：我们用自己的干细胞来制造孩子，而不是用它来修复自己的身体。我们以牺牲自我维护为代价给我们的后代投资。但是，从进化角度来看，50 岁后进入更年期、不能再生育的女性仍然是"有用的"，她们通过照顾孙辈而使那些做了父母的子女把更多的精力放在确保提供食物和生育上。智人的祖先有一个 ApoE4 基因，ApoE4 是载脂蛋白 E 的一种亚型，是阿尔茨海默病的风险因素。在进化过程中，ApoE 基因的变异产生了 ApoE2 和 ApoE3 基因型，而进化选择这两种基因型是以牺牲 ApoE4 基因型为代价的，这种选择降低了某一部分人群罹患阿尔茨海默病的风险，因此增加了她们去做一位成功的祖母的可能性。

亚伯拉罕和撒拉都已年纪老迈，而撒拉的月经也已经停了。

——《创世记》

女性的衰老过程中有一个正常的但有时是令人厌烦的阶段，就是绝经后的过渡期。女性在 50 岁左右卵巢里的卵子已经用完，这之后女性激素也即雌激素的水平下降而月经停止。在绝经之前，雌激素在女性大脑的许多脑区都扮演着活跃角色，例如它们对控制月经周期的下丘脑区域进行调节。当雌激素的抑制性效应消失时，大脑的这部分就会变得高度激活。过度活跃的神经元会产生影响下丘脑体温控制中心的物质，

结果大约 80% 的绝经后女性会经历"潮热"。她们会突然感到很热、心率加快、体温波动、开始出汗，而几分钟后她们可能又会感觉到冷。当这种效应持续存在时，手部的血液循环量会增加而脑中的血液循环量会减少。雌激素实际上也作用于所有其他脑区。此外，人们还发现随着年龄的增长，大脑对雌激素的敏感性会发生改变，这意味着在绝经后的过渡期，女性必须学会与一个功能改变了的大脑共存。在许多方面，这与她在青春期激素水平上升时发生的情况正好相反，这个时期会出现许多可能的症状，包括学习和行为问题、情绪障碍和情感爆发等症状，而这些症状也可以出现在那些因为乳腺癌而接受抗雌激素治疗或者卵巢切除的年轻女性身上。

如果潮热变得频繁且症状严重，可以考虑使用雌激素治疗，但服用激素会增加血栓形成、乳腺癌和记忆问题的风险。一些女性则接受抗抑郁药物治疗。植物雌激素尚未被证明对上述症状有效。有趣的是，短期的激素治疗会产生长期的效应。激素治疗并不仅仅是延迟潮热的发作——一段时间后潮热就会永久性消失。这背后的机制尚不清楚，但它确实解释了为什么那些在 50 岁以后继续服用几年避孕药的女性不会出现潮热。

如果一位绝经前的女性——例如大约 25 岁——多年来一直服用避孕药而没出任何问题，从而表明她不属于高危人群之一（指服用避孕药而导致副作用的人群），那么她可以继续服用避孕药直至她不再有任何怀孕的机会，也即在她 53 岁生日后再停药。这样做的一个优势是既实现了避孕又遮蔽了潮热。某些服用避孕药的女性在规定的每月"停服一周"期间会出现潮热，因此选择去连续服药。对于没有服用避孕药并且受到潮热症状严重困扰的女性，建议最好去服用那些专门为更年期女性开具的低剂量激素药丸，因为那些药丸的副作用风险较低。

一段时间过后，更年期的症状就会消失，大脑会自行调整以适应新情况。这就解释了为什么冥想、太极拳、营养补充剂、维生素、按摩、类固醇激素脱氢表雄酮（DHEA）、培训课程等似乎也对更年期综合征有效。如果你相信这些安慰剂，它们就有助于你度过更年期。

美国马里兰大学对更年期所做的研究突显了其中的文化差异：在更年期的过渡期，大约80%的美国女性受到潮热困扰，而日本女性的这一比例仅为10%。这种差异最初被归因于亚洲女性通过食用豆制品以及饮用绿茶而摄入的植物雌激素，但是研究并未提供明确结论，因此还可以对这一现象的原因做出其他的推测，或可能是基因差异，抑或可能是日本女性更不愿意报告其潮热症状。

3
阿尔茨海默病和其他形式的痴呆症

除非医生忘记了你，否则痴呆症不是个问题。

——莱耶（Loesje）

阿尔茨海默病是最常见的痴呆症。由于我们的人口正在老龄化，并且由于年龄是这一疾病最重要的风险因素，因此在过去的几十年中，阿尔茨海默病人数显著增加。目前，60岁人群中有1%患有痴呆症，75岁人群为7%，而85岁人群为30%；而在显微镜下去查看（这是针对去世后的大脑组织样本研究），就会发现大多数75岁的人都开始发生阿尔茨海默病，这包括了那些生前没有出现疾病症状的人。

阿尔茨海默病的初期阶段被体面地诊断为轻度认知功能障碍（Mild Cognitive Impairment），或简称MCI。在所有的MCI病例中，有一半会发展为海马体受到严重影响的阿尔茨海默病。人们正在尝试通过认知训练来防止MCI患者的记忆力减退。

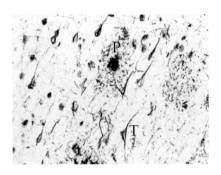

图114

采用银染色显示的阿尔茨海默病引起的大脑皮层的典型变化：斑块（P）的中心是阿尔茨海默病蛋白，也即β-淀粉样蛋白的沉积。斑块在某种意义上是瘢痕，而缠结（T）是转运蛋白的扭曲原纤维线束，在图中显示为神经元内的黑色线条。

阿尔茨海默病绝非痴呆症的唯一形式，因此只有在患有痴呆症的病人去世后，并且在显微镜下发现了其大脑中的斑块和缠结等特征性改变时，才能确定阿尔茨海默病的诊断。脑梗死和脑卒中可以引起多重梗死性痴呆，也称为血管性痴呆。最常见的痴呆症是合并发生血管性痴呆与阿尔茨海默病典型的脑变化。在荷兰的卡特维克（Katwijk）地区，人们发现了一种与脑出血有关的家族性痴呆症，这是一种导致淀粉样蛋白在血管中积聚的基因突变结果。痴呆症也可以发生在帕金森病中，患者有时被误诊为阿尔茨海默病。当帕金森病影响到大脑皮质时，就被称为路易体痴呆症（Dementia with Lewy Bodies，DLB）。

还有多种由额颞叶退化引起的痴呆症，过去都曾被称为匹克病（Pick's disease）。在80%的病例中，在显微镜下并没有发现脑中出现典型的Pick改变，也即神经元中的球状结构。这组疾病现在被称为"额颞叶痴呆症"，其病因通常是17号染色体上tau基因的突变，tau是一种对神经纤维中的分子运输至关重要的蛋白质。这一类型的痴呆症通常不是从记忆丧失开始，而是从行为问题开始。美国旧金山的最近研究显示，37%的额颞叶痴呆症患者有过一次或多次刑事犯罪记录，通常是盗窃，但在某些情况下是抢劫、诽谤、不当性行为或持续非法入侵罪。由于痴呆症的早期症状而获罪的老年人已经成为一个新的且不断增长的犯罪类别。

另一种罕见的痴呆症是克雅病（Creutzfeldt-Jakob disease），是由被称为朊病毒的异常蛋白质所引起并具有传染性。这种疾病可能具有遗传因素。传染性朊病毒过去是通过脑部手术、角膜移植或人类垂体提取物而传播的，垂体提取物被用于促进那些缺乏生长激素的儿童的生长；后来这些危险的垂体提取物也被偷偷地用在健身房里，以增强肌肉，但这有时会产生致命后果。克雅病的一种变体被称为"疯牛病"，其中来自牛脑物质的传染性朊病毒进入了用于制作例如香肠的内脏组织。在新几内亚发生过一种称为库鲁病（Kuru）的克雅病，主要影响妇女和儿童，正是这些人会吃掉被打败的敌人的大脑。

亨廷顿病是一种通常伴随着运动障碍的遗传型痴呆症，换句话说，如果有人看到自己的家庭成员身上出现了无法控制的运动，就可以推测自己有可能会发展为痴呆症。这种疾病与 DNA 的一种异常表现，也即一种几乎不会自然发生的基因片段的重复有关。南非的所有亨廷顿病患者都可以追溯到 17 世纪的一位水手，他与荷兰外科医生兼商人扬·范里贝克（Jan van Riebeeck）一起乘船抵达南非。导致亨廷顿病的基因突变可以在胎儿中检测到，这给了母亲选择流产的机会。荷兰马斯特里赫特大学医学中心可以提供胚胎植入前诊断，可以在体外受精过程中识别出任何携带病变基因的卵子，因此可以将没有亨廷顿病 DNA 重复病变的受精卵植入子宫。

这些不同形式的痴呆症可以通过遗传学分析或者在显微镜下的病理表现而加以区分，但是它们中的大多数的病因通常是阿尔茨海默病，这尤其见于老年人。

当我们谈论大脑的健康衰老时，我们需要了解：超过 80% 的 75 岁以上的人尽管可能没有明显的临床症状，但是大脑出现了通常是由多种疾病引起的神经病理改变，结果产生了阿尔茨海默病、血管病变和路易体损伤的组合。我们无法最终战胜大脑退化过程，但我们可以尝试去推迟它。

4

阿尔茨海默病的各个阶段

"如果有点儿幸运的话，明年我会再次相信圣尼克（St.Nick）！"格里耶（Grietje）快活地说。"是的，只要你继续按照你的方式前进，你很快就会到达那里。"埃弗特（Evert）怂恿她说。

——《亨德里克·格罗恩的秘密日记》

阿尔茨海默病遵循着一条既定的途径在大脑中发展。在显微镜下，我们在死者的人脑组织内首先可以看到位于大脑颞叶皮质，被称为内嗅皮质中的那些著名的"斑块和缠结"等典型病变。接下来，一些病变出现于海马体。直到那时，这种疾病仍然没有表现出外在症状；那些在这个阶段去世并将死后大脑捐献去用作痴呆症研究的"正常对照"的人们，生前从不知道这种疾病已经开始起作用了。目前还无法确认生活中的这个阶段存在着哪些早期的疾病症状。但是，一旦颞叶皮质和海马体受到阿尔茨海默病的影响越来越严重，近事记忆问题就会出现。

在阿尔茨海默病开始时，患者不再知道不久前发生了什么，但仍然可以非常详细地记住生命早期发生过的事件，

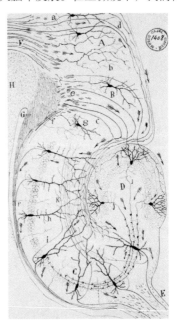

图 115

海马体的神经网络，拉蒙·卡哈尔 1901 年绘制。

例如他们在小学时的生日聚会。一旦疾病发展到大脑皮质的其他区域，患者就被称为痴呆症。最后受到影响的是我们用来看东西的大脑后部（初级视觉皮质或 V1 脑区）。除了斑块和缠结，在整个大脑皮质中还发现了不规则的、粗大的、弯曲的纤维，称为营养不良性神经突，正如达利为了向卡哈尔致敬而描绘的那种奇怪的东西。

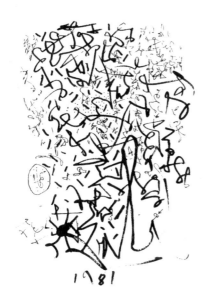

图 116

萨尔瓦多·达利为纪念他的同胞拉蒙·卡哈尔而绘制的神经元网络图。这看起来更像是阿尔茨海默病患者大脑皮质中出现的增厚和异常弯曲的纤维（营养不良性神经突）的模式，而不是正常神经元网络中看到的纤维模式。

我们的生命是在我们的第一次微笑和最后一次微笑之间上演的。

——迪克·斯瓦伯

正如阿尔茨海默病患者脑中的微观改变一样，患者的功能丧失也遵循着固定模式：你从学会走路的那一刻起学到的技能会以与你获得它们的正好相反的顺序而逐步消失。

纽约的巴里·赖斯伯格（Barry Reisberg）博士给阿尔茨海默病的各个阶段标记了数字。在第 1 阶段，个体没有任何症状，但是阿尔茨海默病的病程开

始了，并可以在显微镜下看见。在第
2阶段，患者开始丢失东西并注意到
自己有工作困难，但是通常还可以很
好地隐藏这些症状。在第3阶段，其
他人注意到患者已不能再胜任工作。
在第4阶段，患者无法完成复杂的任
务，例如保持财务井然有序的任务。
然后（第5阶段），患者需要别人帮助
去选择衣服。接下来，需要别人帮助
其穿衣（6a）、洗澡（6b）、冲马桶和
擦屁股（6c），而接着会发展出尿失禁
（6d）和大便失禁（6e）。在7a阶段，
患者每天说的单词不超过1到5个，
之后就再也无法发出可以被理解的语
音（7b），不再能走路（7c），然后不

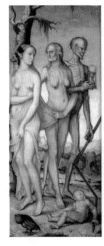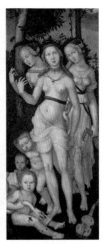

图 117

《岁月与死亡》（*Las Edades y la Muerte*），汉斯·巴尔东·格里恩（Hans Baldung Grien）绘，藏于马德里的普拉多博物馆。

再能独自坐着 (7d)。在 7e 阶段，患者的微笑消失，那是当我们还是婴儿时惹得别人喜欢我们的微笑。事实上，可以说，我们的生命就是在我们的第一次微笑和最后一次微笑之间上演的。最后（7f），患者不能再抬起头了，在这个阶段，患者以胎儿的姿势卧床，如果有人把手指伸进患者嘴里，他们会出现吮吸反射。从功能上来说，患者已经回到婴儿期。

不适当的治疗与护理

令人非常担忧的是，随着痴呆症的进展，患者越来越难以去表述自己的疼痛，因此医生、牙医和护理人员可能会无意中忽视患者正在遭受痛苦的事实。患者会像小孩子一样，通过改变面部表情并通过激动来表达自己的疼痛，但这通常没有被识别为疼痛的信号，因此患者可能无法得到所需的治疗。对于关节病、骨质疏松症或跌倒后髋部骨折等问题，患者获得的止痛药往往比没有痴呆

症的人获得的要少，而血管性痴呆症患者在同时患有这些疾病时实际上比没有痴呆症的相同疾病患者疼痛感更强烈。

对于痴呆症患者的牙科护理严重不足，患者的牙齿经常布满牙菌斑且牙龈在发炎。养老院的工作人员找不到足够的时间去帮患者刷牙，而且不幸的是这些工作人员没有经过专门的针对这种工作的培训。三分之一的痴呆症患者需要广泛的牙科治疗，然而在荷兰的养老院里，这没有被纳入常规治疗，而患者们也无法明确说出自己牙痛。即使在荷兰，针对老年痴呆症患者的护理也有许多需要改进之处。

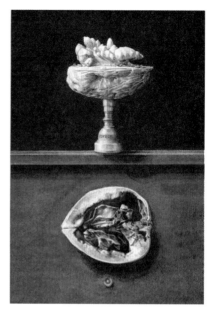

图 118

在我 70 岁生日时，我的老同学鲍勃·范布洛门斯坦（Bob van Blommenstein）送我这幅水彩画作为生日礼物，旨在象征在那个年龄我的大脑的萎缩。

最终没有什么是神圣的，除了你自己思想的完整性。

——拉尔夫·瓦尔多·爱默生（Ralph Waldo Emerson）

抗衰老疗法有着悠久的历史。许多关于防止大脑衰老的主张和建议的提出都缺乏确凿的证据。在俄罗斯时我遇到过一个极其可疑的抗衰老策略的例子，该策略需要支付可观的费用。

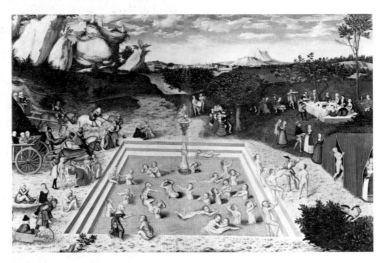

图 119

老卢卡斯·克拉纳赫（1472—1553），《不老泉》（1546），德国宫廷画家老卢卡斯·克拉纳赫创作了这幅油画。在画面的左侧，一群年老色衰的妇人乘车来到不老泉边，医生为她们检查身体之后，她们便跳入永葆青春的泉水中。在画面的右侧，出浴的妇人变为了娇俏少女，她们在帐篷里换上崭新的衣裙，载歌载舞，酒食相邀，兴高采烈地欢庆青春。这幅画目前保存在柏林画廊。或许，时年74岁的老克拉纳赫，也是出于对"不老泉"的渴望，才创作了这幅画作。

在圣彼得堡，67 岁的弗拉基米尔·哈文森（Vladimir Khavinson）教授邀请我们共进晚餐，根据他自己的说法，他是圣彼得堡政府卫生委员会成员、国际老年学和老年病学协会主席以及这两个学科领域的专家。我们在帆船俱乐部外受到哈文森教授和比他年轻许多、高大、苗条、金发并且几乎沉默的第二任妻子斯维特拉娜·特罗菲莫娃（Svetlana Trofimova）教授（医学、哲学博士）的友好接待。特罗菲莫娃教授是一家名为圣彼得堡生物调节和老年学研究所暨私人诊所的总经理。我一直不清楚她的教授职位是在哪所大学或在什么研究领域获得的。

哈文森教授通过用肽（由氨基酸短链组成的小蛋白质）治疗老年人和病人而发家致富，那些肽对于人体没有任何被公认的医疗效果，在荷兰也不能开出处方。帆船俱乐部外的码头上停满了用黑钱买来的白船，我的这一观察立刻得到了我们东道主的竭诚同意。哈文森教授已经卖掉了他的一条拥有4名船员的游艇，因为那是他太多忧虑的来源。在停车场，我们看到非常昂贵的轿车，包括一辆兰博基尼，每扇车门旁都站有保安。身着名牌短裙和高跟鞋的非常年轻的金发女子们陪着长相危险的人物们去吃饭或去舞厅跳舞。

餐桌布置得非常漂亮，在主人的不断吩咐下，最美味的菜肴被逐一端上。哈文森教授是一位注意力缺陷多动症成年患者，他一刻也不能保持静默或静坐，他滔滔不绝、无穷无尽地向我们介绍他的神奇疗法。他说，他的肽——迄今为止他已经开发了25种肽——不仅是治疗衰老的良方，还可以治愈世界上其他地方尚无法治愈的疾病，例如视网膜色素变性和黄斑变性。他告诉我们，他母亲是他从那些对人类失明的威胁中拯救出来的第一人。他还研究了奶牛的松果体提取物，声称这些提取物可以恢复病人体内松果体素的产生。他本人每年注射两次这种提取物，尽管我对他自诩的容光焕发的良好健康状况没有深刻的印象。

对于我反复询问的关于那些旨在评估这些神奇疗法的随机对照实验问题，他一次又一次地躲避；他声称对于视网膜色素变性而言，不需要任何对照组，因为不用他的肽的所有患者很快就会失明。的确，患者很快会失明，但我希望看到被检查确认的诊断，以及在随机分组给予或不给予那些肽进行对照的情况下眼病的进展。他言之凿凿地告诉我，在他对大鼠进行的25次实验中，他在每只大鼠，以及每次实验中都观察到他的肽延长25%的寿命，并显著降低癌症发病率。此外，他在索契附近的研究所养了350只猴子，在一项涉及100只老年猴子的实验中，他证实了在松果体提取物的帮助下，这些猴子的松果体素水平恢复正常。

最近在果蝇（黑腹果蝇）身上他已取得最壮观的实验结果。经过进一步追问发现，他的这些结果均未在国际知名期刊上发表。《自然》杂志拒绝了他的论文，评论是"太完美了，不可能是真实的"，而且他也多次被告知英语太差。他叹息道，对于俄罗斯人来说在国际期刊上发表论文也变得极为困难。

　　当然，我是不能白白享受如此优渥的招待的，在某个特定时刻，哈文森教授直截了当地向我的餐桌俄罗斯伙伴明确表示她必须让开，然后他走过来坐在我身边，向我赞扬了我的书，说我可以向俄国人说明同性恋是一种生物学差异，但是这个话题不应和孩子们谈论。当我向他解释为什么我认为在俄罗斯同性恋被认为是一种可以被儿童感染的传染病的观点是不科学的，以及我认为俄罗斯反对"同性恋宣传"的法律令人反感时，他突然扭转了自己的观点。看来他很想留住朋友。然后他开始非常严肃地向我解释，现在的人当中仍然有尼安德特人，这可以从他们在交通中的行为里清楚地看出；那些行为告诉他，不只是我，还有他的DNA中都有一小部分尼安德特人基因，而尼安德特人已被同化了。

　　接着他进入正题：多年前，当他把自己研究所的工作人员派往荷兰神经科学研究所时，令他遗憾的是我们没有接受他的（研究）想法也不愿进行合作。然而派人去我们荷兰神经科学研究所做合作研究非常重要，因为只有我们才能对来自阿尔茨海默病患者死亡后的人脑组织进行培养及研究。我们真的必须去探索他的那些肽对培养中的人脑组织的效应，那些肽肯定会显示有益的结果。我告诉他，要证明一种肽对阿尔茨海默病大脑问题的效应需要一年时间，而那样的证明实验很难被纳入我们的工作日程安排。我的所有员工都在基于自己已有的项目而工作，无法轻易地将注意力转移到其他事情上。

　　好吧，他回应道，我必须告诉他我需要什么材料才能让我的实验室去做这些实验。我请他发给我一些发表于国际知名期刊的关于他的肽的效应的文章，以便我可以在回到阿姆斯特丹后去讨论他完全有根据的主张，但我说，我认为即使在那时我们也没有多少机会采取行动去研究它。

与我一起用餐的比利时的让-保罗·蒂默曼斯（Jean-Paul Timmermans）教授在进餐前就告诉我，他已在位于安特卫普的优秀实验室的细胞培养中测试了来自哈文森教授的样品。第一个样品似乎显示了一些效应，但那之后的其他样品都没有显示任何效应，因此他对这位俄国人的宣称完全没有信心。

我的一位俄罗斯朋友是病理学家，他很了解哈文森教授，他笑着向我证实我当然不应该去看哈文森的故事的表面价值，并说如果哈文森给我发信息，我不应在那上面花太多时间。这位病理学家也曾经在细胞培养中测试过一部分那些肽，有些肽轻度抑制了细胞分裂，但是另外的肽却刺激了细胞分裂。"那可能会带来患癌症的风险。"我震惊地说。"是的，那是可能的，"我的俄罗斯朋友答道，"你一定很惊讶，在俄罗斯这种东西可以给病人去用。"

人们可以在互联网上找到关于弗拉基米尔·哈文森的各种故事，他确实曾经是苏联军队的上校。在维基百科上可看到："他的主要工作领域是新型肽类老年保护剂的设计、临床前和临床研究。一项长达40年的研究产生了多种应用肽生物调节剂来延缓衰老过程和延长人类寿命的方法。6种基于肽的药物和64种肽类食品补充剂已由弗拉基米尔·哈文森引入临床实践。他是196项专利（俄罗斯和国际的）以及775篇科学出版物的作者。"维基百科的页面上包含有适当的警告："这篇介绍有多个问题。请帮助改进它或在讨论页上讨论这些问题。……这篇活着的人物的传记需要更多的引用来加以证实。"

5

遗传背景

精神错乱可以遗传：你孩子从你那里得到它。

——山姆·莱文森（Sam Levenson）

对于人类这一物种来说，罹患阿尔茨海默病的风险随着年龄的增长呈指数级增长，但是个体之间存在巨大差异。健康地衰老的可能性取决于修复细胞损伤的效率；反过来，这一过程在很大程度上取决于个体的遗传背景。直到高龄都保持良好健康状态的人通常都有保持类似记录的近亲。

健康高龄者的杰出例子包括荷兰女性亨德里克·范安德尔（Hendrikje van Andel），她活到了115岁，在112至113岁期间进行的心理测试中，她的表现高于60岁至75岁的健康成年人平均水平。她母亲的去世年龄是100岁。格特·霍尔斯泰格（Gert Holstege）教授和他在荷兰格罗宁根的团队在范安德尔的脑中只发现了阿尔茨海默病刚刚开始的迹象（Braak缠结2期，而且没有老年斑）。

目前，格特·霍尔斯泰格的女儿亨内·霍尔斯泰格（Henne Holstege）对100岁以上老年人的分子遗传学研究聚焦于去锁定可能负责长寿的基因。他们发表的一篇论文是关于一种可以影响DNA去关闭那些导致细胞死亡的基因——被称为REST的分子，该基因在年轻人中不活跃，但在老年人的大脑中非常活跃。在患有阿尔茨海默病最初症状也即轻度认知功能障碍的人，以及在阿尔茨海默病的后期阶段，REST的活性大大降低。该理论认为，REST的缺失会使神经元对阿尔茨海默病易感，从而发生细胞死亡。

目前我能给出的唯一建议就是，确保去拥有一个健康晚年的正确遗传背景：选对你的父母很重要。你需要检查父母的年龄。很久以来人们就知道，母亲在

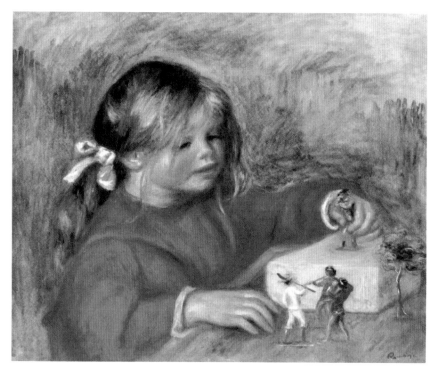

图 120

皮埃尔·奥古斯特·雷诺阿（Pierre-Auguste Renoir，1841—1919）描绘了日常生活中的场景，包括家里、咖啡馆露台、公园、舞厅和乡村。你会觉得法国总是在度周末，总是好天气。他创作了数千幅画作。您会在世界各地的博物馆和大型私人收藏中看到它们，例如费城巴恩斯基金会的收藏，那里的墙上拥挤地挂着他的 181 幅画作。他画过许多裸体女人，我经常发现她们巨大的臀部和不成比例的小头令人不安。在他的一幅描绘他的孩子克劳德·雷诺阿（Claude Renoir）的画中，孩子的眼睛突然触动了我。我想知道这个孩子是否患有唐氏综合征。这并不是正确的诊断，但是从那一刻起，"雷诺阿的中国眼"就到处出现。周游世界并查一下：你几乎会在他的所有画作中看到它们。雷诺阿不会画眼睛。

35 岁之后生下唐氏综合征孩子的风险会呈指数级增加；近期的研究则显示父亲的年龄对于孩子的健康风险也至关重要。在准父亲生产精子的干细胞中，每年会发生两种基因突变。与父亲年龄在 20 岁至 24 岁之间的孩子相比，父亲年龄在 45 岁以上的孩子罹患双相障碍的风险是前者的 24 倍，注意力缺陷多动症的风险是 13 倍，自闭症的风险是 3.5 倍，而精神病、自杀未遂或各种成瘾的风险增加 1 倍。

罹患阿尔茨海默病的风险在很大
程度上也是由基因决定的。该疾病可
以分为罕见的早发病亚型（65 岁之
前发病）和更多或更为常见的迟发病
亚型（65 岁之后发病）。人们已经在
3 个基因中发现了可以导致早发型阿
尔茨海默病的突变，即淀粉样前体蛋
白（APP）的基因、早老素 1 和早老
素 2 基因。在比利时已经发现两个家
庭由于这种基因突变导致阿尔茨海默
病在 35 岁时发生。这些基因突变属
于常染色体（对男性和女性的影响相
同）显性遗传（这意味着如果你携带
该基因，你通常会罹患这一疾病，以
或多或少明显的形式）。

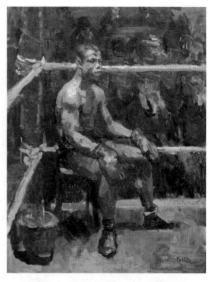

图 121

《来自塞内加尔的世界冠军拳击手巴特林·塞基
在伦敦的比赛》，伊萨克·伊斯雷尔这幅画创作
于 1914—1915 年，画家伊萨克·伊斯雷尔是一
个拳击迷，画中的巴特林·塞基是第一个风靡荷
兰的黑人拳击手，他娶了一个鹿特丹女人为妻。
后来，他沉迷于可卡因，最终在纽约被人杀害。

　　这三种基因突变都会导致 APP
蛋白的有毒片段 A β 42 的积累，但是
在 87% 的早发型阿尔茨海默病患者
中，其确切的遗传缺陷仍然未知。实际上，所有患唐氏综合征的人在 40 岁左右
脑中都会出现与阿尔茨海默病一致的变化，并且他们在平均 55 岁经常会发展为
痴呆症，这是因为他们有 3 个 21 号染色体拷贝，因此有 3 个 APP 基因。在一个
患有阿尔茨海默病的荷兰家庭中发现了 APP 基因的翻倍现象，这导致他这个家
庭中出现了与唐氏综合征类似的早期痴呆症。

　　还有一些遗传风险因素会增加晚发型阿尔茨海默病的风险，其中 *ApoE4* 是
最重要的。携带一个 *ApoE4* 等位基因的人罹患阿尔茨海默病的风险是普通人的
3 倍，而两条染色体上都具有 E4 基因的人的风险升到 15 倍。在 85 岁时，携带
一条 E4 等位基因的女性罹患阿尔茨海默病的可能性为 35%，而携带两条 E4 等
位基因的女性则为 68%。在荷兰人脑库，每位捐赠的大脑都确定了 ApoE 基因

型，但是我们禁止我们的学生去测试自己的 ApoE 基因型——虽然他们一直想去检测一下。*ApoE4* 是一个危险因素，但即使你拥有这种基因型，也绝不能确定就会患上阿尔茨海默病。此外，目前还没有有效的治疗方法，那为什么要给自己添加一项终生烦恼？

多种机制导致 *ApoE4* 成为阿尔茨海默病的一个强大风险因素。*ApoE4* 刺激β-淀粉样蛋白的积累，而 *ApoE2* 对抗这种积累，*ApoE3* 在这方面是中性的。ApoE 与阿尔茨海默病之间还有另一种关系，当神经元处于应激状态时，它们会将 ApoE 作为其修复机制的一部分。*ApoE4* 被分解成有毒的碎片，携带 *ApoE4* 的人的脑细胞活性较低，因此对阿尔茨海默病更为易感。至少在某种程度上，学校教育可以抵消 *ApoE4* 的这种效应。

人们已经发现了阿尔茨海默病的许多其他危险因素，其中有 4 个因素比其他因素更为强大。双胞胎研究表明，当疾病在老年开始时，遗传贡献为 48% 或 58% 至 79%，不同的论文发现之间有所差别。这不仅仅说明遗传背景很重要，而且显示对于晚发型阿尔茨海默病来说，环境因素的影响也很重要。因此，基因与环境之间的相互作用是疾病研究的一个重要方面，因为你可以影响一个人的环境，而不是他们的基因。在某些脑区确实发现了表观遗传学变化，这种变化可能反映了这些环境因素的影响。

6
预防额外的伤害

你无法改变自己的遗传背景，但是你可以确保你的大脑不遭受额外的伤害。脑损伤会引发一连串化学反应，并导致阿尔茨海默病或其他神经退行性疾病，例如帕金森病和路易体痴呆。早在 20 世纪 20 年代，人们就知道拳击会造成慢性创伤性脑病（从前被称为"拳击手痴呆"。职业拳击手通常在相对年轻的时候就罹患痴呆症或者帕金森病，由于小脑受损他们走路时双腿需要分得很开，有的拳手会表现出其他神经系统异常）。患有帕金森病的穆罕默德·阿里（Muhammad Ali）说："这只是一份工作。草在生长，鸟在飞翔，海浪拍打着沙滩。我在打人。"一个人参加职业拳击的时间越长，头部受伤就越多，脑中的某些结构例如丘脑和尾状核等就变得越小，它们处理信息的速度就越慢。

即使是轻微的脑损伤，如果反复发生的话，也会导致神经退行性改变。在过去从事运动时遭受过脑震荡的运动员的大脑，连接不同脑区的纤维束的受损风险增加。这种弥漫性的白质异常主要发生在大脑前部，并伴有脑室扩大以及认知和运动功能降低。

所以，人们真的不该从事拳击或跆拳道运动，足球比赛中的头球或头部被他人肘击，以及橄榄球比赛或任何其他身体接触性的运动确实都会将运动员们置于脑震荡和脑损伤的真正风险中。如果足球运动员或其他运动员在运动场上受到此类撞击后感到头晕，应立即将他们从赛场中运出去，因为遭受第二次撞击的话会对大脑造成相当大的伤害。从这个意义上讲，顶级运动员并没有树立一个好榜样。我们经常看到球员在场上失去意识，然后几分钟后又"勇敢地"继续比赛。

士兵们比其他人面临着更大的脑损伤风险。美国的一项研究对几位 68 岁的退伍军人进行了长达 9 年的随访。在那些遭受过脑损伤的人当中，16% 的人在那段时间内患上了某种类型的痴呆症；而在那些没有遭受过脑损伤的人中这个数字是 10%。根据这项研究，创伤性脑损伤会使罹患痴呆症的可能性增加 60%。在这种被称为慢性创伤性脑病的大脑中，过度磷酸化的 tau 蛋白在聚集，而这种蛋白是阿尔茨海默病中神经元缠结的前体蛋白。研究还发现，其他风险因素，例如抑郁症、创伤后应激障碍和脑血管病的存在也会增加创伤性脑损伤导致痴呆症的风险。

健康的生活方式可以预防大约 30% 的痴呆症发生。对血管有益的因素就是对大脑有益的因素，反之亦然。这意味着，必须治疗导致了 16% 痴呆症发生的高血压。这也适用于高胆固醇血症和糖尿病。我们应该避免肥胖并戒烟。众所周知，苯二氮䓬类等安眠药对记忆力和认知力有害。最近还有研究表明，长期服用安眠药会增加罹患阿尔茨海默病的风险。66 岁及以上的人如果服用至少 5 年的安眠药，则罹患阿尔茨海默氏病的风险就会增加 50%；如果每日安眠药的剂量更高，或服用效果更持久的安眠药，则上述风险将增至 70%。

鉴于苯二氮䓬类药物是通过脑中最重要的抑制性神经递质 GABA 而起作用的，对于安眠药的这一观察结果就符合刺激大脑可以延迟阿尔茨海默病发作，而抑制大脑则具有相反效应的观点。采用光照疗法（每天早晨 10000 流明的光亮度照半小时）治疗老年人的睡眠障碍效果要好很多。有时，老年人会服用许多通常由不同的医生开出的会相互起作用的不同药物，这样的行为真是显得这些老年人要痴呆了。削减这种一揽子药物治疗措施后，他们的健康状态往往能有显著改善。

应激

一些研究表明，长期的应激会伴随阿尔茨海默病和血管性痴呆的风险而增加，这些研究包括在美国进行的对第二次世界大战、朝鲜战争或越南战争期间曾经成为战俘的退伍军人的研究。患有创伤后应激障碍的战俘和退伍军人罹患痴呆症的风险分别增加了 1.6 倍和 1.5 倍，而两者结合则使其风险增加了 2.2 倍。

激烈的生活事件可以使家族性阿尔茨海默病患者更早地出现痴呆的最初症状。一项历时 35 年的对女性的纵向追踪研究表明，中年时经历的频繁或长期应激会增加患病风险。伴侣过世后未再婚的个体罹患阿尔茨海默病的风险增加了 1 倍，而其中携带 *ApoE4* 基因型的个体患病风险更大。这一点对女性的影响大于男性，当然，因为平均而言女性比她们的伴侣更年轻而且寿命更长。因此，这一现象可能有助于解释阿尔茨海默病在女性中比在男性中更为常见的事实。

值夜班扰乱了我们的昼夜节律和我们的社交生活，已被证明对健康有害。倒班会导致慢性时差反应，降低短期记忆和信息处理速度；还会增加睡眠问题、胃溃疡、2 型糖尿病、心血管疾病、脑卒中、乳腺癌和多发性硬化症的风险。研究者发现这些负面效应与应激激素皮质醇水平升高和松果体素节律紊乱有关。根据这些发现，据估计，如果你从事 10 年的倒班工作，则大脑衰老速度将加快

30%至40%。就对健康的影响而言，更频繁地轮班会更好。研究者还建议顺时针去进行轮班（从夜班到早班到晚班）。研究发现，个体在轮班工作结束5年后，认知功能已完全恢复，但是与其他同龄人相比其思维速度仍然有所降低。

7
通过刺激大脑而建立额外的储备

这是一位有头脑的幸运的人，

他早早地训练大脑，一轮又一轮，

他持续地用它，

确保不丢失，

因此他的大脑，老年时

还是那么的精神。

——罗森茨威格和贝内特（Rosenzweig & Bennett，1996年）

你的身体素质在很大程度上决定了你晚年的健康概率。首先，如果你的智商高，你会活得更久，这种关系基于它们共享的遗传背景。超过80%的智商归因于父母的智商程度（见第三章第3节）。1947年，苏格兰的一项研究测量了70000多名11岁儿童的智商，67年之后研究人员再次测量了这些78岁个体的智商，结果表明，78岁时大脑健康的最佳预测指标是其11岁时的智商。50%老年人认知能力的差异是由孩童时期的智商决定的，由此可见，并非所有一切都是从一开始就被决定了。相反，在一生中还有相当的空间可以去做些事情以提高老年期大脑健康的机会。更大的大脑有着额外的储备，并且伴随着阿尔茨海默病的推迟发生。相反，小头畸形患者和唐氏综合征患者的大脑都较小，相应地，他们都伴有提前衰老和早发阿尔茨海默病的倾向。

双语能力

许多刺激因素可以延缓大脑的衰老过程和阿尔茨海默病发生。学习一门语言可以极大地促进大脑发育，这不仅限于通常与语言相关的布洛卡和韦尼克脑区，还涉及大脑的其他许多部分。会说双语的儿童不断地在不同语言之间切换，这为他们的大脑发育提供了额外的强烈刺激，从而导致形成额外的大脑储备（见第五章第2节），而且保护左侧颞极不受随着年龄增长而发生体积显著减少的影响。双语者的额外的认知储备确保他们比使用一种母语的人发生痴呆症的年龄平均推迟4到5年。这似乎不仅延迟了阿尔茨海默病，还延缓了额颞叶痴呆和血管性痴呆的发生时间，尽管相关研究尚未进行尸检来确认痴呆的类型。

双语的影响在移民和当地人口中都可以看到，它甚至似乎还存在于文盲的身上，所以它不是由教育水平决定的。根据一些研究，讲两种以上的语言还有更多的好处，但是也有一些研究发现无此效应。关于说方言是否有用，例如说荷兰格罗宁根省的方言，或说非常相近的语言，例如荷兰语和弗里斯兰语，或像我们大多数人一样成年后才学第二语言是否在这方面也有帮助的问题，目前尚无答案。

认知刺激

学校教育以及对大脑具有刺激性的工作对于延缓痴呆症发生也很重要。8年或更长时间的教育可使由于携带*ApoE4*基因而引起的痴呆症风险减半。

有很多刺激老年人大脑的方法，但是那些方法是否能延缓阿尔茨海默病的发生尚不得而知。对照实验表明，对于老年人的各种认知刺激可以提高其心理学测试分数，尽管其功效可能取决于被试者的遗传背景。一项针对60至75岁男性和女性的多模态联合训练表明其提高了个体的认知和专业表现，并改变其大脑的功能连接，这种效应在携带 COMT 基因或携带了多巴胺 D3 基因特定变异体的人群中最为明显。因此，环境效应与遗传背景的相互作用一直存在。

　　某种形式的日常刺激已被证明有效：研究者培训了一批 60 岁或以上的个体，让他们每周花 15 小时帮助小学生阅读、矫正其课堂行为并使用图书馆。结果发现这些个体具有更好的执行功能，并且，与那些在这项研究中作为对照组的位于等待培训者名单上的个体相比，他们在记忆测试中的表现更好。在衰老过程中，与对照者相比，那些进行长期冥想练习的人大脑灰质萎缩较少。但是路德斯（Luders）的关于冥想与脑萎缩之间关系研究的标题"永远年轻（人）"还是夸大了事实。此外，他的那项研究不是随机的试验（换句话说，不是一项排除了任何可能的干扰因素的试验），因此试验结果有可能是基于被试者的自我选择。

运动

> 你不是为了你的身体而行走，你是为了你的头脑而行走的。

——迈达斯·德克斯（Mldas Dekkers，2015 年）

　　有些人主张运动可以刺激大脑。1989 年，阿德·申克（Ard Schenk）和我应特温特大学的邀请去为其新体育设施的开放而增光添彩。阿德·申克是荷兰、世界和奥运会著名的多项滑冰比赛冠军，他就体育的重要性发表了热情洋溢的演讲。我被要求演讲的题目是"健康的心灵住在健康的身体里"，我在开场白里指出，我发现这是一个法西斯主义的口号。然后我指出，世界上最好的大脑之一——斯蒂芬·霍金的大脑——存在于一个完全被肌萎缩性侧索硬化症所摧毁的身体里，但是霍金的大脑堪比于世界上最好的大脑。我接着讨论了在荷兰造成的每年 150 万次运动伤害的例子，包括拳击手的脑出血和早发性阿尔茨海默病和帕金森病、足球运动员头球或意外肘击头部造成的伤害，以及马拉松比赛中跑步者的死亡。最后我提出，与其通过体育运动去间接刺激学生的大脑，不如通过提高考试的难度去直接刺激学生的大脑。从那之后我再也没有被他们邀请去做过讲座。

但确有报道身体活动——与体育运动不同——对老年人健康具有有益的效应。首先，它可以降低罹患糖尿病的风险。一项随机对照试验表明，50 岁及以上的志愿者进行身体活动可以带来认知功能的轻度改善，这种轻度改善的差异具有统计学意义，但不具有临床意义；因为差异实在太小，导致试验的参与者或其家人或医生们都没有注意到。没有证据表明这些参与者的阿尔茨海默病的发生会被延迟。不管怎样，这项研究中的被试者都还太年轻。

一项荟萃分析结合了 15 项前瞻性研究（也即观察结果的研究），着眼于分析身体活动对非痴呆症患者认知能力下降的效应。分析发现，与从事高强度身体锻炼的人一样，从事低到中等强度的身体锻炼显著防止了认知能力降低。然而，尚不清楚这种身体活动是否会延迟阿尔茨海默病的发生。一项试验确实表明，轻度痴呆症患者的适度身体活动可以对身体机能衰退和行为紊乱产生有益的效应，这有时可以成为一个住进养老院的理由。

另一项研究报告称，更大程度的身体锻炼会伴随罹患轻度认知功能障碍的风险和阿尔茨海默病的风险降低。但那是一项相关性研究，而不是一项对照研究。一项对现有的随机对照试验的系统性综述显示，轻度认知功能障碍患者的身体活动对个体的总体认知功能具有轻微正面效应，但在痴呆患者中大多数试验的结果均是没有效应。

其他形式的大脑刺激也会产生有益的效应，例如在老年期去学习演奏乐器或去识乐谱，这在 60 至 84 岁的人群当中显示出比采用其他形式的休闲活动，例如身体锻炼、上计算机课程或绘画课程的效果更好，表现在更好的认知功能、更好的情绪，以及更好的生活质量。

在这项试验中，上过钢琴课的那一组个体在测试前额叶皮质功能的斯楚普测验中表现得更好。前额叶负责执行功能、控制冲动并分配注意力。钢琴课组人群的情绪更好，较少抑郁而且身心生活的质量都获得了提高。一项双胞胎比较研究表明，演奏乐器对应于痴呆症延迟发生，然而这也不是对照研究的结果。

在中国社会，刺激老年大脑是正常的街景组成部分。据我所知目前还缺乏针对这些效应的科学对照研究，但是到处都可以见到老年人在练习太极、唱歌和跳舞。2014年5月，在杭州西湖边，一位脸上挂着细细皱纹的老太太用流利的英语和我交谈。她告诉我，她是在湖边的"英语角"学习英语的，并且通过和外国人聊天来练习英语。"在我这个年纪，我总得做点什么，是不是？"她说，并请我摆好姿势与她合个影。

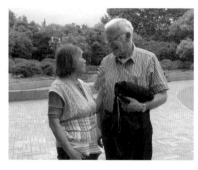

图 122

一个 76 岁的中国女性在西湖旁的英语角练习英语，这样能使她的大脑保持健康。

在位于杭州的浙江大学，每日的课程安排里包含一个长达 20 分钟的"长时段"休息，作为这一传统习惯的组成部分，校园里多处安放了大约 50 厘米高的绿色带白点的蘑菇状金属播音器，它们播送消息、音乐和新闻。在那个长课间休息时段，学生们被鼓励在欢快的音乐中做体操：10 分钟体操时间，另外 10 分钟可以去上厕所。虽然那音乐确实吸引人并令人难忘，但我从未见过一位学生跟着音乐做体操。这一传统在中国也正在消失中。

然而对于中国老年人来说，大妈广场舞仍然是一种尤其流行于中老年女性

当中的健身方式。"大妈"一词，字面直译可以是"伟大的妈妈"，是一个带有爱意的称呼，通常的意思则是"奶奶级别的女性"。据推测，在中国大约有一亿女性参加了这项活动，你确实可以在各个地方见到她们，从早到晚，在公园、广场和高速公路的立交桥下跳舞。我的两位博士研究生的妈妈曾很自豪地作为舞蹈领队而获奖。

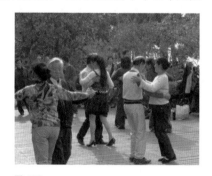

图 123

大妈们在西湖旁跳广场舞。

8

用进废退

事实上，伟大的列奥纳多·达·芬奇在他的一生中，在某些方面一直处于婴儿期；据说所有的伟人都保留了一些稚气。作为一个成年人，他仍然继续在玩耍，这有时让他在同时代的人眼中显得陌生和难以被理解。

——西格蒙德·弗洛伊德

阿尔茨海默病的进展特征是脑细胞活性减低和大脑萎缩。很久以前，当我们研究老年人大脑的不同脑区时，让我吃惊的发现是，那些在老年期活跃的脑细胞，例如下丘脑中那些产生激素的大细胞似乎对阿尔茨海默病具有抵抗力；相比之下，其他神经元随着年龄的增长而活性降低，这包括生物钟中的小细胞，并且它们似乎对阿尔茨海默病易感。我用"用进废退"这一格言来总结这个现象。目前尚不清楚这种机制究竟是什么，但脑细胞的活性可能会刺激针对 DNA 损伤的修复，从而减缓衰老和阿尔茨海默病的发展。

一份高要求的工作和大量的体力活动会伴随着脑内较少发生阿尔茨海默病的变化。因此，人们普遍认为老年人应该不断参加新的活动。从科学的角度来看，我对于这个建议（我也总是会给这种建议）的问题是，在这些研究中，因果关系不是先验明确的。莱利等人研究发现，在 75 岁至 95 岁之间去世并且在高龄时非常活跃的修女与那些同龄的，终日就坐在沙发上的修女相比，前者脑中阿尔茨海默病相关的变化较少。但是，当研究人员分析这些修女们在 22 岁时写给家里的信时发现，那些在老年期最活跃的修女年轻时在信中写过最复杂的句子。信件中的语法复杂性较低则与修女们较低的脑重量、更多的脑萎缩、异常更多的阿尔茨海默病相关神经病理，以及更可能符合该疾病的临床标准等具有相关性。因此，那些在老年时非常活跃的修女在 22 岁时就拥有着更好的大脑。

我们需要问自己，基因或者大脑早期发育在多大程度上决定了她们在老年期更为活跃、阿尔茨海默病风险降低；而不是像人们推测的那样是老年期对大脑的那些刺激因素产生了有益的效应。在前面提到的苏格兰智商研究中，身体素质也显示是影响老年期大脑功能的重要因素。

对于预防或延缓阿尔茨海默病进程的治疗方法和建议，目前还缺乏周密设置对照组的研究，这样的研究也不可能去进行。大约 20 项研究确实表明，身体活动较多的人罹患认知功能下降和痴呆症的风险较低。同样明显的是，经常去玩那些需要大量脑力劳动的游戏，例如去玩国际象棋的老年人比不玩这类游戏的老人更晚罹患阿尔茨海默病。一项对人群随访了 21 年以上的前瞻性研究发现，那些 75 岁及以上尚未出现痴呆症迹象的人群在闲暇时间通过下棋、阅读、弹奏乐器或跳舞来发展自己的智力，他们比那些仅仅锻炼身体的人群晚 3 年发生痴呆症。另一项研究表明，在闲暇时间参加认知活动，而不是身体活动，对降低血管性认知障碍风险最为有效。但同样，这些都不是对照试验。

芬兰进行过一项随机试验，让 60 至 77 岁的老年人参加为期两年的特定饮食安排，同时进行认知训练和体育锻炼。研究人员监测了被试者的心血管参数，与对照组相比，试验组的认知能力较少下降。但是这一方案对阿尔茨海默病风险的效应未被研究。

总而言之，我们知道老年人参与各种形式的活动可以减少阿尔茨海默病的风险，并带来更好的认知功能，但还没有人证明阿尔茨海默病的发展可以因此延迟。

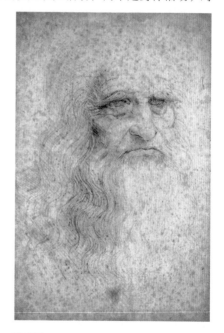

图 124

列奥纳多·达·芬奇自画像（约 1510—1515）

继续工作?

我尝试着，也许只有我这么去做，即遵循我自己的建议，通过继续全力以赴地工作来刺激我的大脑，但有时这并不容易。当我65岁时，我被要求继续与我的研究团队一起工作，此外在中国我也有一个客座教授职位，因此我继续每周工作80小时。在荷兰，一位教授在70岁之前都有权去授予博士学位，所以在那之前我可以继续指导我的研究生，直到其获得博士学位，但是当你70岁时这种工作就停止了。当我70岁时我正在指导两位博士研究生，他们非常希望我继续担任导师角色。

因此，在2014年4月3日，我去请求阿姆斯特丹大学研究生科负责人允许我在这个生日之后继续担任博士生导师。为了说明我在65岁（2009年）之后一直在继续全面参与我的团队的研究，我在请求中说明了自2009年以来我指导的11位博士、发表的97篇SCI论文，以及一份对于我工作的引文报告（H指数：75）。这位负责人支持我的请求并给阿姆斯特丹大学博士学位委员会写了一封充满对我赞扬的信。然而，该委员会是无情的，它在2014年5月13日写道："法律的目的是保护研究生的权利（对这个说法我们不理解——我和需要"保护"的学生对此乐了好久）。"委员会不能允许非法授予博士学位，但他们可以允许我担任共同导师。当然，那是不言而喻的，因为任何拥有博士学位的人都可以扮演那个角色。

我再次仔细检查了规则——我讨厌这类文件，但在文件里我读到了"第10条，导师的任命：1a：如果提议任命一位在外国大学任教的教授担任导师，该导师还必须在一所荷兰大学被任命。"没有提到年龄限制！所以我问研究生科负责人，如果我作为阿姆斯特丹大学的教授被任命为导师，只要我在中国杭州的浙江大学担任"曹光彪席位"教授，是否就可以担任导师（而不是共同导师）。令我大为欣慰的是，这位负责人并没有生气，而是"钦佩我在努力确保导师位子的过程中的机敏和灵活性"。在他看来，我在中国的客座教授位子是"我们必须去尝试的绝妙解决方案"。我确实必须去显示我在中国的教授位子相当于荷兰的大学教授位子，但这方面没有困难。

我的请求必须首先提交给阿姆斯特丹大学医学院院长以获得他的批准，然后才能将其发送给委员会。当时的（阿姆斯特丹）学术医学中心执委会主席马塞尔·莱维（Marcel Levi）教授对这一被他称为"创造性的解决方案"充满热情。他认为"你想继续下去真是太好了"，并说我的工作成绩令人印象深刻。在他看来，我利用我在杭州的浙江大学的任命而提出的问题处理构架完全符合阿姆斯特丹大学的规定。

这些规定确实意味着阿姆斯特丹大学要去任命一位和我"共同培养"博士生的第二导师，每当我和这位虚设的第二导师教授"一起"培养的一位博士生成功毕业，这位教授所在的学院（例如生命学院）都会去向教育部要钱，这当然是医学院觉得难以接受的，然而这一障碍也被克服了。2014年10月9日，大学当局来信称，作为一名中国教授，我已被任命为导师。目前我正在等待看看这个监管漏洞（指没有年龄限制）是否会被堵上。

这一事件过程清楚地表明，尽管人们被告知应该继续工作更长的时间，但是大家也都在尽巨大的努力以确保这样做越困难越好。

9

阿尔茨海默病中脑细胞的自发激活和重新激活

进行性缺血的老年人，

白天越来越梦幻。

但是到夜晚，

响应下丘脑贫血的召唤，

他们起身去奋战。

——T. G. 豪厄尔（T. G. Howell，1943 年）

荷兰人脑库定期会接收到老年人捐献的大脑，有些捐献者的大脑功能在去世前不久仍然保持良好。这些捐献的大脑将用于去和有着脑部疾病的大脑进行对比研究：被研究的病人大脑的每一部分都必须与来自相同年龄、相同性别的"对照组"个体相同部分的脑组织进行比较。如前所述，在显微镜下我们会发现这些健康老年人中的许多人实际上已经出现了阿尔茨海默病的最初迹象。近期研究发现，在这个无症状阶段，大脑前额叶皮质和梅纳特基底核中数百个与突触活性和代谢相关的基因表达呈现出自发激活。

我们相信，这种数百个基因的协调活动可以在疾病的早期阶段起到代偿作用，从而将阿尔茨海默病推迟一段时间。这种活性只是由少数分子（微小 RNA 和转录因子）来协调的，我们希望通过这些分子找到刺激阿尔茨海默病后期阶段的大脑的物质，从而让我们去推迟症状更长时间。这是我们目前的一个研究重点。

基于研究者所观察到的阿尔茨海默病的特征是脑细胞活性减少。一个基本的科学问题就是，刺激那些受到疾病影响的神经元是否有可能恢复其正常功能？为了验证这个假说，我们组选择去研究了脑内调节我们昼夜节律的系统，这个系统的功能在阿尔茨海默病的早期就已紊乱，并导致患者在夜间变得烦躁不安：他们经常会起床甚至离家外出，把东西放在炉子上烧，或者到处闲逛。他们的老伴在持续关注他们几天几夜后就会筋疲力尽，所以众所周知，将老年人送往养老院的最常见原因是其昼夜节律紊乱的症状。

此外，睡眠障碍会严重损伤记忆。一位个体如果被剥夺睡眠或是长期失眠，都会导致脑中阿尔茨海默病蛋白 Aβ42 的水平升高，增加患病率。我们脑中的昼夜节律系统主要包括生物钟，也即视交叉上核，它通过接受眼睛传递的外界光线信息直接调节我们的睡眠和觉醒周期。生物钟还调节松果体中的睡眠激素，也即松果体素的分泌。大脑会因为生物钟的激活而知道现在是白天，这种增加的活性可以传递给大量其他脑区；大脑也会因为松果体释放松果体素而注意到已经是夜间，松果体素是一种影响许多脑区的睡眠激素。

我们确实证明了可以去刺激昼夜节律系统。我们的一项研究显示，对养老院中患有痴呆症的老年人的生活空间增加更多光线，或者请他们在睡前一小时服用松果体素，这些措施可以改善他们的昼夜节律，导致夜间烦躁不安减少，情绪也有所改善，甚至在心理测试（《微小精神状态检查》，MMSE）中表现得更好。这当然只是对生物钟，而不是对阿尔茨海默病的一种治疗，因为阿尔茨海默病还会影响大脑的其他部分。但是它表明如果给受到影响的大脑系统以正确的刺激，理论上有可能恢复患者的大脑功能。

恢复松果体素生成系统的功能也可能对疾病的进程产生有益影响。松果体素是一种抗氧化剂，它可以减缓典型的阿尔茨海默病改变、过度磷酸化 tau 蛋白和 Aβ（斑块和缠结的前体）的积累，因此可能对疾病的病理过程产生影响。

在阿尔茨海默病的早期阶段服用松果体素和 / 或光照是否可能对阿尔茨海默病的进展产生临床上可测的效应还有待研究。有趣的是，在阿尔茨海默病的小鼠模型（3xTg-AD 小鼠）中，松果体素确实能减少脑中病理改变（可溶性 Aβ 寡聚体和过度磷酸化的 tau）的数量，并且松果体素与小鼠的自主身体活动相结合保证了其大脑的能量供应（通过线粒体）完好无损。这对老鼠来说是个好消息，这也是用松果体素和运动相结合进行阿尔茨海默病临床试验的充分理由。

10

阿尔茨海默病的治疗

逆流而上会让你更接近源头。

——罗米娜·J. G. 亨替尔（Romina J. G. Gentier，

博士毕业论文中的主张，马斯特里赫特 [Maastricht]，2015 年）

综上所述，我们可以通过尽早建立认知储备、定期锻炼、适度饮食、治疗所有的心血管疾病并在老年时保持活跃来延缓阿尔茨海默病。此外，光线和松果体素对夜间烦躁不安有疗效，并在某种程度上可以治疗疾病的其他症状例如行为障碍等，但这是在治疗症状而不是治疗疾病本身。针对阿尔茨海默病的现实可行的有效药物尚且不存在，而且近期也看不到希望。

1981 年，人们首次在晚期阿尔茨海默病患者的大脑中发现的明显变化之一就是梅纳特基底核活性减低和脑细胞丢失。这些大型神经元将轴突发送到大脑皮层并在那里释放化学信使乙酰胆碱。由于发现了梅纳特基底核的改变，人们已经努力通过采用乙酰胆碱酯酶抑制剂来减少乙酰胆碱的分解。这些药物只对一小部分早期阿尔茨海默病患者有效，而即使对那些患者，它的疗效也很小。这些药物还有很多副作用。根据某些研究，美金刚（Memantine，可以阻断谷氨酸能受体）对中度至重度阿尔茨海默病患者的认知功能具有轻度疗效，然而另一些研究则发现，该药并无显著疗效。目前就根本没有真正有效的抗阿尔茨海默病药物。

女性罹患阿尔茨海默病的风险大于男性，这可能是由于在女性 50 岁左右其性激素也即雌激素的水平突然下降所致。因此，给阿尔茨海默病患者服用雌激素似乎是合乎逻辑的。但是，到目前为止，这种疗法还未达到预期效果。有九项采用雌激素治疗的随机试验显示，被试者的认知功能没有改善。一项研究甚至表明，25 岁以上的女性服用雌激素和黄体酮会增加其罹患阿尔茨海默病的风险。目前，研究者仍在研究可否在女性过了 50 岁就开始用这些激素，而不是在被诊断出患有阿尔茨海默病时再用。

一些相对较新的、仍处于实验阶段的脑电刺激研究已经显示出对阿尔茨海默病患者认知功能和脑代谢的正面效应。未来将告诉我们这些技术中的哪种，包括对大脑系统的各种磁刺激和电刺激，具有临床可行性和有效性。一项针对 6 名患者的深部脑电刺激预实验将电极放置于对记忆很重要的大脑梅纳特基底核中，这个脑区在衰老过程中活性降低，而在患阿尔茨海默病时活性更低。6 名患者中的 4 名在一年后表现出认知功能改善及大脑皮质葡萄糖代谢增加。这些大脑刺激研究尚需由设置对照的试验进行跟进。

目前，由马克·图辛斯基（Mark Tuszynski）领导的位于美国圣地亚哥的研究组正在研究通过基因疗法刺激阿尔茨海默病患者大脑的可能性。该小组采用患者的皮肤细胞产生神经生长因子（NGF）。首先，将患者的皮肤细胞（成纤维细胞）置于体外培养，然后用病毒作为载体将 NGF 基因导入细胞。这种病毒首先被制成无害型病毒，可以和基因一起进入脑细胞，却不会在那里繁殖并引起疾病。他们通过脑外科手术将产生 NGF 的皮肤细胞注射到梅纳特基底核附近。

PET 脑扫描显示，在这种干预之后，患者大脑皮层的活性增加。在治疗后 10 年去世的患者大脑中，研究者发现梅纳特基底核细胞被 NGF 激活。据称，与未经治疗的阿尔茨海默病患者相比，接受这种基因治疗患者的记忆力下降速度减慢了一半。但是，这是一项临床 I 期研究，不是一个具有适当的对照组的实验。在一位术后 5 个月去世的患者脑中，研究者发现了梅纳特基底核神经元的强烈激活效应，这为基因疗法的成功带来了希望，但是我们还需要等待对照试验去观察疗效和副作用。

11
阿尔茨海默病在过去 20 年里的自发性减少

由于人口在老龄化，而痴呆症的患病率随着年龄的增长呈指数增长，阿尔茨海默病在未来几年中将是一个巨大的社会问题。然而，我们还有一线希望：在过去的 20 年中，该病的增长率比基于年龄增长而做的预期低了 24%。在荷兰、英国、瑞典、南欧、美国和日本，80 岁及以上的老年人的痴呆症明显减少。

当我开始学医时，我父亲告诉我，疾病分两种：它自己能好的那种以及你对它无能为力的那种。在人口层面上，痴呆症似乎是这两种疾病的结合。我们看到痴呆症患者比预期的要少，我们不知道原因。它可能是我们对心血管疾病进行治疗的有益的副作用，而心血管疾病是阿尔茨海默病的风险因素（对心脏有益的对大脑就有益），以及可能是人们减少吸烟并提高了教育水平的结果。然而，我们不宜去过早地下结论，因为有个极度肥胖的一代人正要经历衰老，他们中有更多的 2 型糖尿病患者，而该病是阿尔茨海默病的另一个风险因素。

第十九章
环境与脑部疾病

基因给枪支装好子弹，环境扣动扳机。

——美国谚语

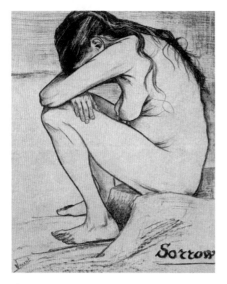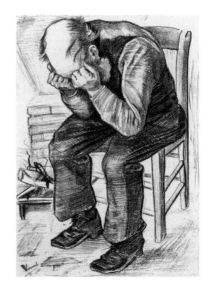

图 125

文森特·凡·高画的一位抑郁的女人和一位抑郁的男人。我们不需要看到他们的脸就可以判断他们有
情绪障碍。

1
抑郁症

为什么我没有在，当我母亲的子宫第一次向外推我时，就掉进我的坟墓？那样我就能安静，而我的眼睛就一直睡着，而看不到任何悲哀……

——耶利米·泰勒（Jeremiah Taylor，1613—1667）

导致脑中应激系统高活性状态的遗传因素在抑郁症的发展中起重要作用。孩子的遗传背景会导致其大脑对环境因素更加敏感，从而导致对应激的过度反应。

由于包括战争、家人去世或离婚等事件对孕妇造成的极端应激的深远影响，孩子在今后的生活中罹患抑郁症的风险在其出生前就增加。由于胎盘功能不良而导致的孩子出生时体重过低也会通过表观遗传变化，也即环境引起的DNA化学变化而永久性地增加孩子应激系统的活性。

孩子出生后所遭遇的忽视、暴力虐待或性虐待可以通过相同的表观遗传机制，尤其在那些具有特定遗传易感性的个体身上，导致应激系统活性的永久性增加。在今后，如果那位个体的环境中发生了一些事，那些仅仅导致其他人感到愤怒或悲伤的事，那位个体就会因为其应激系统的过度反应而变得抑郁。虽然抑郁情绪可能被解除，但是个体对环境因素的敏感性仍然存在，而且这样的过程会经常重复。因此，抑郁症的原因不在于大脑或环境，而始终在于这两者之间的相互作用。

对精神疾病的遗传易感性可能会首先在发育过程中以其他心理或精神问题的形式表现出来。双相障碍具有重要的遗传成分，然而在幼儿中，其早期症状通常是睡眠障碍、多动症、焦虑症、学习障碍或A类人格障碍（表现为奇怪或古怪的行为），在青春期可能首次出现心境障碍（也称情绪障碍）。一位年轻成人可能会经历一段抑郁期，并在相当长的一段时间后，也许再过 7 年后，才第一次出现躁狂期。只有在那时，他会被诊断为双相障碍（过去称为"躁狂抑郁症"）。

在易患抑郁症的个体中，抑郁发作通常是由强大的情感效应引起的，例如由家庭中的令人不安的事件或由于在公开场合遭受羞辱而引起。选择性血清素重摄取抑制剂（SSRIs）是最常用的抗抑郁药，其作用是增加前额叶皮质的活性并降低下丘脑的活性。SSRIs 疗效约有 50% 可归因于安慰剂效应，安慰剂效应是指患者对所获得的处方药会改善自己的症状的预期。显然，大脑有能力通过转换不同脑区之间的活性而帮助自己摆脱抑郁，而安慰剂可以促进这种脑区活性的转换。

抑郁不仅可以由环境引起，它们也可以经由环境而治疗，也即环境通过改变前额叶皮层的活性而实现其疗效。认知行为疗法被认为是治疗抑郁症的有效方法，患者学会用更正面的想法去替代负面的想法，这导致前额叶皮层激活而边缘结构例如杏仁核与下丘脑的活性降低。一旦患者学会以这种方式管理他们的负面想法，他们就可以在自己的余生中继续这么做；这种疗法与服用抗抑郁药相比，更能降低抑郁发作的频率。正念是一种起源于佛教的方法，它也处理负面的想法和烦恼。在治疗抑郁症中，正念和冥想与认知行为疗法一样有效。互联网治疗与针灸治疗也可能对抑郁症有效，但是显示其疗效的研究通常存在质量问题，针灸治疗的安慰剂效应特别大。

暴露在更多的光线下，最好是在户外与运动相结合，已被证明是全新的有效的环境疗法，两者都会刺激生物钟，而生物钟在抑郁症中活性紊乱。刺激生物钟可以抑制下丘脑—垂体—肾上腺（HPA）轴对应激产生的激素反应。其他治疗策略，例如经颅磁刺激或通过置于前扣带回皮层的电极而进行深部脑电刺激，也常常有助于患者。

所有的有效疗法最终都会导致在下丘脑产生应激激素，也即促肾上腺皮质激素释放激素的神经元活性减低，而这些神经元是抑郁症中 HPA 轴活性亢进的中枢驱动力。

2
自杀

真正严肃的哲学问题只有一个，那就是自杀。判断生命是否值得活下去就等于回答了哲学的基本问题。其余所有问题——世界是不是三维的，意识可否分为九个或十二个范畴——都在其后。那些都是游戏。一个人必须首先作答。

——阿尔伯特·加缪《西西弗神话》

他是一位聪明的学生，因而被中国最好的三所大学之一——位于杭州的浙江大学——录取。杭州拥有美丽的西湖，四面环山，山里有寺庙，水边有垂柳和鲜花。夏天，西湖中开满荷花。

自入学上课后开始，他就以一种在中国不常见的直截了当的方式接触哲学系的教授们，与他们兴奋地也许有些轻度躁狂地讨论他关于生命没有意义的证据。在这过程中，他利用了所有可以提及的宇宙中的现象去进行证明，但一次又一次地对教授们的谨慎回应感到失望。

当一位教授最终对他说，生与死的选择是每一位个体必须自己去

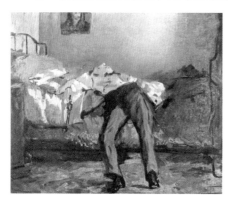

图 126

爱德华·马奈（1832—1883），《自杀》。

做的选择时，他认为自己受够了。他在一个被中国年轻人用来激烈争论所关心的所有话题的网站上留言：他进浙江大学仅仅是为了表明，与他的思想相比，这所顶尖大学在智力上微不足道。然后他宣布，因为生命没有意义，他要跳楼自杀。他没说他将在哪里，什么时候自杀。他确实指出，在哪个网站上可以去看他与哲学系教授的这些辩论交流。某日上午10点，他从大学的图书馆楼上跳了下去，因多处受伤而被送往医院，经抢救无效死亡。

据校方称，尽管学校采取了一切可能的措施去预防学生自杀，然而在每年的大约45000名学生中仍然有人自杀。学校在新生入学后上课前，都会要求学生们去完成一份心理问卷，以便识别其中具有潜在精神疾病或自杀风险的学生，并向其提供心理咨询服务。然而，后来发现，那些自杀的学生均未列入存在风险的学生之中。所以学校所使用的检查工具在这里没有起效。

令人吃惊的是，在过去的15年里，这所大学的医学院没有发生过自杀事件。在中国所有的大学里，学生们大多都住集体宿舍，因此相互非常了解。医学生基于获得的培训更有可能意识到自己存在的精神问题，于是就可以请求帮助。学校还明确要求学生们报告任何问题，以便向他们提供帮助。每年大约有3000名学生去向学校的心理学团队咨询他们的日常烦恼，这个团队由8位心理学专业人士组成。

风险因素

自杀是一个大问题。在荷兰，它造成的死亡人数是交通事故造成的死亡人数的2.5倍。在中国，死于自杀的人数是西方死于自杀人数的3倍，尽管官方统计数据显示，中国抑郁症的发病率只有西方的30%。顺便说一句，这并不意味着抑郁症在中国人中不那么常见，而是人们都在尽力规避伴随着精神疾病的污名，因此往往不去寻求医疗帮助。

抑郁症缺乏治疗是中国自杀率高的一个原因。此外，农村地区的男性往往不得不进城去打工挣钱，从事例如建筑等艰苦工作，他们往往将家人和父母留在贫困的农村。贫富差距的扩大，生活成本的快速上升，往往会超出贫穷者的承受能力。如果老年人生病，他们的债务可能会增加，因为即使是较好的医疗保险也只能承担部分看病费用，因此，老年人的自杀人数上升。此外，从小学开始的升学竞争到大学教职的激烈竞争也增加了抑郁症发生率。

自杀的最重要的风险因素是精神疾病。大约90%的自杀者患有抑郁症或精神分裂症等精神疾病，而军人和救援人员的创伤后应激障碍，以及那些具有边缘型人格障碍的个体具有显著的自杀风险。自杀的遗传风险为50%，这意味着自杀可以显示家族遗传性。

自杀的其他风险因素包括童年期创伤经历（表观遗传机制在此起作用）、被孤立或受歧视感、早年的自杀未遂（每次自杀未遂都会降低下一次去尝试自杀的门槛）、战争或自然灾害、成瘾（包括酗酒）、失去伴侣、"凶器"的可获得性（在美国尤指枪支的可获得性，而在中国可以指农民可以获得的致命性杀虫剂和老鼠药）、失业和负债也可以引发自杀。除了遗传因素和潜在的精神疾病以外，上文提到的环境因素也影响自杀，而最终触发自杀的因素可能来自某个事件，例如一段恋爱关系的结束，或某种其他形式的社会排斥。

自杀决定的做出往往具有冲动性。对于那些在自杀前希望与别人去交谈的人，社会可以提供匿名帮助热线，例如荷兰的113；但是，一般来说，这些电话往往没有得到足够的宣传。

常常有人说，近年来自杀人数的增加原因可能是银行业危机及其经济后果；但是，几十年来自杀的数字一直在上升，而且大部分的增长发生在老年人。自杀增长的确切原因尚待调查，但其中一个促成自杀的因素可能是老年人的自主性越来越强。

自杀的人数具有季节性波动，这与环境温度和日照量有关。大多数的自杀发生在春季和初夏，从统计学数据看，自杀当天或自杀前十天的阳光量有所增加。然而，提前14到60天多晒太阳却可以减少自杀。阳光会立即激活一个人，而如果他的情绪仍然很差，则其自杀的风险增加。日光的效应对女性更大，会导致发生更激烈的自杀形式，例如在火车前跳轨或从高楼跳下自杀。日光增加几周后则会改善情绪，降低自杀风险。

日光的这种效应与抗抑郁药的作用方式差不多：在最初的几周里，抗抑郁药可以激活患者，引起更多的激越行为但却尚未改善情绪，因此增加自杀的风险；随后患者的抑郁情绪才得到解除，于是自杀的风险降低。由于抑郁情绪结束而刚从医院出院的个体也具有更高的自杀风险。因此，确保患者回到家后处在一个安全的环境里至关重要。

大多数的自杀案例都涉及某种精神疾病，但是，去假设如果抑郁症或其他精神疾病得到治疗则自杀的可能性就会自动降低，却是不正确的。我们有理由将自杀倾向本身视为一种疾病。研究人员面临的一个核心问题是：为什么有些抑郁症或精神分裂症患者会试图自杀，而另一些患者则不会？针对收养子和双胞胎的研究表明，遗传因素（遗传率约为 50%）会导致自杀企图。的确，在一些家族里存在着一代又一代的家庭成员自杀。因此，对自杀的遗传风险因素的研究也很重要。

药物可以对自杀产生有益的疗效。锂盐可以降低双相障碍和重度抑郁症患者 80% 的自杀风险。最近我们的研究发现，自杀者的大脑前扣带皮层中最重要的化学信使谷氨酸的产生显著增加。所以，特别有趣的是，人们发现低剂量的老式麻醉剂氯胺酮（一种谷氨酸受体拮抗剂）有助于解除抑郁并降低自杀风险。

虽然大多数自杀案例都涉及患有潜在的精神疾病，但也有例外，即那种经过深思熟虑后做出的自杀决定，那是个体在长时间内反复思考后而得出了这样的结论：继续活下去是没有意义的。这样的例子可见于一位觉得自己的生命已经圆满的老人，或患有严重疾病的个体，或可见于为了逃避严厉惩罚或因为对未来的可怕痛苦的想象而自杀的人。绝食抗议者是认识到自己可能会死亡的。还有一种"哲学自杀"，在这种自杀中，一个人得出的理性结论是，生命没有意义或目的。我会怀疑一位个体是否可以在完全平静和完全没有心理问题的情况下发生自杀。无论如何，绝大多数自杀的人确实患有精神疾病或神经疾病。

在西方，自杀身亡的男性人数是女性的 3 倍，尽管试图自杀的女性人数是男性的3倍。在中国，这些比例恰恰相反，中国女性自杀身亡的人数是男性的3倍。西方女性很多服用药物自杀，如果及时被发现和抢救，生命还可以被挽回；而在大多数自杀事件发生的中国农村，人们采用的自杀方式通常是服用农药或老鼠药，它们几乎能立即致人死亡。

自杀式恐怖分子

在恐怖分子中，不满情绪和群体动力（见第十七章第1节）可以发挥重要作用。此外，那些实施自杀式袭击的人具有更多的自杀风险因素，例如创伤后应激障碍或其他精神疾病。

瓦法·伊德里斯（Wafa Idris）是第一位巴勒斯坦自杀式炸弹袭击者，她遭遇过一次流产，导致无法再怀孕，而之后她的丈夫与她离婚。她满怀羞愧地回到她父母的家，然后引爆了身上的炸弹。

穆罕默德·阿塔（Mohammed Atta）在"911"事件中驾驶了两架飞机中的第一架，撞入纽约世贸中心大楼。人们发现他患有11种抑郁症症状中的8种，包括自杀意念和自杀企图。孩提时代他就被社会孤立，他一再声称快乐会杀死他的心脏。他努力阻止轻松嬉笑，他谴责音乐和美食，在27岁时他写下了一份毫不妥协的遗嘱，而且他发现性是耻辱之源。

事实证明，那些实施自杀式袭击的人在精神障碍方面，例如在社交边缘化或家庭或学校问题方面，与那些在学校、工作场所或购物中心实施大规模杀戮然后自杀身亡的人之间没有显著差异。

2011年，特里斯坦·范德弗利斯（Tristan van der Vlis）在莱茵河畔的阿尔芬（Alphen aan den Rijn）一家购物中心随意射杀了6人，然后自杀；而他3年前曾因自杀未遂而被收容在一个封闭的精神病院里。我们一再听到来自美国的校园枪击案的消息，这些事件均涉及有精神问题的学生。

生命的意义

> 作为一名精神科医生，我每一刻都不必担心我日常活动的意义。毫无疑问，我每周花 80 个小时在做一些有用的事情。

> ——达米安·丹尼斯（Damiaan Denys），精神科医生，2015 年

在我与中国学生讨论那位在校园里自杀的年轻人的例子时，有学生向我指出，自杀的人，例如在这一例子中的那位年轻人，往往是因为觉得生命没有意义。让这些学生们惊讶的是，我说我同意生命没有意义的结论。

就读于浙江大学的学生都是特别聪明的学生，他们此前享受过良好的教育。他们很容易就明白，根据最新的科学证据，地球上的生命是在 38 亿年前偶然开始形成的，是海底火山热泉附近多孔岩石中自组织分子之间竞争的结果。位于布拉格的实验室的实验表明，在年轻的地球遭受许多小行星撞击的情况下，RNA 的所有四种核苷酸都可能来自一种简单而普遍存在的被称为甲酰胺的物质。RNA 世界继而导致了 DNA 世界，而后者通过进化，通过有利于最成功适应的偶然突变和竞争，产生了我们人类在地球上行走的境况。

进化创造了使我们成为人类的大脑前额叶皮质，也因此使我们能够去思考生命的意义。我不相信进化和生命的背后存在着任何"高尚的"目的或"意义"，但我们都试图通过我们的家庭、孩子、工作、爱好和其他我们喜欢的事情赋予我们自己的生命意义。

正如荷兰诗人和画家卢塞伯特（Lucebert, 1924—1974）曾经说过的那样，"生命的快乐和目的就是快乐而有目的地生活"，而这正是患有抑郁症或精神分裂症的个体所无法做到的，他们不再能够从任何事物中获得享受或满足感。这种症状叫快感缺乏症，是由前额叶皮质、杏仁核和伏隔核（大脑的奖赏系统）的神经元活性减少引起的。因此，你不应像哲学家那样去和抑郁的年轻人讨论生命的意义，而是要去确保潜在的精神疾病获得治疗。

在一次演讲中，有一位学生在听到我说生命的意义是一个错觉之后，试图

问出我在工作之外的这种错觉是什么；在我没有给他想要的答案后他问：如果生命没有意义，为什么人们不去集体自杀呢？我相信，从单细胞生物到人类的所有生物，其最基本的特征就是，竭尽所能保持生命——即使是在你能想象到的最困难的环境中，例如在二战期间的纳粹集中营中。正如斯宾诺莎所说："每一个事物，就其本身而言，都在努力坚持自己的存在。"

因此，哲学教授所说的每个人必须为自己做出生与死之间的选择，是错误的。鉴于所有生物都在努力生存，如果你在年轻时或在中年时做出了严肃的自杀计划，它们几乎都是大脑产生严重疾病的结果——这不是一个选择的问题。我们还应该记住，强大的智力并不能保护我们免受此类疾病的伤害；相反，亚里士多德称，最杰出的哲学家、政治家、诗人和艺术家都是忧郁症患者。我们确实可以列举许多罹患抑郁症的名人的名字，例如约翰·沃尔夫冈·冯·歌德、艾萨克·牛顿、路德维希·冯·贝多芬、罗伯特·舒曼、查尔斯·狄更斯（Charles Dickens）、克里斯蒂安·惠更斯、文森特·凡·高、亚伯拉罕·林肯、查尔斯·戴高乐、威利·勃兰特（Willy Brandt）和梅纳赫姆·贝京（Menachem Begin）。温斯顿·丘吉尔将自己的抑郁症描述为他的"黑狗"。显然人们没有理由为罹患抑郁症而感到羞耻。

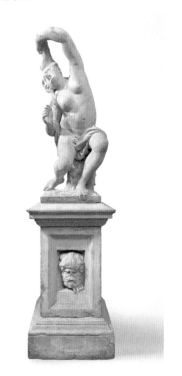

图 127

《疯狂》，归于格里特·兰伯茨（Gerrit Lambertsz，?—1662）作品。这个真人大小的砂岩雕塑展示了一个女人在狂躁的谵妄中拽着自己的头发。她有一张扭曲的脸，几乎赤身裸体地坐在一个树桩上。在基座的两侧，一个"疯子"从他牢房的窗口向外窥探。该雕塑最初矗立在阿姆斯特丹的疯人院的花园中，该机构是收容精神病患者的市政机构。这座雕塑目前收藏于阿姆斯特丹的国立博物馆。

3
精神分裂症

复次大慧，计著缘起自性，生妄想自性相。大慧，如工幻师，依草木瓦石作种种幻，起一切众生若干形色，起种种妄想。

——佛陀

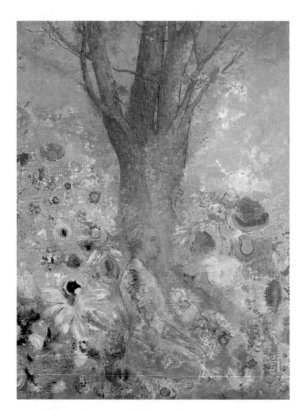

图 128

奥蒂诺·雷东，(1840-1915)《佛陀》(1904)。

基因与环境之间的相互作用对于精神分裂症的发生至关重要。针对双胞胎的研究和其他研究发现，精神分裂症的遗传率估计在 40% 到 80% 之间。遗传因素干扰了大脑发育，导致脑细胞无法在正常脑区生长，也无法建立正常的细胞间联系。但是，环境对此也有影响。根据基因变化的类型和所涉及的环境因素，精神分裂症的风险可以从略有增加（增加 20%）到增加到正常水平的 30 倍之间。

导致精神分裂症风险增加的环境因素首先出现在子宫内，包括弓形体病和病毒感染。正如精神病学家吉姆·范奥斯（Jim van Os）指出的那样，孕妇生活中的应激事件，例如 1940 年 5 月德国人对荷兰鹿特丹市的大轰炸，将使她未出生的孩子更有可能患上精神分裂症。严重的应激会导致穿过胎盘的应激激素皮质醇水平升高，而皮质醇对胎儿大脑发育的影响会导致孩子更容易罹患精神分裂症。

怀孕期间营养不良是另一个风险因素，对出生于荷兰阿姆斯特丹 1944—1945 年德国占领期间的"饥饿冬天"的儿童进行的研究证明了这一点。孕育在那个冬天的孩子后来罹患精神分裂症、抑郁症、反社会人格障碍和肥胖症的风险都有所增加。在（1960 年）饥荒期间出生于中国安徽省的儿童后来罹患精神分裂症的风险也增加了一倍。

孩子出生后，幼年受到忽视和虐待等应激情况也会增加罹患精神分裂症的风险。还有一些环境因素，例如单亲家庭、不稳定的住房条件和城市生活会导致长期的复杂应激状况，如果城市儿童搬到农村去住则患病风险会降低。在城市里，人们不仅受到多种刺激还面临环境污染，例如铅污染，面临传染病和包括大麻在内的成瘾物质威胁。有迹象表明，精神分裂症可以诱发人们使用大麻去作为自我治疗方式，但是吸食大麻也可以诱发精神病的发作。

一个人在童年时期感受到社会地位较低、社会支持很少，这本身就是一种应激情况。移民是一种强大的应激来源，会使精神分裂症的风险增加一倍，这对第一代和第二代移民来说都是一样。在这里，属于少数民族也是一个重要因素，因为少数民族长期遭受应激和歧视，少数民族的群体越小则这种风险就越大。

属于少数民族的应激伴随着大脑的变化。研究人员在对一个少数民族人群的研究中发现，他们大脑前扣带回皮质活性增强，这一脑区对应激调节非常重要，并拥有许多应激激素皮质醇的受体。此外，研究者在少数民族人群中已发现其扣带皮层的前部和后部之间存在更强的联系。这里提到的所有社会应激也会导致杏仁核（压力和焦虑的核心）和海马体（对学习和记忆至关重要）发生变化。社会因素导致了精神分裂症风险的永久性增加，其神经生物学机制的本质主要还是表观遗传学改变，也即 DNA 发生了化学变化，因此个体的应激反应互不相同。人们还认为，脑损伤或使用甲基苯丙胺也会增加精神分裂症的风险。

人们过去的做法是将精神分裂症患者关起来，但这会给患者带来巨大的应激，因此致使其病情恶化；将患者与世隔离的应激也是如此——时至今日精神病患者仍然被施予了这种应激。然而，尽管环境对精神分裂症的症状发生具有

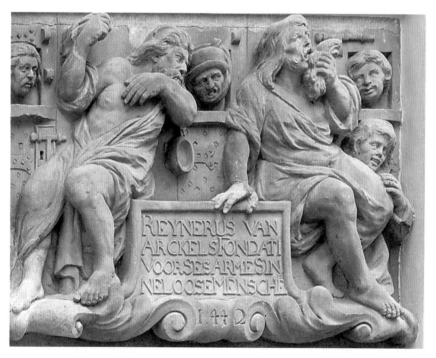

图 129

1442 年为了 6 位可怜的疯子而建于荷兰登波士城市的雷尼尔·范阿克尔（Reynerus van Arckels）基金会的正面墙面雕刻。1439 年，一位名叫雷尼尔·范阿克尔的城市居民去世并留下了一份遗嘱，称他留下的钱应该用于支付"6 位可怜的无知之人"的护理费用。它是今日荷兰现存的最古老的精神病院。

决定性效应，环境因素在治疗精神分裂症上并不如抑郁症那么有效。对精神分裂症有效的药物通常是通过靶向于神经递质多巴胺而起作用的。在疾病早期采用药物治疗也被认为可以减缓与疾病相关的大脑系统退化速度。

环锯术（也即钻孔术）古今皆有

钻孔术——在头骨上钻孔——被用作治疗精神分裂症、恶魔附身、精神病、癫痫、头痛和唐氏综合征的疗法已有数千年历史。从历史上看，它曾发生在世界许多地方。在中国，人们发现了具有3000到5000年历史的有钻孔的头颅骨，它们表明有时患者能在那种手术中幸存。在秘鲁的安第斯山脉高处发现了数量

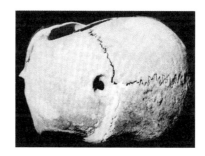

图 130

三千年前的一个年轻中国男子带有钻孔的头颅骨。钻孔的边缘又长回了一些骨质，表明他在那场手术中幸存了下来。

最多的钻孔头骨，最早的钻孔发生在 5 世纪。基于对 400 个钻过孔的头骨的分析，估计接受手术的人中 62.5% 幸存了下来。考虑到当时缺乏麻醉和消毒方法，这确实是一个不错的结果。在土耳其，这种手术在 15 世纪非常盛行。

更近一些的例子是，1965 年阿姆斯特丹的巴特·休格斯（Bart Huges）由于在额头上钻了一个洞以扩大自己的意识从而变得"永久升华"而闻名于世。他于 2004 年去世。休格斯通过瑜伽、迷幻药和大麻的实验发展了他的理论，他和他的妻子甚至给他们的女儿取名为玛丽亚·胡安娜（Maria Juana）。1962 年，休格斯得出结论：更高的意识与

大脑的血容量有关。一个婴儿出生时，他的头骨是由头皮下的几块骨板组成的，当他被挤出产道时，这些骨板可以相互滑动；在它们融合之后，在休格斯看来，到达大脑的氧气和葡萄糖就会随之减少。而在头骨上钻一个洞，则可以解决这个问题，让更多的血液进入头部，而头部将包含更少的脑脊液。

休格斯花了三年的时间试图说服外科医生对他进行这个手术，但是最终他采用了可以通过脚踏板自己操作的电动牙钻来给自己头颅钻孔。"那是小菜一碟，"他说，"虽然我确实花了四个小时才清理掉钻头颅时在房间里四处溅开的血迹。"现场只有一名目击者——摄影师科尔·贾林（Cor Jaring）。三年后，贾林在他的书《你就是你》（*Je bent die je bent*）中描述了那场钻孔过程。"可怕的噪声，几乎是干巴巴的嘎嘎声，但只持续了几秒钟。然后钻头穿过休格斯额头的皮肤，进入骨头。声音变得更加饱满，是一种更加柔和的嗡嗡声。然后突然，血！"

休格斯在头颅钻孔后顿时觉得自己的心智确实扩大了，仿佛又回到了14岁，虽然X线检查显示他只钻了头骨一半的长度。在自己的脑门上钻一个洞自然会产生巨大的安慰剂效应。当他告诉精神科医生他的所作所为时，"十名男护士将我围成一圈，强迫我留在诊所，在那里他们违反我的意愿而对我进行观察，我被关押了三个星期"，休格斯后来说。电影制片人兼朋友路易斯·范加斯特伦（Louis van Gasteren）拍摄了一部关于他在额头上钻孔的电影：在实际事件发生几天后，休格斯再次为他表演了这个过程。他还出现在电视上讲述自己的故事，在 AVRO 节目《自发性》（*Voor de vuist weg*）中，被其故事震惊的威廉·O. 杜伊斯（Willem O. Duys）担任了主持人，专家们在节目中声称休格斯的理论是无稽之谈。

据《荷兰誓言报》（*Het Parool*）报道，最初是休格斯的一些朋友，包括诗人西蒙·文克努格（Simon Vinkenoog）、电影导演兼演员路易斯·范加斯特伦和"禁烟魔术师"罗伯特·贾斯珀·格鲁特维尔德（Robert Jasper Grootveld）计划去为休格斯执行这项钻孔手术的，但他们在最后一刻撤退了，因为害怕因串谋谋杀而被起诉。休格斯是一名医科学生。他被认为患有精神分裂症，没有被允许完成其学业。他后来有如此言论："耶稣是一位钻孔者，他是木匠的儿子，也是第一个使用手钻去工作的人。手钻在你头骨上转五到六圈就可进入大脑，所以被钻孔的人的疼痛不会超过几秒钟。耶稣的门徒显然对这结果很满意，只有犹大看来是早已拥有第三只眼的人，因此当犹大说他甚至没有注意到自己头上有个洞时，他说的是实话。"

巴特·休格斯只有一个门徒：英国艺术家阿曼达·费尔丁（Amanda Feilding）于1966年与他会面并与他建立和保持了长期关系。1970年，费尔丁也对自己进行了颅骨钻孔术，并将其记录在短片《大脑中的心跳》中。后来她两次试图通过"为国民健康而钻孔"（Trepanation for the National Health）的平台让自己当选英国议会议员，但在1979年她只赢得了40张选票，在1983年只获得139张选票。"在钻孔后的几个小时里，我注意到一种缓慢的上升，一种安静，"她声称，"我感觉更自由、更积极，我更放松了，但同时我也感受到了更大的能量。"

4
杀害新生儿

在大脑为了优化生殖而发生的所有生物学变化方面，值得注意的是，仅在荷兰，每年由于对儿童的虐待就导致了50至80人死亡，其中10至15名受害者是新生婴儿，后者中有四分之一在出生后的24小时内被杀死。虽然有些孩子是被父亲在离婚期间出于报复心理而杀死的，但是几乎三分之二的杀婴凶手都是女性。

在大猩猩社会，雄性大猩猩与属于另一只雄性大猩猩（或黑猩猩）的雌性交配会去杀死这只雌猩猩的幼崽，也即它不必去为那些不属于自己的后代负责，而雌猩猩会发情并再次怀上它的后代。因此，从进化角度看，这种杀婴行为促进了繁殖。在人类中，其他因素在杀婴行为中也起了作用。

杀害新生儿通常发生在其出生后不久，母亲通常年轻、未婚且不能独立生活，而且常常害怕自己的父母会发现她怀孕。出于恐惧，这位年轻母亲对家人和外界都隐瞒了自己的怀孕情况。被父母杀死的孩子中有近四分之一属于这种情况，这些母亲杀死孩子时的状态被描述为"茫然状态""意识变窄"。这不是什么新现象，多年以来，法律已经确认杀害新生儿属于一种特殊的杀婴形式；自1854年以来，荷兰已在立法中认可了引发此类暴力的绝望情绪，并立法规定首次在24小时内杀死新生儿的未婚母亲有资格获得减刑。

有时母亲会在精神病发作期间犯下杀婴行为。西茨克·H（Sietske H）是一位26岁的牙医助理，2011年她因杀害自己的四个新生儿而被起诉。她一直和父母住在一起，隐藏自己怀孕的事实，而显然她的母亲、父亲、姐姐和男朋友都不知道这种事实——令人难以置信！因为第一个孩子出生在西茨克和她姐姐共用的房间里。当婴儿开始哭泣时，西茨克惊慌失措并立即将婴儿杀死。她说她当时很茫然，"好像根本不是我自己一样"。她把四具小尸体放在阁楼的一个手提箱里，当她和她的父母搬家时她随身携带着它。她说她不记得头两个婴儿出生的任何事情，她杀死自己的婴儿是出于害怕被发现以及羞耻感。

几乎没有人会怀疑这个离奇故事的根源在于故事主角的大脑异常，但检察官要求将西茨克判处12年监禁，而她就被处以这个判决——尽管有研究表明，长期监禁不会改变杀婴行为。需要补充的是，在这个案件中，法官无法判处减刑，因为法官需要证据去证明被告的精神不健全，或至少在某种程度上不健全，而这需要对犯人进行调研。正像现如今经常发生的那样，西茨克·H拒绝在彼得·班恩中心（Pieter Baan，由荷兰司法安全部运营的法医学精神疾病观察诊所）接受检查，这并非因为她不想获得心理帮助——她已经在与监狱心理学家交谈，以防止同样的事情再次发生——而是因为她害怕被检查后她将被判决无期徒刑。目前，那些被送到诊所去进行相关检查的犯人平均都要在 10 年后才会被释放。

西茨克·H 依然对那个 12 年徒刑的判决提出了上诉，之后她被判处 3 年监禁，外加强制性精神疾病治疗。对她的脑部扫描显示，她患有多小脑回畸形，这是一种罕见的大脑发育障碍，这解释了很多现象，包括她的冲动行为和她缺乏道德规范感。对其进行治疗则不太可能产生多大的效果。

治疗精神病需要长期且不确定的收治时间，对这一点的害怕不应妨碍人们进行神经及精神疾病的调查。150 多年来，我们已经知道此类案例与脑部疾病有关。

5
肌萎缩侧索硬化症（ALS）

当我 21 岁罹患了运动神经元疾病时，我觉得这太不公平了。为什么这种病会发生在我身上？那时，我觉得我的生命结束了，而且我永远也不会意识到我所拥有的潜力。但现在，50 年之后，我能够安静地满足于我的生活。……我的残疾并没有严重妨碍我的科学工作。事实上，在某种意义上我猜这是我的一项资产：我不必去做讲座或为本科生上课，也不必坐在乏味且耗时的委员会当中。

——斯蒂芬·霍金，2013 年

肌萎缩侧索硬化症又称运动神经元病，是一种罕见的大脑和脊髓运动系统退行性疾病，最终会导致全身瘫痪。这种病的病因大约 20% 是遗传原因，但在大多数患者中该病的起源仍然是个谜。这种病一开始表现为一条大腿无力，肌肉发生被称为肌束震颤的抽搐，这是控制运动的脑细胞，也即运动神经元在死亡前活性增加所导致的症状。随着病情发展，所有的运动系统都发生障碍，运动逐渐变得不可能。最终，呼吸运动需要的肌肉受到影响，导致大多数患者死于肺炎。在 20% 的病例中发现，对该病的易感性是不同的遗传因素综合作用的结果，但是这个比例是否被低估了，还一直存在着争论。

毫无疑问，最著名的肌萎缩侧索硬化症患者是斯蒂芬·霍金，这位剑桥大学天文学家患有一种特殊类型的并与他共存了很多年的肌萎缩性侧索硬化症。对霍金来说，患上这种病表明他必须开始认真学习了。通常该病患者的寿命不会超过五年，但是霍金却在轮椅上度过了几十年。霍金的吞咽困难导致了他的肺炎，医生对他进行了气管切开术，以便将一根管子插入气管。这意味着他再也不能说话，所以，为了回答问题、讲课或阅读，他使用了一台声音相当单调的语音计算机，这赋予了他一种美国口音。在电影《万物理论》中，埃迪·雷德梅恩（Eddie Redmayne）以异常逼真的方式模仿了肌萎缩侧索硬化症在斯蒂芬·霍金还是学生时是如何袭击他的。埃迪长得也非常像年轻时的斯蒂芬·霍金，正如霍金自己承认的那样，"这也许是一次我最接近的时间旅行了"。

最近一项令人惊讶的流行病学发现是，食用富含 omega-3 脂肪酸的鱼类或其他食物，例如亚麻酸、坚果、菜籽油和亚麻籽油，可使罹患该病的风险降低35%，而食用 omega-6 脂肪酸则对患病风险的影响却微乎其微。在小鼠身上则发现了相反效果：omega-3 脂肪酸实际上会导致疾病发生。这是疾病影响人类的方式与动物模型之间存在差异的众多例子之一。然而，肌萎缩侧索硬化症和omega-3 脂肪酸之间的关系是一种相关性，而其因果关系还有待证实。此外，流行病学容易受到许多混杂因素的影响。但是这一观察结果至少提供了希望，即为了延迟或预防这种可怕的疾病，环境中还是存在着可以去影响的因素的。

6

帕金森病

帕金森病的特征是运动障碍，例如震颤、短促的步态和面具样脸。该病的越来越多的遗传因素已被发现，反复大脑损伤也会增加患病风险，而有毒物质会损害大脑中的纹状体并导致疾病。当矿山或工厂的工人暴露于高剂量的锰当中时，锰会对纹状体产生毒性作用。吸入一氧化碳气体中毒会导致缺氧从而导致纹状体出血和退化，而帕金森病也可能由氰化物和某些杀虫剂中毒引起。在美国加利福尼亚，一小群吸毒者在服用了受 1- 甲基 -4- 苯基 -1,2,3,6- 四氢吡啶（MPTP）污染的合成海洛因后中毒，并患上急性帕金森病，其中一人死亡，大脑尸检中发现纹状体损伤。这一特殊物质现在常用于实验室创建研究帕金森病的动物模型。

帕金森病患者可以服用左旋多巴，这是一种可以在脑中转化为多巴胺的物质，而患者们缺乏多巴胺。当口服这种药物不再奏效时，医生们越来越多地探索使用深部脑电刺激疗法（见第二十八章）。音乐和舞蹈也可以改善患者的运动功能和平衡能力（见第十四章）。临床神经心理学教授埃里克·谢德（Erik Scherder）描述过一位患有帕金森病的女病人，她蜷缩在轮椅中，身体弯曲僵硬，人们无法帮助她站起来；而当医师播放她 70 年前上舞蹈课时的音乐时，她居然从轮椅上站了起来，开始在房间里跳舞。

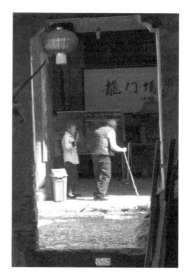

图 131

杭州一位患帕金森病的患者在接受步行疗法。

7

环境作为风险因素

为了赚钱而牺牲自己的健康，然后牺牲金钱来恢复自己的健康。

——在被问及人性中最令他惊讶的地方是什么时，
一位僧侣的回答

在脑部疾病或神经系统疾病的发展中，遗传背景和环境因素之间的相互作用至关重要。对于某些疾病，例如亨廷顿病，遗传因素在两者之间显得更为重要。在阿尔茨海默病中，大约 50% 的风险是由基因决定的，这为人们去帮助其改善生活形态而降低疾病风险提供了空间，但是要注意，阿尔茨海默病发病越早则其中遗传成分就越大。在两个比利时家族中已发现有人在 35 岁时就罹患阿尔茨海默病，一种可以遗传的基因突变对发病如此之早负有完全责任。

通常来说，环境的各个方面都对脑部疾病的出现和进展起到重要影响。通过工业和交通进入环境的有毒物质、颗粒物质会增加自闭症风险；孕妇的流感等感染会通过引发免疫反应而增加胎儿将来罹患精神分裂症和自闭症的风险；基因背景会使个体更容易罹患自身免疫性疾病，包括大脑自身免疫性疾病。2009年，在接受了抗流感大流行的 H1N1 病毒疫苗免疫接种的人中，1300 多人患上了嗜睡症（narcolepsy，也叫发作性睡病），这是一种睡眠障碍，患者下丘脑中的特殊脑细胞群食欲素，也称下丘脑分泌素神经元群被破坏。事实证明，流感疫苗中的蛋白质与食欲素受体分子具有相似性，而免疫诱导的旨在攻击流感病毒的抗体攻击了食欲素细胞。在中国，H1N1 流感大流行后，在没有使用任何疫苗的情况下，发作性睡病患者的数量有所增加，因此似乎自发产生的抗病毒抗体有时会引起相同的自身免疫反应。最近，越来越多的脑部疾病被证明其基础是与环境因素相互作用而产生的免疫过程。

母亲在怀孕期间所处的社会环境会影响孩子的大脑发育，并增加其日后发生脑部疾病的风险。当母亲承受严重应激时，应激激素皮质醇会穿过胎盘并影响胎儿大脑发育。一个例子是 1998 年在加拿大魁北克的一场冰雹期间，一些孕妇承受了极大的产前应激，这增加了 6 年后她们的孩子发生自闭症倾向的概率。

良好的宫内营养对最佳大脑发育至关重要。在 1944 至 1945 年荷兰饥饿冬天期间被孕育的孩子们罹患精神分裂症、抑郁症、反社会人格障碍或肥胖症的风险都有所增加。就肥胖症而言，胎儿的大脑似乎注意到了食物的缺乏，其身体所有系统都被编入这种程序，即今后他不会很快具有饱腹感。这看起来像是一种对出生后生活的有利适应，但如果出生后的孩子发现自己处在一个拥有大量食物的环境中，他将始终具有体重超重增加的倾向。据推测，通过不同的机制，女性肥胖可能成为她未来的孩子肥胖的原因。因此，进食障碍和肥胖症是大脑的异常，它们的易感性很早就存在。

人们可能会认为，那些在"饥饿冬天"的子宫里的孩子们遇到的问题现在已经成为过去，毕竟最近许多国家超重人数在大幅度增加；但是，由于胎盘功能不良而导致出生时低体重的孩子罹患脑部疾病和其他疾病包括阿尔茨海默病的风险也会增加。未来几年将会显示那些出生于"饥饿冬天"的孩子是否更容易罹患阿尔茨海默病。

在成年期，环境因素会使得易感人群表现出精神疾病症状，包括应激或社会问题导致抑郁症或精神分裂症症状发生，或引发自杀。营养也可能是导致大脑疾病最终表现的一个因素，营养因素并不仅仅表现在早期发育中，例如"饥饿冬天"所显示的那样，而且也表现在后期，例如我们在肌萎缩侧索硬化症中看到的脂肪酸等那样。因此，良好的环境并非奢侈因素，而是防止大脑疾病的必要保护因素。

第二十章
从脑部疾病中恢复：环境作为药物

1
成年期神经发生

一旦发育完成，轴突和树突的生长和再生的来源就会不可逆转地丢失。在成人大脑中，神经通路是固定不变的；一切都可能消亡，没有什么可以重生。如果可能，未来的科学应该去改变这一严厉的法令。

受到崇高理想的鼓舞，大脑必须努力阻止或减缓神经元的逐渐衰退，克服它们几乎不可战胜的连接僵化，并在疾病切断了中枢之间的密切相关联系时，重建正常的神经通路。

——圣地亚哥·拉蒙·卡哈尔

诺贝尔奖获得者拉蒙·卡哈尔将修复大脑的功能损伤视为未来研究的一项任务（见上文引文）。既然人们已在成人大脑中发现了干细胞，理论上可以从中创造出新的脑细胞，卡哈尔期待的那一刻似乎已经到来。但是，这一新发现及其带来的机遇也存在着风险。

德国以及中东和远东国家的一些诊所声称，将干细胞注入脑脊液可以对患有脑部疾病和精神障碍的患者产生有益效果，但是这些诊所都没有在对照试验中证明过这种疗效。此外，如果干细胞真的在被注射的患者体内存活，那么这个过程将是极其危险的：干细胞可以产生各种各样的细胞，包括癌细胞，这是一个尚未完全克服的问题。因此，就目前而言，患有大脑疾病的人应该远离那些利用患者的痛苦去赚钱的干细胞治疗牛仔们，虽然这个领域中的最新研究进展无疑是有趣的。

干细胞在成年大脑中继续存在，而在动物实验中可以通过环境刺激来促使它们产生新的脑细胞，是非常有希望的发现。在生命的第三或第四年左右，大脑的大部分区域新细胞形成结束。在人类大脑，只有少数结构可以在一定程度上继续产生新的脑细胞，这一点已经通过在获得癌症患者明确许可后给他们注射一种在细胞分裂过程中可以被吸收到 DNA 中的名叫 BrdU 的物质的实验而获得证明，也即在这些患者去世后，可以观察到他们大脑海马齿状回中存在新形成的细胞。其他研究人员利用原子弹试验后大气中的放射性碳释放峰值来显示大脑中的细胞分裂。放射性碳被构建到分裂细胞中的程度导致可以计算出自放射性物质释放以来，每天在海马体中产生了 700 个新的神经元。在抑郁症动物模型中，这种新生海马细胞的形成有所减少，而在实验中给动物服用抗抑郁药后它又增加。在侧脑室周围的脑室下区也可以形成新的神经元，新细胞从那里迁移到纹状体，并向给了我们嗅觉的嗅球方向迁移。我们的鼻子与外界接触，所以这些细胞会退化，必须不断得到补充。

动物实验表明，环境因素会影响这种在成年期形成新脑细胞的过程。当大鼠四处走动时，其海马体中新细胞的形成（神经发生）受到刺激。成年期的神经发生很容易被视为心理治疗和人脑损伤修复的理想基础，这种机制在多大程度上确实可以用于治疗人类，只有未来才能给出答案。

然而，在我们发现那些精确的机制之前，环境因素就可以被我们用作修复脑损伤、治疗脑疾病的手段。我已经描述了许多对大脑有益的环境因素，例如艺术（见第九章第 8 节）、音乐（见第十四章第 1 节）、发育过程中丰富的环境（见第五章第 4 节）、衰老过程中锻炼（见第十八章第 7 节）和治疗抑郁症以及阿尔茨海默病患者夜间焦躁不安的光线疗法对大脑的刺激效应（见第十八章第 9 节）。抑郁症也可以通过心理疗法或网络疗法进行治疗（见第十八章第 1 节）。在这里，我再举几个利用环境因素作为治疗措施的例子。

2

神经心理疗法

最终，神经科学家会对心理治疗师目前的成功做出解释。

——格·凯瑟斯（Ger Keijsers）

心理疗法可以被视为一种能够带来大脑功能有益变化的环境疗法。当我作为一名医学生开始研究大脑时，没有人认为针对心理疗法的科学研究会为关于大脑和意识的经典哲学辩论做出贡献，而那只是 50 年前的事，那时的心理学家、精神病学家和神经病学家对大脑研究没有丝毫兴趣。可以这么说，半个世纪前，心理学和精神病学完全是"没有大脑的"。精神科医生坚信，每个病人都应该接受高度个性化的精神治疗，他们认为对精神分析治疗进行科学研究是毫无意义的。

这与一百年前，也即 19 世纪末 20 世纪初的情况截然不同。在那些日子里，精神病学被视为神经病学的一个分支，由诸如夏科特（Charcot）、迈纳特（Meynert）、冯·莫那科（Von Monakow）、埃丁格（Edinger）、韦尼克、斯皮尔迈耶（Spielmeyer）、匹克和冯·古登（Von Gudden）等领军人物进行实践。当时许多教授同时担任精神病学和神经病学教授，并且对整个领域的临床和理论方面都非常感兴趣。长期以来，他们的培训包括精神病学和神经病学，"神经精神病学"一词被用来指代两者的结合。

西格蒙德·弗洛伊德本人对大脑非常感兴趣。他的职业生涯始于神经生物学研究，1881 年他以一篇题为《低等鱼类的脊髓》的论文获得博士学位。1885 年，他撰写了《科学心理学规划》一文，以弥合他作为分析师的工作与大脑之间的空档。但后来他认为这是一个错误，这篇文章在他有生之年没有发表。他断定，通过神经科学获得的大脑知识还不够先进，不足以一种科学上有充分根据的人类意识心理学的形式来建立这样一座桥梁。

当时他的结论是正确的。直到20世纪50年代，由弗洛伊德开发的心理疗法一直是被人们认可的治疗精神疾病患者的方法。然而，逐渐地，分析疗法导致精神病学和神经病学之间出现分裂。1974年，荷兰是最晚一批建立分开的精神病学、神经病学协会的国家之一。当我开始研究大脑时，神经科学仍然是"没

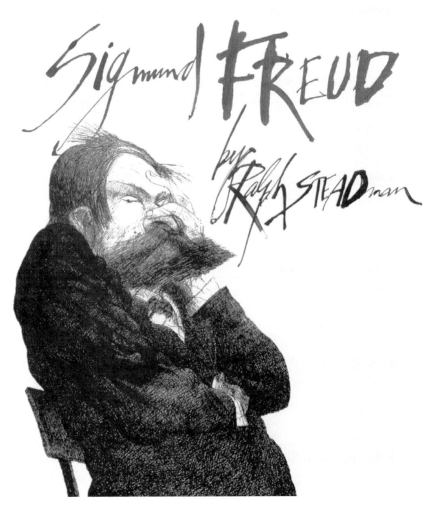

图 132

1979年，拉尔夫·斯特德曼为西格蒙德·弗洛伊德创作了这幅漫画肖像。
本书荷兰版的题词是这样写的："献给我的母亲"（不献给我的父亲）（随便吧）。

有意识的"，神经病学避免与精神病学或哲学有任何关系。

20世纪50年代，第一批抗精神病药和抗抑郁药被用于临床，它们的疗效导致了关于化学失衡是精神疾病原因的假说，这成为"生物精神病学"发展的基础，其研究重点是大脑，以及作为抑郁症和精神分裂症等疾病根源的大脑机制。事实证明，精神疾病起源于基因和早期大脑发育，它们使患者对环境应激具有易感性。在这些患者的脑功能扫描以及大脑系统的结构和分子组成中均发现了异常。因此，精神疾病和神经疾病之间的重叠提升了，就像一百年前一样，人们看到的是相似而不是差异之处。我的研究小组被描述为研究"神经精神疾病"。

近几十年来，神经科学以惊人的速度发展，越来越多的研究人员感兴趣的不是大脑或者环境，也不是大脑或者思维，而是在两者之间架起一座桥梁。由于极其先进的脑部扫描和电生理技术的发展，以及分子解剖学和分子生物学奠定的功能基础，过去几十年里出现了一个新学科——神经心理治疗，以及作为其中一个要素的神经精神分析。

心理治疗有多种形式，通过利用我们大脑的可塑性，它不仅可以对大脑系统的功能产生重大影响，还可以对行为、情绪和态度产生重大影响。人们正在对心理疗法的效果进行系统研究，例如认知行为疗法、人际关系疗法和心理动力学方法，以及大脑的功能变化及其与许多精神疾病中所见的行为变化的关系，这些疾病包括强迫症、恐慌症、抑郁症、创伤后应激障碍、特异性恐惧、精神分裂症、躯体症状障碍和边缘型人格障碍。

通过使用扫描仪检查处于静息状态的大脑，人们已经发现患者脑区的各种功能变化模式。值得注意的是，强迫症、抑郁症和精神分裂症患者在心理治疗后出现的大脑功能改变在很大程度上可以被视为治疗开始前存在的异常大脑活动的正常化。例如，在强迫症中，这种正常化的形式是眶额皮质和尾状核头部活性降低，而不仅仅是代谢功能正常化的问题。在抑郁症和边缘型人格障碍病例中，医生们努力使血清素和多巴胺递质系统的活性正常化。相比之下，对于恐慌症和创伤后应激障碍，心理治疗后似乎可以通过脑区活性改变而进行代偿，这些脑区的活性自发病以来就没有改变过。同样有趣的是，在某些疾病包括强迫症和恐慌症中，心理治疗后大脑功能的变化与药物治疗所见的相同。目前正在进行的研究是测量大脑功能变化去跟踪心理治疗的疗效。

认知行为疗法对一半抑郁症患者有效。患者被教导用正面的想法去代替负面的、自我毁灭式的想法。抑郁症的特征是前额叶皮质活性减低，边缘结构例如杏仁核和下丘脑活性增加，这两种类型的活性都可以通过认知行为疗法而正常化。人们甚至有可能使用功能性脑扫描来预测各种治疗的有效性，抗抑郁药对右前岛叶皮质活性高于正常水平的抑郁症患者效果最好，而认知行为疗法对这一特定大脑结构活性异常低下的患者效果最佳。

值得注意的是，许多心理治疗研究采用了健康志愿者作为对照，因此忽略了这些疾病和精神障碍的自然演变过程。由于这些疾病也可以自行痊愈，如果我们想知道所给予的疗法是否真的有效，就需要对此加以对照研究。因此，应该设立另一个对照组，例如由等候治疗名单上的患者组成的对照组。心理治疗中特定心理影响的安慰剂效应仍然是一个复杂问题。为了纠正患者对治疗效果的预期的影响，你确实需要在随机对照试验中纳入一个对照组，在他们不知情的情况下给予已被证明是无效的治疗方式。当然，我不认为这种研究方法会受到欢迎。

无论如何，心理治疗及其疗效的神经学基础之间的桥梁已经架起，而且目前这类研究也在获得动力。对神经心理治疗的研究已经有了良好的开端，这包括对精神治疗概念在大脑中的相关性的研究。

3
安慰剂效应和强制性药物治疗

我们应该学会最大限度地发挥我们给予患者的任何活性药物所固有的安慰剂效应。

——德拉富恩特－费尔南德斯（De La Fuente-Fernandez）等人

（2002 年）

安慰剂效应是基于患者的正面期望（placēbo 是拉丁语，意为"我会令人愉悦或被人接受"），这些期望在精神科药物治疗中具有强大效应。对于抗抑郁药，安慰剂效应约占治疗效果的 50%。安慰剂效应不仅发生在药物治疗中，而且发生在所有形式的治疗包括手术和心理治疗中。从本质上讲，医疗干预的成功在很大程度上归功于安慰剂效应。

安慰剂效应源于大脑区域之间的活性转移，结果是大脑功能提高。因此，这是一种真实的有助于治疗的效应。便宜的安慰剂药片不如昂贵的药片效果好，因为人们对后者的期望更高。正是患者的正面期望使得安慰剂药片的非特异性效应显示了特异性，因此它们对疼痛、焦虑或情绪都可以产生疗效。

但是，精神病患者如果因为自杀风险或精神病发作而被强制（以违背其意愿的方式）用药，则不具有对治疗的正面期望——毕竟一开始他们拒绝服药。因此，在强制治疗的情况下，安慰剂效应可能会减弱甚至是负面的，尽管从理论上说，药物和那些自愿服药的人所服用的相同。人们可能会在这种情况下发现患者的症状加重，换句话说，出现了"反安慰剂"效应（反安慰剂 ="我将是有害的"）。

目前尚不清楚这种负面影响是否真的会发生在强制治疗时，这不是一个容易被研究的话题。如果你给予患者安慰剂，那么，至少在荷兰，你有法律义务告诉患者他们服用的是假药丸，而这本身就会降低其有效性。尽管……如果你正确地说，他们服用的是一种"药理学上无效的物质"，但是已有报告显示该物质在病人身上还是具有明显的效果——那么安慰剂的效应就仍然会发生。无论如何，将患有相同程度精神障碍但确实想要服药，并且能够而且愿意参加科学研究的人组成一个对照组绝非易事。此外，在紧急干预的情况下，也很难——即使不是不可能——获得患者参与研究的知情同意。因此，强制治疗不仅会遇到伦理和法律问题，而且我们对其有效性及其可能的负面后果、安慰剂和反安慰剂效应也知之甚少。

4
可塑性和幻肢痛的简单治疗

大脑的可塑性可以产生有益或有害的效应。特里·沃利斯（Terry Wallis，生于 1964 年）在美国遭遇了一场严重车祸后陷于昏迷状态，他的双臂和双腿也瘫痪了。19 年后，他奇迹般地、自发地恢复了知觉。在昏迷的不同阶段的脑扫描检查显示，他的大脑中形成了新的轴突。因此，即使在成人大脑中仍然存在一定程度的可塑性。

然而，大脑皮质的可塑性不仅有利于恢复，而且还解释了这样一种现象：身体的其他部位可以感觉到被截掉的肢体，这种错觉有时会产生痛苦的痉挛。西拉斯·威尔·米切尔（Silas Weir Mitchell）是美国内战时期的一名外科医生，在斯顿普医院（Stump Hospital）工作。他报告说，实际上，所有被截肢的士兵们仍能感觉到他们被截肢的肢体存在，50% 至 80% 的士兵会感到那个截肢的疼痛；在四分之一的病例中疼痛非常严重，以至于扰乱了他们的日常生活。米切尔大夫是第一位将这种现象称为"幻肢痛"的人。

许多截肢者都有一种强烈的、可以移动其幻肢的感觉，他们感觉好像可以向某人挥手告别，或可能去尝试拿起电话。这是由大脑皮层的活动引起的，就像在截肢之前一样，大脑对运动进行了编程，然后向不存在的肢体的方向发送了运动指令，顶叶皮层会像从前一样随时了解这些信号，正是这一点导致了幻肢运动感。

维也纳钢琴演奏家保罗·维特根斯坦（Paul Wittgenstein，1887—1961）是哲学家路德维希·维特根斯坦的哥哥，他在 1913 年成为音乐会钢琴演奏家，但不久后不得不参军。1914 年在波兰他右臂受伤，并在作为战俘被俄国人关押期间，他的右臂被截肢。在西伯利亚待了两年后，他回到维也纳，学会了只用左手演奏，并再次担任音乐会钢琴演奏家。他请著名作曲家谢尔盖·普罗科菲耶夫（Sergei Prokofiev）、本杰明·布里顿（Benjamin Britten）和莫里斯·拉威尔等为自己作曲。当他练习新曲的指法时，他右臂的残肢会有力地移动。他说他选择的指法一定是正确的，因为他能感觉到他的幻肢右手的每根手指。因此，他的幻肢手对他来说根本不是问题。

美国神经学家拉马钱德兰发现了一种大脑皮层的可塑性，这种可塑性通常表现在截肢患者身上。他研究了一位左臂被截肢的人，在他对患者进行神经系统检查时，令他惊讶的是，当他摸到患者的脸时，患者感到他那只幻肢手好像被人摸了一下。系统性研究表明，整个截肢手的感觉都出现在患者左侧面部，那只手曾经痒得让患者绝望，但现在他知道可以通过抓挠左脸颊来减轻痒感。来自手臂皮肤的感觉信息通常通过脊髓和丘脑传输到感觉皮层，在那里我们可以感知疼痛或触觉。在大脑皮质中，手臂的感觉区正好位于面部上方，因此在该患者那里，那些在术前将感觉信息发送到感觉皮层的手臂区的神经纤维与相邻的面部区域建立了新的功能连接。

电生理学实验已经证实了在截肢后的类人猿大脑皮层中确实发生了这种功能变化，后来这种形式的可塑性变化也在其他患者身上得到反复描述：一位患者的手指截肢后，与手指相关的敏感区位于其面部；相反，在一位负责面部感觉的三叉神经受损的患者，其手掌中出现一个感觉敏感区。在另一个病例中，一位足部截肢的患者在阴茎上出现了幻觉，这甚至提高了他的性高潮质量。

相比之下，其他截肢者则感觉他们的幻肢瘫痪了，变成了一块混凝土，或者处于痛苦扭曲位置。这些患者的手臂由于神经从脊髓撕裂而在截肢手术前的几个月就已瘫痪，结果他们的大脑显然已知道向那只手臂发送命令毫无意义，大脑于是停止向其发送指令，甚至在他被截肢后，患者仍会在那里出现已习得的肢体瘫痪感。

拉马钱德兰有一个绝妙的主意，让这些病人用他们的好手臂在镜子前做手臂运动，镜子的放置方式看起来好像是被截肢的手臂也在移动。病人很快开始觉得他们失去的手臂好像找回来了，这样做数周可以使幻肢的痛苦痉挛感消失。有时这种锻炼不仅使疼痛消失，而且使整个幻肢都消失。拉马钱德兰评论说："这是医学史上第一次成功地将幻肢截肢。"

镜像技巧在一项对照试验中也被证明是成功的，现在它被用来帮助更快地解决脑梗死后的瘫痪，并摆脱慢性疼痛，也即大脑已经"习得"的并在最初的疼痛源头消失很久后仍然存在的疼痛。后来证明，幻肢手臂或幻肢腿的想象运动可以与镜像疗法一样有效减轻疼痛，而镜像疗法有时会加重幻肢痛。显然，并非所有这些问题都已得到解决。

关于幻肢痛最流行的理论是基于赫塔·弗洛尔（Herta Flor）的工作，他声称感觉皮层的功能转换越强，幻肢痛的发生就越多。牛津大学的塔玛尔·马金（Tamar Makin）通过功能磁共振成像扫描发现，截肢后大脑皮层有轻微的功能转移，但是无法证实其与幻肢痛的关系。她目前正在寻找残肢和大脑之间的神经疼痛原因。

不管真相是什么，这些对幻肢的观察研究让我们对身心之间的关系有了全新的认识，并已在被称为神经康复学的新学科领域中找到了应用。利用神经系统的可塑性以及受损部分的大脑功能被另一部分大脑接管的可能性，可以促进神经修复。然而，塔玛尔·马金的最新观察提出了大脑皮质相邻区域采纳功能的精确机制问题。此外，除了我们记忆所需的可塑性之外，成人神经系统的可塑性是有限的。事实上，如果大脑的可塑性在所有成人脑区都像一些心理学家希望我们相信的那样强大和广泛，那么严重脑损伤后的恢复就不会那么困难或是常常无法恢复；相反，所有瘫痪的神经疾病患者都会很快康复。然而不幸的是，情况并非如此。

5
眼动脱敏和再处理疗法（EMDR）

创伤后应激障碍的特征是创伤性事件的逼真记忆重现、患者对那些可以想起它的所有东西的回避、负面情绪和过度觉醒（见第六章第 1 节）。聚焦于创伤处理的认知行为疗法是一种有效的治疗创伤后应激障碍的方法，它包括让患者在思想中重新体验创伤，并在家中收听某人讲述所发生事情的录音，据说这可以使患者习惯于他们的创伤记忆，并将他们对创伤的感受转化为更少情感化而更多事实化的信息。然而，再次经历创伤体验对患者和治疗师来说都极为困难，大约三分之一的患者会终止治疗。

大约25年前，美国心理学家弗朗辛·夏皮罗（Francine Shapiro）偶然注意到，在她自发地向左向右移动眼睛后，自己的极度情绪化、不愉快的记忆变得不那么令人不安了。这一偶然发现导致了一种被称为眼动脱敏和再处理疗法的发展。在回忆创伤事件时，患者被要求眼睛跟随治疗师的手指在患者视野中从一侧到另一侧进行移动。最近的一项荟萃分析表明，EMDR与认知行为疗法一样有效，尽管对三分之一的患者来说它根本没效。

对该疗法的机制的研究仍在继续，它支持"工作记忆理论"，该理论认为，如果在提取创伤性记忆时要求患者去执行第二项任务，则那个创伤性记忆会变得不那么令人厌恶，不那么令人不安；这个第二项任务要求是工作记忆，例如用眼睛去追随移动的手指，或去玩电脑游戏，抑或进行心算表演。根据这一理论，当同时执行一项要求很高的任务时，可供唤起某记忆的工作记忆容量较少，因此该记忆变得不那么逼真和情绪化。

工作记忆理论至少可以解释为什么在执行第二项任务中那个不愉快的记忆变得不那么令人厌恶，但有研究表明，即使在完成这种干预很久之后，患者们也发现他们的创伤记忆不再那么令人厌恶了。医生兼上校埃里克·维梅滕（Eric Vermetten）说，这就像你要从硬盘中调回一个Word文档，编辑它，然后再次关闭它。在眼动脱敏和再处理疗法中，很好地利用了一种使我们的记忆变得如此不可靠的机制，每次调用一段记忆，都可以对其进行修补。然而，其永久性效应背后的确切机制仍不清楚。

6
神经康复

医学，唯一一个不断努力去摧毁其存在理由的职业。

——詹姆斯·布莱斯（James Bryce）

　　脑部疾病的风险取决于多种因素，其中之一是在发育过程中建立的认知储备。例如，受过高等教育的患者在多发性硬化症中认知能力下降的风险较低。在会说双语、受过高等教育或音乐教育并且在老年时仍然活跃的人中，认知能力随着年龄增长而降低的可能性也较小（见第十八章第7至8节）。关于脑部疾病，越来越多的可用技术和程序可以帮助提高康复的可能性。这个学科叫神经康复学。

　　运动是对大脑的一种总体性刺激，它对某些衰老症状有效。体育活动计划可以帮助患有多动症的儿童抑制冲动，更快地处理信息并集中注意力。一些精神病患者日益不接受低门槛处方抗抑郁药，而采用包括辅以瑜伽或体育运动的替代疗法去治疗轻度抑郁症正越来越受欢迎。这是正确的，因为抗抑郁药物仅对重度抑郁症有效。此外，抗抑郁药例如丙咪嗪和帕罗西汀对青少年抑郁症并不起作用。事实上，在这个人群中，这些药还增加了自杀风险。

　　多项研究表明，运动对抑郁症有中等强度的正面效应。从文献看，这背后的可能机制包括运动对神经递质、生长调节剂、新神经元和血管的形成以及可塑性的影响。奇怪的是，文献从未提及它们对生物钟的刺激，但运动对生物钟的效应已在动物实验中获得证实：刺激大脑这一特殊结构会抑制应激反应轴的活性，而这恰恰是改善情绪所需要的。如果你参加户外运动，你会通过暴露在阳光下而进一步刺激生物钟。精神病学家布拉姆·巴克（Bram Bakker）是将跑步作为治疗抑郁症方法的重要倡导者。

　　一项对照研究显示，超过16周的高强度体育锻炼确实是一种有效的抗抑郁疗法。每周参加 3 次体育运动的成年人可将患抑郁症的风险降低五分之一，但是运动对青少年没有显示出这种抗抑郁效应。荟萃分析表明，身体锻炼对抑郁症有中度效应（0.56），而对焦虑症的效应很小（0.34）。一项荟萃分析显示，在患有神经系统疾病的成年人中，身体锻炼对抑郁症的症状有很小的正面效应，测量值为 0.28 到 0.23。参加体育运动并不能预防抑郁症，而且这种正面效应往往是短暂的，所以不要指望它会创造奇迹。

音乐已被用于治疗越来越多的脑部疾病（见第十四章第 2 节）。在获得性脑损伤引起的体力活动障碍中，学习弹钢琴显示了有益的效应，而患者都以强烈的积极性和参与性坚持了治疗。在帕金森病中，音乐、唱歌和舞蹈可以改善运动系统功能（见第十九章第 6 节），观看艺术和进行艺术创作都显示了对精神疾病的有益效应（见第九章第 8 节）。跳舞可以改善自闭症儿童的语言工作记忆，而在健康老年人中开展跳舞活动可以改善其认知、触觉功能、运动系统功能，以及对健康的主观感受（见第十八章第 7 节）。在帕金森病患者中，研究人员发现，每周进行 1 小时的舞蹈干预，坚持 10 至 13 周的时间可以提高耐力和平衡感，同时减少运动系统功能紊乱。

在大脑系统功能紊乱的情况下，对受影响的系统进行训练往往能取得良好效果。例如，视觉训练可以改善单侧失明患者眼部肌肉功能，步行锻炼可以减少脊髓损伤患者的痉挛，足部刺激器以及包含一系列锻炼内容的方案可以改善脑梗死患者的机体功能。

许多新的非侵入式物理方法已用于刺激大脑系统。重复经颅磁刺激（rTMS）可有效对抗耳鸣和抑郁症，对大脑皮质的 rTMS 可治疗手部肌张力障碍。经颅直流电刺激（tDCS）已被测试用于治疗脊髓灰质炎患者和脑梗死后的疲劳及睡眠障碍，还可以改善失语症患者的语言能力并减轻慢性疼痛。在体重超标的普拉德 - 威利（Prader-Willi）综合征患者中，tDCS 减少了他们的暴食行为。

与以往一样，人们都是首先大张旗鼓地宣布新疗法的正面效应，而只有到后来才发现新疗法的问题和副作用。对于大脑皮质的经颅磁刺激治疗已造成过癫痫患者、正在服药的抑郁症患者、耳鸣患者、多发性硬化症患者和血液酒精浓度高的患者的癫痫发作。tDCS 通常会引起轻微不适，例如头痛、头晕、瘙痒和恶心，特别是如果将刺激电极放置在耳朵上方以刺激平衡感时。对于老年人进行 rTMS 和 tDCS 治疗时，尤其需要给予特别的关注。

对于某些疾病，心理技术疗法是有效的。训练对信息的处理可以提高老年人的认知能力，在一项对照研究中，基于虚拟现实的康复治疗加速了脑梗死患者瘫痪手臂的功能恢复。耳鸣患者存在着听觉皮层神经元活性亢进，在一项对照实验中，研究者应用了一种被称为声学协调复位神经调节的去同步化技术，使得患者的耳鸣显著减少；而一种认知行为疗法，即对患者采用助听器和噪声发生器去进行的习惯疗法，对患者也取得了良好疗效。针灸和抗抑郁药也被证明对耳鸣有效，而目前科研人员正在研究采用 tDCS 治疗耳鸣。

脑机交互领域正在快速发展。现在有一种设备可以将视觉信息转换成音乐信息，帮助盲人去辨别方向。借助于植入大脑皮质的大量电极去记录脑电活动，截瘫患者可以通过思维的力量去学习移动自己的假臂或操作计算机。目前，科研人员还在研发柔性脑电极，这种电极的耐受性更好，使用时间也更长，从而有可能实现人机的长期交互作用。

思考我们的大脑和我们自己

第二十一章
对于我们大脑的思考的变化

1
目的论：我们生命的"目的"

生命的奥秘尚未被破译，我担心在地球上出现的最后那批哺乳类动物能够解释这个烦人的奥秘之前，我们的太阳都变冷了。

——拉蒙·卡哈尔

在哲学中，目的论是去寻找事物背后的目的。在犹太教 - 基督教神学中，上帝——或与上帝生活在一起并遵循他的规则——被视为最终的"高尚目标"。在我看来，信仰和科学应该始终被小心地分开，这种目的论的解释在科学中没有立足之地。具有科学论据的假设是，生命起源于 41 亿年前，在海底热泉周围的多孔岩石中，也即海床上的"黑烟囱"附近。

来自外太空的彗星有可能对地球上的生命构筑材料做出过贡献。2015 年，欧洲彗星着陆器菲莱（Philae）在 67P 彗星中发现了 16 种有机物，它们在氨基酸、糖类和核碱基的形成中发挥关键作用，但目前尚不清楚这些无生命的物质转变为有生命的物质的确切方式。

接下来，通过分子之间的自组织和竞争，首先出现了 RNA 世界，然后是 DNA 世界。大约 15 亿年前，第一个多细胞生物出现了。生命是通过偶然的突变以及通过选择最适合环境的有机体的变化而进化的。如果生命确实是偶然出现的，那么除了确保将我们的 DNA 和知识传递给我们的下一代之外，没有任何"史高的目的"或"意义"可以归之于它。人类个体和人类物种在环境中的生存得益于以下事实：在进化过程中，食物的获取和繁殖行为与通过伏隔核释放多巴胺而获得奖赏感相互耦合，这是一种愉悦感。如果我们看一下地球上人口数量的迅速增加，以及肥胖症的迅速增加，我们就不得不做出这样的结论：这种机制是如此有效，以至于它现在都在和我们作对了。

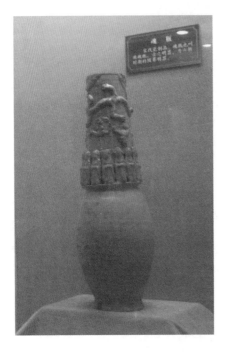

图 133

一个魂瓶。根据相关人员的身份，这些花瓶样的魂瓶通常描绘有丰富的人物、动物或建筑物的图案，然后被放置在死者的坟墓中，并与一些水果放在一起。根据大都会艺术博物馆的解说词，魂瓶所伴随的希望是，让灵魂最终在花瓶中安顿下来。这件中国宋代的魂瓶目前陈列在中国杭州西边的灵隐寺（灵魂休憩的寺庙）博物馆中。

我们的生命没有"更高"的使命，因此必须设法赋予我们的生命以意义和目的。饮食、性交这类基本生命过程在现代人类中得到升华，至少部分是通过工作、伴侣、家庭、爱好、科学和艺术而实现的。这种升华也能给我们带来快乐，同样是通过伏隔核释放多巴胺。总体来说，我们很擅长通过这些方式来维持我们的生命有意义的错觉。

正如我们所看到的，在抑郁症中，这种机制无法很好地发挥作用。罹患抑郁症的个体伴有快感缺失症状，他们找不到任何美丽的、有趣的或令人愉快的东西，因此觉得生活对他们来说不再具有任何意义。这种情形的原因似乎是过度活跃的应激系统抑制了奖赏系统的伏隔核，而伏隔核越小则实施自杀的可能性就越大。抑郁的个体往往不再能显示生命的首要特征，也即努力活下去，而是可能决定自杀。虽然看似有些讽刺的意味，但是一个不可避免的结论确实是：只有那些抑郁的人才是发现了生命没有意义的真相的人。快感缺失者的确会自杀的风险清楚地表明，如果我们想要正常地发挥良好功能去存活，生命具有意义的错觉是多么的重要。

对于采用药物未见良好疗效的抑郁症患者，有时对前扣带回皮层的深部脑电刺激可以是一种有用的疗法。马杰·舍默（Maartje Schermer）描述过一位患者，她因为药物无法治疗的强迫症而接受了深部脑电刺激治疗。她的强迫症的症状并没有改善，但是她在深部脑电刺激过程中感到非常高兴。因此，未来可能不仅可以通过深部脑电刺激来治疗抑郁症，甚至可以去按需增加一个人的幸福感。非常值得怀疑的是，医学科学是否应该在这方面进行尝试，目前还没有比采用自然的方式去体验幸福更好的方法。

2
思想和灵魂

你不能在心智上做切口，你也不能拍摄它。

——J. 德克森教授博士（2001 年）

人类的思想不可能会和身体一起被完全摧毁，思想中的某些东西是永恒的。

——斯宾诺莎

区分"心灵"和"灵魂"这两个概念很重要，即使是斯宾诺莎在他的《论人类理解力的提高》中也经常互换使用这两个概念。我对"思想"或"心智"与"灵魂"的区分是，前者即800亿到1000亿个神经元的活动，而后者是据说可以在死亡后幸存的非物质，我相信后者是一种错觉。在许多魂瓶或中国的灵魂花瓶中，就像在一个葡萄酒瓶中那样，你不太可能找到一个灵魂。在思想中，

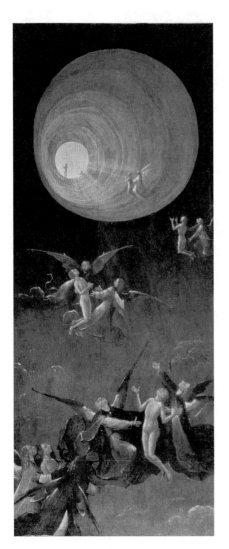

图 134

《祝福之升》，四联画《来世之景》的其中一幅，也有可能是某个以末日审判为题材的三联画中的一幅，收藏于意大利威尼斯总督府中，由耶罗尼穆斯·博斯绘制。这幅画向我们展示了濒死体验的典型特征之一，即眼前出现一条尽头有光的隧道，好似通往天堂的道路。之所以会产生这种现象，是因为眼球供血不足时，人会逐渐丧失周边视觉。此时，人的视野中心依旧明亮，视野外围逐渐变暗，就好像看到一条尽头有光的隧道。在离心机中接受训练的战斗机飞行员也会因为眼球供血不足而看到这样的隧道。在隧道中看到的景象取决于记忆中储存的内容。

也即在工作着的大脑中，你其实可以去做切口，而且毫无疑问大脑会和身体一起受损，所以我无法同意上面引用的德克森或斯宾诺莎的观点。

这并不是说宗教体验不存在。如果在幼儿大脑发育过程中，环境将宗教或灵性的观念编程入孩子的大脑，那么强大的宗教和／或精神体验可以通过局部大脑活性而产生。你可以通过祈祷或冥想来学习拥有它们，但这种体验也可以是由颞叶的瘢痕或肿瘤自发引起的癫痫活动的结果。

幻觉和做梦同样是由局部大脑活动引起的，甚至濒死体验也可以被充分地解释为在心脏病发作或严重应激期间大脑因缺氧而产生的幻觉。濒死体验是经常被报道的真实的体验，它们可能会塑造我们关于死后会发生什么以及天堂是什么样子的想法。在报告这种经历的人中，90% 的人有过强烈的喜悦感，80% 的人有过离开身体的印象，78% 的人有置身于时间之外的感觉。

濒死体验中的非凡幸福感使得大脑研究者史蒂文·劳瑞斯（Steven Laureys，生于 1968 年）说："死亡是生命中最美好的事情。"但是神经病学对于濒死体验的所有组成部分都给出了很好的解释，包括从身体中生起的感觉，过去的生活闪回的感觉，以及再次见到已经去世的朋友的感觉。将这种体验解释为对来世的短暂访问，或者因此认为我们拥有永恒的、不朽的灵魂，都是没有科学依据的。

3
思想是物质的（客观的）

所有的精神过程，即使是最复杂的心理过程，都源于大脑的运作。

——埃里克·R. 坎德尔（Eric R. Kandel）

自笛卡尔以来，哲学家就一直在与二元论缠斗。物质的 / 客观的事物，尤其是那些神经元处理的最后阶段的事物是如何转化为完全不同性质的事物，也即转化为非物质的 / 主观的思想（心灵）体验的呢？物质的过程是如何影响这些主观的过程的呢？对于这些问题已经出现了大量关于"心灵哲学"的著述。脑研究采用的阐释方法则是，思想并不是非物质的 / 主观的，而是物质的 / 客观的。心智是我们 800 亿到 1000 亿个脑细胞的活动，它们的神经递质会引起突触的改变，从而导致大脑其他区域脑细胞活性的改变。大脑通过自主神

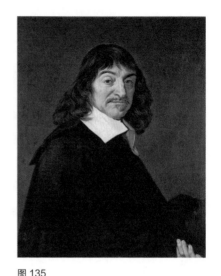

图 135

弗兰斯·哈尔斯（Frans Hals）所作的《勒内·笛卡尔》（1648 年）。

经系统活动调节我们的身体机能，通过运动皮质和下丘脑释放的激素调节我们的行为。从解剖学角度来看，心灵是我们在进化过程中在调节我们基本身体机能所需的脑组织之上获得的"额外"脑组织的产物。因此，不仅老鼠的思维比我们少，大象或鲸鱼的大脑也是如此——因为尽管它们的大脑比我们的大，但是它们有更大的身体需要去调节和运作。

大脑功能或精神状态，例如看见、疼痛、愉悦和幸福，或红色体验的结果不是非物质的 / 主观的，因为它们完全依赖于神经递质释放的变化以及它们对专门处理这些类型信息的脑区中神经元活性的效应。眼睛视网膜中的感光细胞被称为视锥细胞，对不同波长的光有反应。"颜色"在视锥细胞的电活动中编码，并在大脑皮质的专门脑区 V4 区进行解码，使我们能够看到颜色（图 65）。我们之所以会看到黄颜色，是因为 V4 皮质细胞通过确定不同类型视锥细胞的相对活性而破译了该代码。

大脑的各种活动的基础总是由神经元活性改变以及神经元与其他专门功能脑区的交流组成。我们认为的定性体验实际上是这种大脑活动。通过内省，个

人的精神状态可以用语言表达，但内省和语言的基础"仅仅是"神经元活动，因此是物质的。

从所有关于我们意识的临床数据和实验观察来看，很显然自我意识和环境意识的个人体验是神经元网络的活动，网络由许多功能相关的脑区组成，例如丘脑和新皮质。"意识体验"不是物质大脑系统产生的东西，它本身就是神经元网络的活动。通过将这种活动与存储信息的神经元网络相结合，就可以产生回顾能力。同样地，奥利弗·萨克斯在《感激》（*Gratitude*，2015）一书中写道，他把难问题解决得有点太简单了："我不得不说，我并没有被心智这个'难题'所困扰——事实上，我根本不认为它是一个问题。"

大脑存储的信息，也即我们的记忆被放置在专门脑区的突触上。通过电生理学的方法可以证明，颞叶中有的脑细胞只对一个特定的人起反应。内嗅皮质、海马体和杏仁核的损伤会将回想的时间限制在 30 秒左右。在文献中有一位被称为 H. M. 的患者，医生为了治愈其癫痫症，切除了他的双侧包括杏仁核和部分海马体在内的颞极。他的记忆停在了手术那一刻。手术后的 H. M. 再也不能将信息从短期记忆转移到长期记忆中。结果，每当研究他的心理学家苏珊·柯金（Suzanne Corkin，生于 1937 年）在离开他几分钟后回到他的房间时，他表现得就好像他们从未见过面一样。

现代神经科学技术使我们能够彻底"祛魅"（马克斯·韦伯创造的术语）大脑和思想之间曾经神秘的关系。我们可以客观地测量大脑的运作，例如通过使用电极、高效液相色谱（HPLC）、分子技术、显微镜、功能核磁共振成像（fMRI）以及其他类型的扫描，以及通过行为学观察。可以说，越来越准确的大脑扫描技术开始让我们能够解读一个人的想法。首先通过向一位在接受功能脑扫描的个体展示许多物体，并分析其所伴随的大脑活动模式，以此训练一个计算机程序；然后就可以从大脑的活动模式中看出一个人是在看剪刀、瓶子还是汽车。因此，我们现在可以说出一个人正在看 120 张图片中的哪一张，甚至能说出他在想着哪个物体。我们已经可以用 60% 的准确率去分辨出一个人梦中的三个主题之一：汽车、男人或女人。在荷兰马斯特里赫特大学，一台检测大脑皮质活动的强大扫描仪可以相当准确地看出一个人正在想的字母是字母表中的哪一个。

作为总结，这里还有一个例子进一步支持了思想是物质的观点：25 岁的马特·纳格尔（Matt Nagle，1979—2007）在一场打架中脖子被刺伤，之后他四肢瘫痪，也即完全瘫痪了。研究人员将一块 16 平方毫米的正方 96 孔电极板植入他的运动皮质，电极被连接到处理运动皮质电活动的计算机上，然后，再将这些计算机连接到他的个人电脑上，于是，来自他的大脑运动神经元的电活动使他能够仅用"想"就能控制计算机鼠标。他在几分钟内就学会了通过去想他需要按照他希望光标在屏幕上移动的方式移动他的手而学会了去移动鼠标，能够做到在屏幕上画画、查看电子邮件、玩电脑游戏，甚至打开和关闭假手的拳头。

这个例子表明，思想的神经生物学相关性可以通过电极记录并转化为运动行为。神经科学中的这类实验表明，大脑和心灵都是物质的，而二元论这个被认为很棘手的问题实际上并不存在。我们需要用"大脑一元论"取代笛卡尔关于我们的大脑是如何工作的二元论观点。

然而，基于对个别细胞的研究来预测行为是困难的，或者因为在复杂的大脑中产生了涌现的特性，致使这种基于对个别细胞的研究来预测行为是不可能的。你无法通过观察一辆汽车来预测交通问题，也无法采用一只白蚁的数据来预测当白蚁群大到足够建造白蚁丘时，白蚁丘将被如何建造。你无法根据一个细胞预测大脑的功能，也无法根据一个大脑来预测社会的功能。正如物理学家和诺贝尔奖获得者菲利普·W. 安德森（Philip W. Anderson）在 1972 年所说的那样，"元素增加后情形将会不同"。这是还原论的局限性。但是，即使涌现的特性出现了，也没有什么神秘的事情发生。这个系统从相对简单过渡到不同的、复杂的组织层次，但它仍然"仅仅"是大脑活动。

4
无意识地做出反应和有意识地提前思考

哲学家丹尼尔·丹尼特最近说，我们对自己的认识远远超过动物们对自己的认识。他怎么能知道？

——弗兰斯·德瓦尔，2014 年

在进化过程中，我们人类获得了超出调节我们基本身体机能所必需的额外脑组织，我们用这些额外的脑组织来进行思考。我们会迅速、自动和无意识地做出反应，或者——在陌生或困难的情境中——通过有意识地、缓慢地提前思考而做出反应。为了能够学习新东西，比如开车，我们首先需要有意识地思考它，这是一个缓慢的过程，一开始我们总是对我们需要快速连续做的所有事情感到困惑；但是一旦我们有了一些开车经验，我们就会在驾驶时无意识地以极快的速度评估交通状况，从而避免潜在的致命情形。许多任务在如果我们有意识地思考而执行时反而表现变差。

然而，清醒的意识确实给了我们学习新事物和思考事物的能力，不仅仅是关于我们下次如何做得更好，而且是对关于未来的思考。人们曾经认为人类是唯一拥有未来概念的物种，但对类人猿的研究表明，它们也有这种能力，就像它们拥有义化和使用工具一样。

在任何意义上我们人类都不是独一无二的，但在很多事情上我们可以做得比其他物种更好。野生黑猩猩会像我们一样做超前思考，例如它们会选择一些工具供今后去使用。在德国莱比锡马克斯·普朗克研究所工作的荷兰灵长类动物学家卡琳·詹玛特（Karline Janmaat）跟踪研究了在科特迪瓦原始森林中漫游的黑猩猩。它们为了自己喜欢的又软又好吃的无花果，会抢在竞争对手们起床前很早就起床。有时它们不得不步行 5 公里到那棵结着好果子的树去，但它们起得足够早，这使得它们开始吃早餐的时间就好像是它们就在睡觉地方附近吃早餐似的。因此，在它们的计划中，它们清楚地考虑了早餐的时间、地点和类型。对未来进行展望的进化优势是显而易见的：这可以吃到更多、更好的食物。它们在去吃那些随处可见的难吃而坚硬的水果早餐之前是会在树巢中多睡一会儿的。

这些黑猩猩们会提前考虑自己的早餐，因此它们一定持有对未来的概念，而在猿类中还有其他的提前做计划的例子。一只名叫桑蒂诺（Santino）的黑猩猩会在动物园开门之前很久就从壕沟里收集一些石头并将它们藏在水边。当几小时后游客们聚集到它的围栏前时，它变得愤怒并向游客们扔石头。另一个例子是，一只雄性红毛猩猩在睡觉前会在森林里叫唤，通过它叫唤的方向而告诉雌性红毛猩猩们自己第二天要去的方向。

猿类在它们的社会中拥有道德规则，也拥有对未来的概念。在大量研究表明其他灵长类动物与人类是多么接近之后，一个似乎合乎逻辑的事件发生了：2014 年 12 月，布宜诺斯艾利斯的一家法院裁定，一只 25 岁的红毛猩猩不是一个"东西"，而是一个"非人类的人"，因此它已被非法囚禁在动物园 20 年了。人们不得不释放它，并将它带到巴西的一个保留地去。人们可能应思考这一判决将会对监禁人类产生什么样的影响。

第二十二章
永远活跃的大脑

大脑是一个奇妙的器官：它从你早上起床的那一刻起开始工作，直到你到达办公室后才停止。

——罗伯特·弗罗斯特

1
"静息态"大脑

静息态

大脑并非只有在执行任务时才会变得活跃，它一直是活跃的。然而，你经常会听到有人说我们只使用了我们10%的大脑，而且即便如此我们也只是在阅读、运动、思考、说话或倾听时才会用到大脑。尽管有些人确实会给人留下这种只用了这么一点大脑的印象，但这是一种固化的误解，而那些美丽的功能性大脑扫描图像也强化了这种误解，也即当我们执行一项任务时，大脑皮质中只有一个特定的脑区会亮起。

在现实中，无论是白天还是晚上，以及在没有执行任务和没有外部刺激时，大脑都一直非常活跃。事实上，大

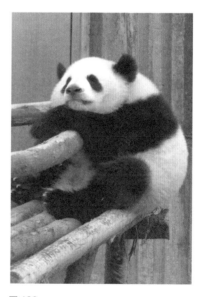

图 136

即使在静息状态下大脑也非常活跃。

脑"静息态"的代谢活性大约是大脑以最大能力运作时的95%。一旦你知道在给定任务期间大脑扫描是如何产生只有一个脑区"亮起"的机制，那么就会清楚地了解那种认为我们只使用了一小部分大脑的看法事实上是一种误解。首先，研究者让被扫描的个体将注意力集中在某个特定点上，然后扫描测量没有给大脑任何任务的情况下，也即所谓的静息态大脑活动；接着，这个被试者被要求看一些单词，脑扫描过程并无明显不同。但是，如果你从任务期间（看单词）显示的脑活性减去第一次静息态脑扫描显示的活性，剩下的就是大脑后部，也即初级视觉皮质或V1区中的一小部分额外脑活性了。

"静息态"是一个用于描述没有任务时大脑的内在活性的误导性术语，因为大脑永远不会处于休息状态。事实上，大脑在休息时的活动反映了"自我"，它是在我们的遗传背景和发育过程中发生过的所有过程双重影响下形成的。因此，大脑和行为的许多问题都反映在静息态中。针对双胞胎大脑静息态的磁共振成像研究显示，集中在杏仁核的异常连接与抑郁症风险相关。基因和环境都在大脑静息态活性中扮演了角色，例如，在具有攻击性的年轻罪犯中发现，右内侧前额叶——尾状核回路——在静息态大脑中不能正常运作，而这是他们早期发育过程中出现的异常。

大脑的静息状态就好比一辆汽车在加速其引擎但却保持静止的状况。大脑

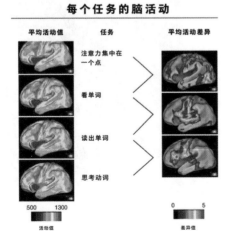

图137

乍一看，大脑（左列）在静息状态（注意力集中在一个点）和执行诸如看单词、读出单词或思考动词等任务时的脑活动在功能扫描之间没有差异。只有当两个任务的扫描值相减时（右列），我们才能看到不同大脑区域活动的微小差异。

的这种状态决定了它对外部刺激的反应方式，因此可以被用于预测心理过程和行为，这一事实最近已获得临床应用。借助静息态大脑功能核磁共振扫描，有可能以超过 80% 的灵敏度和特异性来预测抑郁症患者是否会对电休克疗法产生反应。

默认网络

在静息状态下，有一组大脑结构的活性显得特别高，它们是大脑默认网络，也称为默认模式网络或无任务网络。默认网络的活性可以在没有给被试者任务时通过大脑功能核磁共振扫描而确定。默认网络被认为与内省、我们的"自我"、心智理论、白日梦以及我们自发的思维流等境况相对应，但它也与创造力相关。它涉及从长期记忆中唤起自传式回忆，并涉及为未来制订计划。

默认网络不使用外部信息源（感知），而是使用内部（概念）源来思考和寻找问题解决方案。看上去似乎当大脑向内看并"中立"地思考时会额外使用对于人类来说最典型的大脑区域。这个网络的发现是偶然的，在早期的功能性脑扫描中，它被认为是一种实验人为现象。

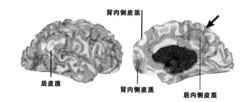

图 138

默认网络：功能上紧密相连的大脑结构，当没有任务执行并且思想在自由发挥时会变得更加活跃。

当大脑处于静息状态时，默认网络会参与内视功能，并且比起执行外部任务时更加活跃。默认网络由大脑额叶和顶叶的许多脑区组成，这些脑区在没有任务的情况下具有大量的功能连接。这些脑区在解剖学上相距很远，它们主要通过长长的白质纤维束相互沟通。通过确定执行被动任务（例如注视一个点）时的功能核磁共振成像扫描而显示的大脑活动与允许思想游离时所扫描的大脑活动之间的差异，可以显现默认网络。

当你听到自己的名字时，你的默认网络中所发生的反应活动与你听到别人名字时所发生的反应活动不同，由此产生的"自我"使得有意识的体验成为可能。下面这个实验支持了这个结论：向一位接受功能磁共振成像扫描的著名歌手播放她自己演唱的和由另一位歌手演唱的莫扎特的咏叹调，其大脑活动的差异表明，皮质中线结构参与了自我意识——在这个例子中取决于歌手对自己身份的辨识。被其自我身份激活的脑区包括眶内侧前额叶皮质、背内侧前额叶皮质和前扣带回皮质，这些脑区在没有外部任务的情况下也非常活跃。

以虚无式妄想为特征的奇怪的科塔尔综合征（Cotard syndrome）也表明了大脑中线结构对自我意识的重要性。一位男性患者试图通过将电热水壶扔进浴缸中去自杀，他产生了自己的大脑已死的妄想，尽管正如他自己所说他的思想还在工作，他的情感已完全迟钝。患有这种综合征的人可能不仅认为他们自己已死，而且认为自己不存在。这种综合征可以通过多种方式表现出来。一位女性患者说，她没有大脑、神经或肠道；她觉得自己只是皮肤加骨头；另一些患者感觉自己的某些器官缺失，或正在腐烂；一位年轻的女患者说她没有子宫也没有牙齿，并觉得自己已死；而在接受电休克治疗后她从这个噩梦中走出。在上述那位科塔尔综合征男性患者那里，PET 扫描显示其默认网络活性显著减少。因此，大脑中线结构似乎主要与自我意识有关，而额叶和顶叶外侧大脑皮层似乎主要与外界意识有关。

其他伴随对自我的负面情绪的精神疾病例如成瘾、精神病态、人格障碍、抑郁症和精神分裂症等，似乎也伴随着默认网络的相应改变。一位精神分裂症患者说，她并没有决定自杀，是其他人做的：一股来自外部的力量逼得她走投无路；她有一种自己已经不存在的感觉，感到一种强烈的空虚。当她试图自杀时，她一直是从另一个人的角度看她自己的。

在人格解体症中，自我意识也会消失，这可能发生在个体经历极端危险、严重焦虑、吸毒或虐待儿童时，但这需要一定的素质。有些人比其他人更容易产生人格解体反应，他们感到与他们的自我及身体分离；他们完全没有情感，也不会做出情感反应；他们可以认为自己已死，进入梦幻般的状态，体验着不真实的环境，这种现象被称为"现实感丧失"。有些人可能会多年保持这种状态，患者的腹外侧前额叶皮质活性降低，正如科塔尔综合征所显示的那样，这可能解释了自我意识降低；但人格解体症患者脑中处理来自身体器官信息的前岛叶皮质活性也较低，这或许可以解释为什么他们对身体的体验是"奇怪的"或"不是我自己的"。

阿尔茨海默病也会夺走"自我"，此外患者通常不会意识到自己的疾病。因此，值得注意的是阿尔茨海默病蛋白，也即 β - 淀粉样蛋白的积累往往首先发生在默认网络中，而在这种积累过程中"自我"会逐渐消失。

深部脑电刺激可以导致人格改变，例如音乐品位的突然转变（见第十三章第 1 节），并产生疏离感。一位患者说："自从手术后，我不再觉得自己是同一个人。"因此，对那些报告了这种治疗反应的患者，去检查其默认网络的变化应该是有意义的。

2
身体意象障碍

在发育过程中，我们身体的图像被放置在大脑结构中。如果这个过程出错，自我意识就会受到干扰，例如会认为身体的一部分不属于自己（这种情况称为身体完整性认同障碍或 B2D）。正如我在其他书中所描述过的那样，患有这种疾病的人从小就有一种感觉，他们身体的一部分不属于自己，他们无论如何都希望切除它，即使它的功能完好。这自然使外科医生进退两难。18 世纪晚期，一位在法国的英国人用枪指着一名外科医生，强迫医生对他的一条健康腿进行截肢。回到家后，他寄给外科医生 250 畿尼（英国金币）和一封感谢信。

苏格兰外科医生罗伯特·史密斯连续对一些 B2D 患者进行了截肢手术。但在 2000 年，英国当局强迫他停止了这种手术。B2D 患者的截肢愿望通常涉及左小腿或左小臂。鉴于大脑功能的交叉，有趣的发现是，B2D 患者截肢欲望的强度与其右顶叶脑区大小之间存在负相关（Hilti 等人，2013 年论文）。研究表明，如果大脑对身体的映射与身体的实际结构不一致，就会导致对没有在映射图上正确显示的身体部位的过度敏感，这反过来又会产生一种永久性警报感。

您可以在这里与变性者（也即易性癖）的情形做个比较，变性者觉得自己的阴茎或乳房不属于自己，并愿意竭尽全力去除这些身体部位。在变性者中发现，大脑中基于性别的差异被逆转了，尽管还需要进一步研究来确定这些大脑的相关性中哪些是原因，哪些是结果，但我们已经可以得出结论：不久之前还被简单地斥责为"疯狂"的症候群其实存在着大脑物质基础。然而，实践上的不同之处在于，变性者现在已被医学接受，并可以通过手术来调整身体以适应个体的自我意识，而 B2D 还不是这种情况。

对自己和他人的面部和身体的感知也可能发生紊乱，这种情况被称为视物变形症。弗朗西斯·培根（Francis Bacon，1909—1992）是一位爱尔兰画家，在他的肖像画中，人物的脸和身体都严重变形。因此他的画也往往令人恐惧，

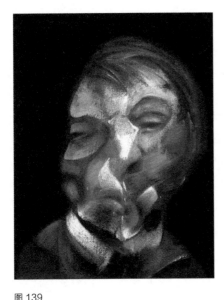

图 139

弗朗西斯·培根，《自画像》（大约作于 1971 年）。

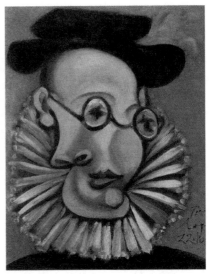

图 140

巴勃罗·毕加索，《海梅·萨巴特斯作为贵族的肖像 》（ Portrait of Jaime Sabartes as Grandee，1939 ）。

并引起视觉冲击，因为它们完全颠覆了大脑对正常身体图像的期望。艺术评论家们经常以激烈的方式对这些画做出反应，使用的词汇有"邪恶的、作呕的、恶魔般的、狂乱的或怪异的"，等等，把它们与地狱的异象以及噩梦相类比。玛格丽特·撒切尔夫人对他的作品有着毫不含糊的看法，她称作者是"那位画那些可怕的画的人"。

有些人认为培根"以表现主义的方式"描绘了他的主题的情感状态，但是培根自己声称他总是试图创造一个完美的写实形象，尽管在他绘画时那个形象在不断地变化。根据阿维诺姆·B. 赛峰（Avinoam B. Safran）在 2014 年的说法，弗朗西斯·培根患有一种罕见的疾病，即图形视物变形症或中枢性视物变形症，这会导致视觉感知的逐步扭曲。在采访中，培根确实说他对面孔的感知一直在变，当他将注意力集中在他的模特身上时，这种效应的严重性和独特性在逐渐增加。他还说，他试图在他的画中捕捉到他在模特脸上看到的动作；而当他看房子、汽车或椅子等东西时，这些扭曲并没有发生，因此它们确实是在大脑的不同脑区进行处理的。

根据泽基（Zeki）和伊希祖（Ishizu）的研究，面部和身体识别是由基因决定的，而对事物的识别则不然。不能识别面孔和身体是大脑发育过程中出现的功能紊乱，它部分归因于基因，并会影响大脑结构，今后也无法改变；对事物的识别则随着时代而变化，需要去学习，并且不太可能受到大脑发育障碍的影响。

顶枕叶肿瘤可以引起视物变形症这种知觉障碍。但是在培根的例子中，人们普遍认为那是他小时候受到父亲殴打造成的脑损伤的后果。培根年轻时也曾患过严重的哮喘病，常常一连几天躺在床上气喘吁吁，脸色发青，这样的缺氧攻击会导致脑损伤。

培根和其他患有视物变形症的人一样，对毕加索有一种亲切感；但是毕加索是同时从不同的角度描绘面孔的，据我所知，没有人认为毕加索患有这种感知障碍。

3

幻觉和做梦

做梦是大脑的休闲活动。

——罗伯特·莱姆克

大脑将信息存储在局部，也即信息输入和处理的脑区。如果你想调用这个记忆，它就被送入清醒的思考，但同样的信息也会在无意识中以幻觉或梦境的形式出现。

脑区受到刺激引起的幻觉

颞叶有癫痫病灶的患者可能会产生令人印象深刻的狂喜体验，他们有时确信自己与上帝或其他宗教人物有着直接的交流。一名患者在癫痫发作时看到一束亮光和一位看起来像耶稣的人，在他的颞叶肿瘤被切除后——这是他癫痫发作的原因——那种欣喜若狂的体验以及与耶稣的直接交流就消失了。

许多历史人物都可能曾经患有这种罕见类型的癫痫症，包括使徒保罗，当他还在用希伯来语名字扫罗时，他曾前往大马士革去迫害早期的基督徒。圣女贞德、文森特·凡·高和陀思妥耶夫斯基也表现出患有颞叶癫痫的所有迹象。根据现有的关于先知穆罕默德的信息，他似乎患过癫痫症并伴有狂喜体验。我们不得不假设他已经一直在思考《古兰经》的文本有段时间了，但是当文字和图像出现在幻觉中时，确实会有一种它们是来自外部的印象，在穆罕默德的例子中，它们来自大天使加百列。

狂喜的经历总是和当地的神的形象相嫁接。在海地，颞叶癫痫被解释为被死者的灵魂附体和一种伏都教（voodoo，海地等加勒比海岛国的民间宗教）诅咒。如果一位在无神论环境中长大的个体罹患了颞叶癫痫，其幻觉的内容将是非宗教的。有一位 30 岁的男性突然开始时不时地体验到和他在青少年时期尝试神奇蘑菇和其他成瘾药物时的相同经历，这会带给他各种愉快回忆，他很享受它们——直到他突然癫痫大发作，结果发现他的颞叶长了个大肿瘤。手术切除这个肿瘤后，那种过去的愉快体验就再也没有自动浮现过。

不同脑区的刺激会产生不同幻觉。作曲家乔治·格什温（George Gershwin）认为他能闻到橡胶燃烧的味道，结果发现，他的嗅觉系统的钩部有一个肿瘤，最终导致他死亡。一位 40 岁的女性的岛叶皮层有癫痫病灶，在癫痫发作期间达到性高潮。因此，大脑区域受到刺激时出现的幻觉和体验类型取决于相关脑区的位置与功能，以及在那里处理和存储的生活信息。

缺乏输入导致的幻觉

如果大脑结构接收到的信息太少，它们可能会开始自行产生信息，这些信息显得像是通过感官而从外部传入大脑。一位失聪的老人日夜听到荷兰国歌，还有圣诞颂歌、圣歌，偶尔还会听到儿歌，有时他会和它们一起唱，这种幻听是耳鸣的一种形式。

类似的现象也出现于邦纳症候群中，该疾病影响着视力下降的老年人。在黄昏和宁静的环境中，他们可能会突然看到色彩斑斓的景象，通常是自己认识的身着漂亮衣服的人。

同样的现象有时也会出现在记忆力衰退的情况下，例如在科尔萨科夫综合征中，这是一种由于酗酒导致的维生素 B_1 缺乏而引起的痴呆症。患者的大脑会出现被称为"虚构"的错误记忆，都是从未发生过的事件。截肢后的幻肢感觉似乎也基于同样的原理：由于缺少来自缺失的肢体的正常信息，大脑"发明"了缺失的手臂或腿的存在。在精神分裂症中，大脑皮质区域的输入减少了，因此伴随该病的幻觉可能是由相同的机制所引起。

但是，即使大脑和感官功能正常，如果缺乏信息输入，个体仍然可以产生幻觉。遭受着孤独和缺氧的登山者有时会有强烈的幻觉体验，例如突然觉得有人在他们身边，这可能伴随着极大的焦虑。幻觉通常是濒死体验的一个特征：

有些人报告说听到了声音，或看到其他人或他们自己的身体。水手们，如果长时间保持寂静并在海上漂浮，可能会突然看到地平线上出现一座城市，即使卫星地图显示那里除了海水，其他啥都没有。

生活在公元一世纪的隐士圣安东尼（Saint Anthony）放弃了继承的财富，以换取在沙漠中孤独生活。在他与世隔绝期间，他受到了魔鬼的拜访以考验他信仰的坚定性，他的这个经历听起来也像是由于缺乏信息输入而引起的幻觉。耶罗尼穆斯·博斯发挥丰富的想象力将安东尼所经受的诱惑描绘成怪物、幻想动物和女性形象。

因此，有趣的是，在两位世界级宗教领袖获得宗教启示之前，都有一段在山中度过的孤独日子。我们在《圣经》中读到，摩西在西奈山上"四十昼夜与主同在，没吃面包也没喝水"，我觉得这是很长一段时间，但他在此期间接受了《十诫》；在穆罕默德的例子中，孤独和癫痫症可能都起到一定的作用，当他孤独地待在希拉山中时，他看到了天使长加百列。他们两位的经历都伴随着看到光和听到声音，以及恐惧，正如登山者所描述的那样。

在极度的孤独中，大脑产生了它早先想过的并储存起来的东西，它们确实可以是一种新的宗教信念。

梦

他们承诺了梦想可以成真——但忘了提及噩梦也是梦。

——奥斯卡·王尔德

在睡眠和做梦时，我们具有典型的精神病和神经病患者的特征。我们像精神病患者一样产生幻觉，高级视觉中枢被激活；我们在一个日常生活规则和物理学定律都不再适用的世界里经历着最奇异的事。梦境通常都带有情感，并可以相当充满攻击性，而果然在这种情况下我们的攻击行为的中枢——杏仁核，是激活的。我们在做梦时编造故事，就像科尔萨科夫综合征患者在胡说八道，用从未发生过的事件填补记忆中的漏洞。然后，几分钟后，我们忘记了梦中发生的一切，就好像我们得了阿尔茨海默病。在做梦时，我们的肌肉会放松，就像猝倒性发作性睡病患者在白天时发生的那样，患有这种睡眠障碍的人在情感发生改变时肌肉就会失去所有的张力——这在做梦时是好的。如果肌张力不变，我们就可能会把梦境付诸实践，那可能仅仅导致梦游，但我们都知道有人会在睡梦中杀人。

说起梦的内容，我们再次需要先将其构筑模块储存在脑中，然后它们才能

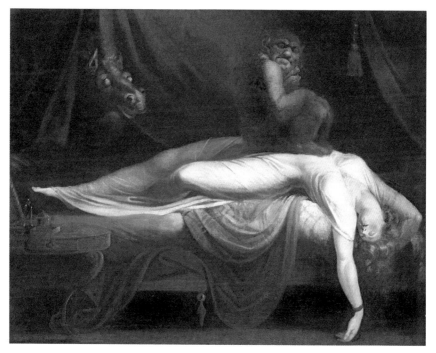

图 141

约翰·海因里希·福斯利（Johann Heinrich Füssli），《梦魇》（1781 年）。这位女子正在经历一个逼真而可怕的梦境，看起来她已失去了所有的肌肉张力。这种"睡眠麻痹"发生在一种睡眠疾病即发作性睡病的患者入睡或醒来时，被称为猝倒症。这可以非常可怕，因为患者是清醒的，但突然意识到自己完全瘫痪。原因在于下丘脑中产生食欲素的神经元缺乏，这可能是自身免疫过程的结果。

在梦中奇迹般地重现。这可以通过考试梦和盲人的梦来说明。2014年2月，我应我以前就读的中学阿姆斯特丹学园中学的邀请参加了一个关于自由意志的座谈会，为孩子们的毕业考试做些准备。我一开始就说，我希望我的毕业考试梦永远不会再现。大约20年以来我经常做这样一个噩梦，每次都开始于收到消息说我的学校文凭不再有效，我不得不在两周后再次参加考试。在我的梦中，我看到那些我必须读完的所有的书，每一次我都清楚地意识到我永远无法在两周内完成所有的复习备考。

做着这种梦的我遵守了相关规则：97%的考试梦是关于你已经参加过的考试，而84%的做梦者已经通过了真正的考试。我确实在我的考试科目中取得过好成绩，但这并没有减低我的梦的焦虑感。后来，突然间，这种梦被我为工作所做的旅行梦替代，那些旅行需要在每个阶段进行精准的协调。在梦里，一切都乱了套：我坐错了飞机，忘记了我的演讲幻灯片，然后找不到我要去演讲的大学，等等。我告诉父亲，我的20年的考试梦已经改变了内容，而我在想这种新的梦会持续多久。"我可以告诉你，"他说，"你的余生。"他是专家，他是对的。我仍然经常在做那样的噩梦。

我的儿子总是说，他永远不会像我这样拼命地工作。当他在巴黎第一次做国际会议演讲时，我打电话问他进展如何，"很好，"他说，"但我做了一个好奇怪的梦：我站在一屋子人面前不知道该说什么。"因此，他是我们这个以表现为导向的社会的第三代受害者。

在快速眼动睡眠期间，那些当我们清醒时从环境中接收视觉信息时才会特别活跃的脑区被激活，即使是天生失明的人也会有快速眼动睡眠期。盲人可以梦见图形，但要做到这一点，首先大脑必须有足够的机会将信息存储在脑内。如果一个孩子出生时或者在5岁之前就失明，他就不能梦见图形，而在7岁以后失明的孩子可以梦见。当人们相对年龄较晚时失明，例如在大约16岁后失明，则可以做有色彩的梦。

这些观察结果涉及因眼睛受损而完全失明的人，通常他们的视神经会因此而萎缩，但视觉系统的其余部分仍然完好。看起来，虽然从小就需要眼睛和视神经将图像带入大脑，但在梦到图像时并不需要它们。相比之下，如果一个人因为大脑的视觉系统受损而失明，使他们无法看到如颜色、动作或面部等，这些元素就会在他们的梦中消失，他们的梦也就变成无色或静止的。

幻觉和梦当然会引起困惑，但神经生物学的解释则有助于消除困惑。

第二十三章
脑功能定位和自由意志

1
脑功能定位

　　"问题的使用为来自不同学科的学者——尤其是哲学家和经济学家——提供了一个不同寻常的机会，可以观察他们自己思维中可能存在的缺陷。看到自己失败后，他们更有可能质疑当时盛行的教条主义假设，也即人类的思维是理性并合乎逻辑的假设。

——丹尼尔·卡尼曼《思考，快与慢》

　　我们的大脑由极其专门化的脑区组成，信息的处理和存储发生在大量不同脑区，并取决于相关信息的类型。因此，运动、颜色和面部都在视觉系统的不同部分处理并存储。许多功能在脑中都有特定位置，有时在特定的大脑结构中，但它们并不像颅相学家弗朗茨·约瑟夫·加尔（Franz Joseph Gall）想象的那样狭隘地局限化。

　　生物钟是大脑功能非常局部化的一个例子，视交叉上核负责协调我们的所有昼夜节律，包括清醒和睡眠节律、激素节律和行为，这个脑区如果受到损伤，例如由肿瘤转移引起的损伤，就会导致我们失去全部的24小时的昼夜节律。视交叉上核是一个1立方毫米大小的结构，包含2万个脑细胞，并深谋远虑地坐落在视神经交叉的地方。通过视神经，视交叉上核直接从视网膜接收有关外界光和暗的信息。然而，大多数的脑功能并非位于一个特定的结构中，而是位于多个脑结构相互作用的回路中。

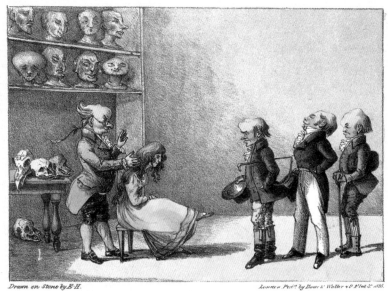

THE PHRENOLOGIST.

图 142

弗朗茨·约瑟夫·加尔通过感觉颅骨上的肿块来定位大脑功能。他正在检查一位年轻女士。他的"颅相学"成为一种很受欢迎的客厅游戏，因为这是在礼貌的陪伴下接触异性成员的绝佳的"科学"借口。男人们排着队等候被检查，头上的鼓包有可能表明自己在语言或数学方面具有天赋。

裂脑病人和异手综合征

在大脑扫描技术发明之前，那些脑部损伤的患者，例如头部受枪伤的士兵为我们提供了大量有关人类大脑功能定位的信息。一个特殊的由裂脑病人组成的人群向我们提供了关于左右大脑半球功能分工以及关于我们的意识的信息，诺贝尔奖得主罗罗杰·斯佩里（Roger Sperry）和他当时的学生迈克尔·加扎尼加对这一群人进行了研究。这些患者曾经患有严重的癫痫，每周发作好几次并波及整个大脑，需要几天时间才能恢复，结果就是他们无法过上正常的生活。一个偶然的机会让人们注意到一名患者的癫痫病"痊愈了"，而这是因为一个肿瘤阻断了他大脑左右两侧的连接。后来一项实验性手术显示，切断左右大脑半球的连接（也即切断胼胝体和前联合纤维）也有同样的效果。这些患者术后的癫痫活性减少了 60% 至 70%，因为癫痫再也无法扩散到整个大脑。

令外科医生震惊的是，在这样的大手术之后，病人总体上似乎没有任何问题。但斯佩里和加扎尼加经过仔细研究发现，患者的大脑功能发生了重大变化。由于 50% 的视神经在视交叉位置进行交叉，因此科研人员可以仅向患者的左侧或右侧大脑半球提供信息。当研究人员向一名裂脑病人的右脑半球短暂地展示了一张图片时，病人报告说他没看到任何东西；然而，他用左手，也即由右脑半球控制的手，显示了他看到了东西。他用左手甚至可以画出看到的图片或指着图片，尽管他仍然坚持说他什么也没看到。如果将一张图片发送到右脑半球，则负责说话的左脑半球就无法对其进行报告。这显示了两个大脑半球之间完全缺乏信息交流。

异手综合征在这方面也引人注目，这是一种神经系统疾病，患者的两只手都在单独行动，而自己却没意识到这一点。在 20 世纪 70 年代，研究人员曾经认为这些患者有着两条独立的意识思维流，甚至将其和那位具有一个身体两个头的连体双胞胎所具有的两个独立意识相类比（见第一章第 6 节）。

异手综合征可以由诸如损害了胼胝体的脑出血所引起。患者的两只手可能会去做相反的动作，患者可能会用一只手拉起自己的裤子，而另一只手试图将其拉下。一名患者的左手试图解开衣服纽扣，而另一只手试图阻止它；她的左手也会去和右手争抢拿起电话。另一位异手综合征患者描述了她多次醒来是因为她的左手试图掐死她自己，这个情形在电影《奇爱博士》（ *Dr. Strangelove* ）中用过，电影中彼得·塞勒斯（Peter Sellers）用一只手去试图阻止另一只手掐死他自己。在异手综合征的情况下，就好像有两个独立的大脑，想去做两件不同的事情。

20 世纪 70 年代，加扎尼加得出结论，他的裂脑病人至少有两个不同的思想，一个在左边，一个在右边。然而，这种两个独立思想的想法被证明是过于简单化了，因为事实证明他的病人的左右半脑具有完全不同的功能：右脑半球的语言知识非常贫乏，但在视觉空间任务中表现出色，例如在空间画一个立方体；裂脑病人可以用笨拙的左手完成这项任务，但不能用右手完成这项任务，而右手在正常情况下是更擅长绘画的。

右半脑擅长解释复杂的图形，例如视错觉图形，而国际象棋棋手会无意识地用它来分析棋局。事实证明，右半脑也专门用于识别面孔和集中注意力，但不擅长得出结论。左半脑专门从事智力任务和语言。裂脑患者的语言智商没有下降，但右半脑失去了许多认知能力。因此，每个半脑都有自己的智力存在，每个半脑只知道在自己的这一半在处理什么。裂脑患者往往通过无意识地左右移动头部而将两个视野中的所有视觉信息发送到大脑两侧，在一定程度上解决了两个半脑各自为政的问题。

2
局部意识

我们可以意识到所处的环境和我们自己。意识并非位于脑中某个特定的位置，而是整个大脑皮质都有专门的区域，通过相互作用，整合来自感官和身体的信息而产生了意识。我们的大脑不具有对于所有这些独立脑区中正在发生事情的良好概貌。

如果一个人因为视网膜异常或视神经损伤而部分失明，只能看到部分视野，那么他会抱怨失明了，因为其大脑皮质"注意到"正常处理的信息现在缺少了；而由于大脑皮质受损发生失明的患者则不会抱怨，因为受损的大脑皮质不再会注意到有任何东西不见了。就大脑而言，无功能的大脑区域已不复存在。

忽视

这就启发我们如何去理解被称为"忽视"的奇怪症状了。在右半脑发生脑梗死后，左半侧的自我意识和环境意识都可能消失。患者没有意识到左侧瘫痪，左侧的一切，无论是环境还是自己的身体都被患者忽视。如果你从左侧接近患者，患者不会注意到你，即使他们可以转过头看到你。信息无法在大脑皮层的正常位置进行处理，因此患者不再意识到它，但他们也意识不到信息的缺乏，因为相应的大脑皮层不工作。这种忽视也可以影响到患者对于左侧身体的意识，使他们的左臂或左腿似乎不再属于他们。他们将停止洗左侧的头，而且仅仅梳理右侧头部的头发。

他们通常会对由此产生的奇怪状况提出自己想象的解释。当一名患者被要求移动她的左臂时，她说："是的，我可以做到，但我的医生说让它休息一下更好。"当她被告知她没有任何问题并被要求走几步时，她回答了完全相同的话。如果这样的患者看报纸，他们只会看右边的一页，而画画时他们只会去画一个物体或人物的右边。吃饭时他们只会吃盘子里的右半部分食物，直到你把他们的盘子旋转180°他们才会去吃另一半里的食物。

大脑的工作是分散和自动化的

对于我们的大脑来说，以一种分散、自动且很大程度上无意识的方式去工作是至关重要的。想象一下如果大脑必须持续不断地、有意识地调节我们身体的所有机能，包括心率、体温、呼吸和新陈代谢，那将是不可能完成的任务。我们的意识只涉及大脑需要处理的一切任务中的小部分，甚至我们的道德判断也会在不知不觉中产生。

进化过程中脑细胞数量剧增意味着每个神经元不可能与其他所有神经元直接相连，如果相连的话则我们的大脑需要一个直径20米的头颅骨。大脑找到的解决方案是将其连接的长度减少到最低限度，脑内的绝大多数连接都是短的、快速的和局部的，只有少数连接是长距离的，这就是所谓的"小世界建筑"。因此，大量的过程在我们的大脑中并行进行，信息在无数的脑区被处理，然后在局部做出最好的决定，而信息也可以从那里变得被意识到。

这些大量的模块不会向单个"大脑老板"汇报，这是复杂系统的特征，它不在中央权威的领导下运行，而就像天气一样有许多独立的局部进程。因此，各种结果都是可能的；因此，根据加扎尼加的观点，系统可以选择、调查和适应。复杂系统的功能是基于许多自动和局部操作的算法去实现的，因此大脑不仅由自组织过程而形成（见第二章第 2 节），也以这种方式而运作。然而，我们都有这样的感觉，即我们是作为一个整体、作为一个人在运作的，但这只是另一种错觉。

我们大部分的大脑工作都是在无意识中进行的，这有其优势：从一个看起来像条蛇样的物体上跳开是一种无意识反应，比我们必须做出有意识的决定要快很多。当危险胁迫我们时，储存在杏仁核中的过去信息使我们能够识别它，并通过一条捷径立即向脑干发送一条信息，脑干会激活战斗或逃跑反应，促使我们跳开。所有这一切都发生在我们意识到看到一条蛇之前。

因此，我们并不知道我们是因为看到一条蛇而跳开的，那个故事是后来由我们的左脑半球以一种似乎合乎逻辑的方式而编造的。我们实际上并没有关于我们无意识反应的原因的任何具体信息：故事需要看起来合乎逻辑，但不一定基于事实。在我们去听某人后来解释他为什么要做某事时，我们至少应该持怀疑态度。

我们可以学会自动做决定和自动去行动，例如通过学习和艰苦训练去学会演奏乐器、在运动中做一个特定的动作、触摸打字，或者比如作为一位医生学会形成临床慧眼。

左大脑半球的"解释器"

大脑的左半部分有一个被称为"解释器"的系统，它收集信息并用来编故事。在一项对裂脑病人的实验中，研究人员以书面文字形式通知一名裂脑病人的右半脑，要求其起身走开，病人照做了。当研究人员问他为什么这么做时，他没有说"刚才你让我这样做的"，因为他没有意识到这一点；相反，他想出了一个理由来解释他的行为："我就是想去买些巧克力。"

解释者试图通过构建一个符合情况的合乎逻辑的故事来从混乱中创造秩序，

这正是我们大脑所做的事情之一。但如果信息不充分，我们可能会发明一些东西，或称"虚构"，甚至情感和道德决定也可以通过与外界事物的经常随机联系而获得解释。拉马钱德兰提出，在左右大脑交流正常的人中，右半脑有一个"异常探测器"，这就解释了为什么右半脑有病变的患者，例如忽视症患者，有时会用最荒谬的故事来解释事情。

总而言之，你可以说信息是在大量专门分布的大脑系统中处理，然后由"解释器"对来自这些脑区的所有信息进行动态整合，每时每刻都有更多的信息进来争夺注意力。"解释器"确保了一个故事的连贯性，让我们觉得我们是作为一个整体在运作，但这是一个事后合理化的过程，它可能会依赖于虚构，这取决于收到信息的质量。

蒙骗意识

我们的意识是从大脑中不断变化的信息流中产生的一种涌现的品质，这些信息包括通过感觉器官输入的环境信息，或者来自我们身体的信息。这样，大脑的各个区域必须在功能上相互作用。正如光可以用波或粒子来描述，芭蕾舞既是一种舞蹈也是一群舞者，我们所体验的意识同时也是我们大脑的活动。

因此，通过向大脑提供不正确的环境信息来蒙骗自我意识也就不足为奇，就像著名的橡胶手实验一样，你可以错将一只放在桌上的橡胶手误觉为自己的手，你把自己的手放下到自己看不见的地方，如果有人用棉签同时反复触摸假手和你的真手，十秒钟后你就会开始把你看到的假手当作你的真手。

作为该实验的延伸，瑞典研究者亨利克·埃尔森（Henrik Ehrsson）教授通过使用摄像机和虚拟现实护目镜能够让被试者感觉他们正在走出自己的身体。他用一根棍子触碰被试者的前胸，与此同时在他们背后，在镜头前，在他们虚拟胸部所在的地方做同样的动作，这给了被试者一种他们是在距离自己真实的身体后方1米处的虚拟身体里的错觉。这种意识欺骗可用于治疗慢性幻肢痛患者（见第二十章第4节）。与艺术相关的例子是错视画，这是一种绘画技巧，可产生看似真实的印象。

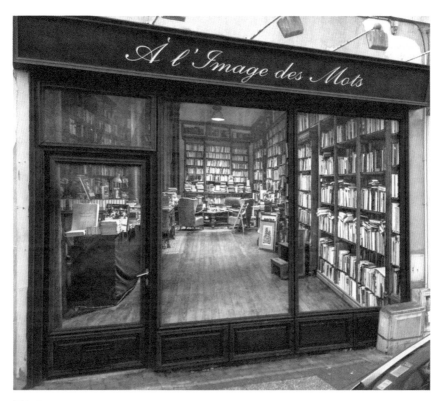

图 143

错视壁画。

3
自由意志？

阿尔伯特·爱因斯坦认为，比我们人类更聪明的一种存在会嘲笑我们"出于自由意志行事"的想法，这让他感到安慰。人类可以体验到塑造自己的生活、作出选择和决定的需求，即使他们的生命在很大程度上就像月球绕地球运行一样是被确定了的。

——莫琳·西（Maureen Sie）教授

我们具有自由意志吗？自由意志的通常定义是：在完全相同的情况下，我们可以作出不同的选择。毫无疑问，我们觉得我们具有自由意志，我们觉得我们在刻意地塑造自己的行为。然而，如上文所述，拥有自由意志的感觉只不过是一种令人愉悦的错觉，它的出现是因为我们大脑的左半球在事后编造了一个合乎逻辑的故事来解释我们为什么作出一个特定的决定。

尽管那个故事是在作出决定后才编造出来的，但它确实给了我们一种错觉，即我们正在为自己作出决定并有意识地作出我们自己的选择，这就是我们很难接受实验证明事实并非如此的原因。虽然我知道这一点，并将其告诉我的学生，但我依然每天都在享受自由意志的错觉。你对左脑半球编造故事的信任强度取决于你的身体状况。对自己处境的控制力较差的人，例如患有癫痫症、恐慌症或性瘾者，或者那些迫切需要小便或极度疲惫的人，对自由意志的存在就不那么有信心。

自由意志与责任

我们可以自由去做我们想做的，但我们不能自由去想我们所想的。

——托马斯·霍布斯

无论如何，由于那些外部和内部的、往往相互联系的各种限制，我们从来都没有完全的自由。保证社会运转的规则看似是外在的规定，但它们是建立在

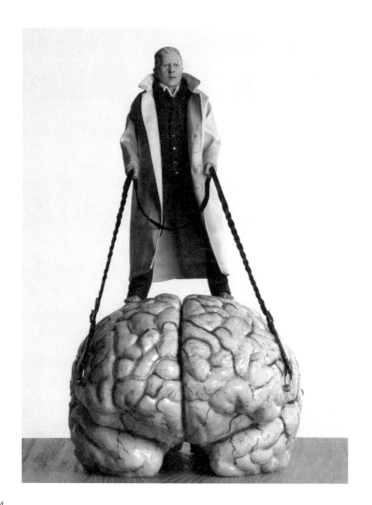

图 144

扬·法布尔（Jan Fabre），《试图推动其大脑前进的艺术家》（*The Artist who Tries to Drive his Brain Forward*，2007）。一部完美体现自由意志错觉的作品，也体现了那种过时的"我"和"我的大脑"之间的区别。在我们的大脑中大量的自动过程在并行发生，涉及无数的位置信息处理，然后在局部做出决定，从那里信息可能变得有意识。那些众多的模块不会向"大脑老板"汇报。我们有一种自己是作为一个整体而运作，或者说作为一个完整的人而存在的感觉，但那是一种错觉。

内在道德原则的基础上的，这些道德原则的基石奠定在我们的遗传信息中。我们的大脑结构和大脑回路的发育方式也施加了内部限制，这些限制决定了我们的性格、我们的性特征，以及我们的智力潜力和局限性。

我们大脑的许多特征反对自由意志存在的想法。正如我们所见，我们会无意识地作出决定，而即使是我们大脑的发育方式也在质疑自由意志存在的想法。我们的遗传背景和大脑发育过程中发生的脑结构改变塑造了我们的大部分行为。道德规则也是如此，规则的基石奠定于我们的基因中。此外，有些实验室的实验发现肯定不支持存在自由意志。

无意识的决定

> 人们相信自己是自由的，因为他们可以意识到他们自己的行为，
> 而不知道决定这些行为的原因。

——斯宾诺莎

斯佩里和加扎尼加后来证明，信息是在我们的大脑中，在大量专门的、分散的大脑系统中被处理的，然后在局部并在无意识中作出决定。这本身并不是一个坏的机制，就像现代飞机在自动驾驶仪的控制下可以完美地飞行和降落一样，在很大程度上，我们的大脑也可以非常迅速和自动地运转。

在许多方面，人类的大脑可以比作一台巨大的计算机，在很大程度上能够自动运行。我们不断地受到大量信息的轰炸，并无意识地使用选择性注意力从这些信息中找出对我们重要的东西。我们基于"直觉"或"胆魄"，"瞬间地""本能地"作出决定，而根本不去有意识地思考它们。

1879年，在《大脑》杂志上，弗朗西斯·高尔顿早在西格蒙德·弗洛伊之前就提请人们注意脑中许多无意识或潜意识的过程。我们的决定不是由一个老板，或我们脑中的某个微型人——那个被讨论得很多的"内部小人"作出的，而是由我们大脑形成的网络作出的。那个网络没有老板，就像互联网也没有老

板一样，有很多例子可以说明这一点。我们通过坠入爱河，有时是一见钟情，作出了生命中的伴侣选择这种至关重要的决定。没有哪个人坠入爱河的过程是基于有意识地制定关于潜在的伴侣的优点和缺点的清单。爱情就那么发生了。需要经过几年，当我们的应激激素水平下降，我们的新皮质才可以参与审议我们爱恋着的对象是不是真正的"那个人"。

当然，我们首先需要通过学习给我们的大脑提供正确的背景信息，只有通过长期去为无意识的大脑提供大量的知识才能做到这点。因此，一位艺术专家可能会觉得他在看的一幅画是赝品，但无法立即说出他是如何知道的，即使在他作出了正确判断的情况下也是如此；只有看过大量的患者，医学专家才能发展出"临床慧眼"，从而在患者刚走进他的诊室时就作出诊断。

功能性脑扫描显示，去进行有意识的推理时和去做直觉决定时我们所使用的是不同的大脑回路。由有意识的推理而作出的决定需要很长时间，而且并不总是比由无意识作出的决定更好，事实上，因为推理的涉入反而可能会妨碍作出一个好的决定。但是，如果面临着你从前没有经历过的事，或你正在学习一些新东西，例如学习开车，你就需要采取这种较慢的方法，直到经过大量的练习你才可以快速地、自动地去执行新任务。

选择的自由在大脑发育过程中逐步消失

科学已经越来越清楚……自由意志是一种错觉。但是，这是一种美好的、绝对必要的——甚至比上帝更有必要的——错觉。

——约翰·霍根

从我们每个人作为一个受精卵受孕开始，我们大脑发育的每一步都限制了我们可做选择的范围。我们的基因决定了我们80%以上的智商和大约50%的性格特征。通过我们的遗传背景、大脑的自组织能力及其在早期发育过程中的编程，我们每个大脑都变得独一无二——即使在遗传背景相同，例如同卵双胞胎的情况下也是如此——我们的人格、才能和局限性在很大程度上被永久地建立了。

神经科学研究表明，与性别认同和性取向相关的不可逆转的脑结构差异甚至在出生之前就已建立（见第三章）。套用西格蒙德·弗洛伊德的话，神经解剖就是命运。

这不仅适用于我们的性别认同、性取向、在多大程度上是早起还是晚睡的人、神经质、精神障碍、好斗或反社会的程度，以及我们表现出的不墨守成规的行为的程度，还适用于我们大脑罹患发育疾病的风险，例如罹患精神分裂症、自闭症、注意力缺陷多动症、抑郁症和成瘾等疾病的风险。

出生后，我们的选择范围进一步、逐步地受到我们的大脑结构中个体特征编程的限制。出生后，我们学习的母语也被编入大脑程序，并影响许多脑区的结构和功能，这一过程完全取决于语言环境，而遗传因素在其中没有作用。我们生来都有一定程度的灵性，灵性方面的个体差异主要是由于基因的微小差异，这些基因对脑细胞之间的化学信号传递很重要。环境决定了我们的灵性被赋予的内容，包括宗教或其他信仰，甚至可能是科学的内容。到我们成年时，我们大脑可以被修改的程度已经受到严格限制，因此我们无法自由决定改变我们的性别认同、性取向、攻击性程度、个性、宗教或母语。

我们自由选择的能力进一步受到道德规则的限制，这些道德规则是社会运转所必不可少的。从弗兰斯·德瓦尔等研究人员对类人猿社会的实验发现中，我们了解到道德规则和行为的基石甚至存在于类人猿身上。这适用于，例如利他主义、同理心、乱伦禁忌、因违反规则而感到羞耻和对惩罚的恐惧。所以这种道德规则和行为必然有一个进化的、遗传的基础，它的形成比《圣经》和教会早数百万年。

孩子们在出生后的发育过程中学习如何运用这些天生的特征。类人猿也有对未来时间的感觉，会使用工具，并能从它们所处的文化中学习。自我意识存在于类人猿、大象和海豚身上。一些哲学家认为类人猿是"僵尸"，这一信念并非基于生物学实验而仅仅是基于其"思想实验"。每个人的发育过程中产生的大脑结构决定了它的功能，以及它如何对外部世界发生的事情做出反应。换句话说，我即我脑。

实验

> 意识到缺乏自由意志可以让我不去和自己及同胞们较真，不会对自己及同胞们的行为和决定较真，也不会去发脾气。

——阿尔伯特·爱因斯坦

一系列的实验使人们严重怀疑自由意志是否仅仅就是错觉。自从牛顿发现适用于宇宙的物理学定律的那刻起，人们得出的结论是，宇宙中的一切都必须完全由因果关系决定，并因此受其支配。牛顿的观点后来被爱因斯坦的相对论和决定论世界观所取代。

这是正确的吗？一切都是因果关系的结果吗？真的是宇宙让我写这本书的吗？这很难让人接受。我们都有这样的印象：我们是自由的，有目标、有能力做出自由的选择。但我们真的是吗？正如我已说过，我们负担过重的大脑不断地通过无意识过程做出决定。实验表明，我们的大脑在我们意识到结果之前就做出了这些决定。哈佛心理学家丹·韦格纳（Dan Wegner）曾说过"有意识意志的错觉"。无意识的大脑会根据环境中发生的事情在瞬间做出反应，这个过程首先取决于我们大脑的发育方式，以及我们后来学习并存储在记忆中的内容。

我们之所以相信存在自由意志，是源自我们在不断地做出自由选择的感觉。韦格纳认为这是一种错觉，他的实验支持了他的观点：让个体 A 站在一面镜子前，手臂放置于视线之外；让个体 B 站在个体 A 的身后，将手臂置于个体 A 的腋窝，也即处于个体 A 的手臂通常所在的位置。然后，个体 B 的手臂根据个体 C 大声说出的指令去做动作（例如"挠鼻子"或"挥下你的右手"）。过了一小段时间后，个体 A 就产生了一种错觉，认为他正在用自己的意志控制这些行为。韦格纳的实验表明，个体 A 负责启动个体 B 的手臂运动的"有意识"的想法源自个体 A 大脑中的无意识过程，镜像神经元可能是造成这种错觉的原因。

自由意志是一种错觉的观点也得到了其他实验的支持。美国旧金山的生理学家本杰明·利贝特（Benjamin Libet）是第一位注意到并报告在清醒意识下接受神经外科手术的患者，其大脑皮层手部代表区的电刺激反应与患者意识到电刺激之间存在时间差。在他的著名的实验中，利贝特向人们显示，当我们的身体收到一个刚好高于意识阈值的刺激时，我们的大脑会在意识到该刺激前存在半秒钟的延迟。他的结论是，半秒钟的无意识大脑活动发生在有意识的体验之前，而正是这种"准备电位"让行动开始。这一观察结果首次引起了人们对采取行动可能是出于自由意志的严重怀疑。

利贝特提议，我们可能有放弃无意识开始行动的自由，换句话说，尽管我们缺乏自由意志去做某事，但我们确实有"自由不做某事的意志"，他说，这种现象不必先于大脑活动。然而，这无法通过实验证明。利贝特的实验引起了激烈的争论，但最近的研究表明，大脑活动和意识到活动之间可能存在更长的延迟。伊扎克·弗里德（Itzhak Fried）研究了大脑中植入电极的人，他的实验表明，在被试者做出有意识的决定并按下按钮之前 1.5 秒，单个神经元的活动就发生了。在此之前大约 700 毫秒，研究人员能够按照单个神经元的活动以 80% 的准确率预测被试者的决定。

2007 年，约翰 - 迪伦·海恩斯（John-Dylan Haynes）将被试者置于功能性脑扫描仪中，面前放置一个屏幕，上面闪过一连串随机字母。研究人员要求被试者用右手或左手食指按一个按钮，并通过记住当时屏幕上的字母而记住那个用左手或用右手手指按下按钮的决定。被试者报告的有意识地按下按钮的决定发生在他实际按下按钮前大约一秒钟，但研究人员发现被试者的脑活动模式在不少于 7 秒钟前就已预测了他的决定：早在被试者意识到他们所做的选择之前，他们的大脑就已经做出了选择。

这些是及时跟踪事件的实验，而研究者也可以干预一系列事件以显示因果关系。在一项实验中，被试者被要求尽可能快地触摸电脑屏幕上的一个光点。光点出现后的十分之一秒，他们的大脑向运动皮质发送了一条信息，开始了触摸光点所需的运动。如果视觉皮质中的处理过程被一个经颅磁脉冲打断，则该动作仍可以完美地完成，而被试者却意识不到屏幕上有过光点。因此，意识不仅来得晚，而且实际上它对任务的执行并非必需的。

有时人们会轻蔑地说，这些"只是"实验室实验，与日常生活相去甚远，这是例如哲学家丹尼尔·丹尼特的观点，他称自己为"相容主义者"，换句话说，他相信自由意志和决定论可以同时发生。然而，他既没有对上述实验提出过任何记录在案的批评，也没有提供相反的经验证据。

马修·利伯曼（Matthew Lieberman）和艾米丽·福尔克（Emily Falk）在加州大学洛杉矶分校进行的"神经营销"实验就并非"仅仅是"实验室实验而远离日常现实了。在每个人都害怕阳光的加利福尼亚，研究人员通过宣传让自愿参加研究的被试者对阳光导致皮肤癌更加害怕，然后研究人员发给他们一瓶免费防晒霜，并让他们接受大脑功能核磁共振成像扫描，同时回答有关他们是否会在下周使用防晒霜的问题。结果表明，在 50% 的情况下他们的口头回答与实际行为一致，而根据脑扫描中测量的大脑活性变化所做的预测准确率为75%。因此，如果你想要真相，那么，依靠无意识的大脑反应会比依靠有意识的陈述更好。这一观察结果与裂脑病人实验得出的结论完全一致：大脑讲述的故事靠不住。

4
神经决定论？

诗人说，科学剥夺了星星的美丽——仅仅是气体原子团了。我也能在沙漠之夜看到星星，并感受它们。但我看到的更少还是更多呢？

——理查德·费曼

承认自由意志是一个神话，会被人称为是决定论。哲学家们喜欢给人贴标签，他们经常称我为自然主义者、神经还原论者或神经决定论者——这些标签对我来说都是正确的。自然主义者是试图排除超自然解释的人，在自然解释中，进化论占有重要地位；神经还原论者相信心智是由大脑产生的，或者更确切地说，心智是工作着的大脑，并因此而否认存在任何所谓心 - 脑问题。我认为这是一个荣誉称号和正确的观点，并且是得到实验支持的观点；神经决定论者相信只有大脑决定我们的行为，这也是正确的。

决定论者有很好的同伙，包括巴鲁克·德·斯宾诺莎、伯特兰·罗素、弗朗西斯·克里克和阿尔伯特·爱因斯坦。德国哲学家亚瑟·叔本华称意志不仅是盲目和愚蠢的，而且是不自由的，他写道："我不能去想我所想的，那将是无休止的想的回归。"一些哲学家和心理学家似乎害怕神经科学的普及，雷蒙德·塔利斯甚至给他的一本书取名为《模仿人类：神经躁狂症、达尔文炎和对人性的歪曲》（*Aping Mankind: Neuromania, Darwinitis and the Misrepresentation of Humanity*, 2011）；而荷兰奈梅亨的扬·德克森教授在荷兰《新鹿特丹商业报》（*NRC Handelsblad*）上求助："将心理学从大脑研究人员的魔掌中拯救出来。"这不仅仅是一场心理学家们肯定会输掉的战斗，也是他们毫无必要的恐惧。神经科学家并没有接管心理学领域，他们正在为其添加解释。

哲学家们采取一种立场，然后通过理性的论证去捍卫它，而从相容主义到自由意志主义，每个立场都有很好的论据。然而，神经科学家的传统是，观察实验结果并从中得出结论。如果新的实验结果对某个问题提出了不同的看法，则需要修改原先的结论。这并不是说结果必须符合"直觉"，那是哲学家经常诉诸的联系。尽管实验和临床观察证明了相反的情况，但我们所有人都认为我们的生命掌握在自己手中，我们拥有自由意志。不仅如此，如果我们相信自由意志的存在，我们就会更好地生活。阅读了"决定论者"弗朗西斯·克里克所著的书籍《惊人的假设》（*The Astonishing Hypothesis*）后参加心理学测试的学生比读过关于生活的"更积极"信息的学生更容易作弊。

因此，似乎熟悉决定论会让人感觉："有啥关系，尽力而为没有意义，为什么我要浪费精力？"其他实验表明，阅读决定论者的文章会激发更多的攻击性，并使人们不太愿意帮助他人。我们拥有自由意志的感觉促使我们减少以自我为中心和咄咄逼人的反应。因此，相信存在自由意志不仅是一种令人愉快的错觉，而且对我们周围的人都有好处。

如果你认为科学是确定的，好吧，那只是你的一个错误。

——理查德·费曼

与我们似乎拥有确定性的科学中的一切事务一样，决定论也提出了它自己的问题。预测值取决于初始测量误差，并且总是存在误差，也即没有误差的测量不存在。在某些系统中，预测对于初始测量误差的依赖是如此之严重，以至于最终的预测还不如随机猜测的好。这些系统被称为混沌系统，天气就是一个例子。长时程的预测是不可能的，因为有太多的变量在起作用。1972年，爱德华·洛伦兹在他发表的一篇论文中阐明了混沌系统的不可预测性，该论文的标题已经广为人知，"可预测性：一只巴西蝴蝶翅膀的扇动会在得克萨斯州引发一场龙卷风吗？"如果这样的过程在大脑中起作用，那么这也是决定论：在非线性系统中，一个微小的原因会产生巨大的后果。

此外，还有量子物理学中维尔纳·海森堡的测不准原理。海森堡说他相信"非决定论"。荷兰皇家艺术与科学学院院长罗伯特·戴克格拉夫说："人们有一种不可抗拒的冲动，希望通过量子物理学来解决无法解决的问题。"目前有科学家认为，量子物理学的特性适用于大脑功能。然而不管怎样，大家都会同意粒子层面的论证很难在大脑和行为等完全不同的层面提供解释。如果你从一个级别移动到另一个级别，就会出现新的属性，而你无法预测这些新属性将是什么。正如物理学家理查德·费曼在1961年所说，我们无法预测会发生什么，我们必须将自己限制在概率的计算上。

因此，很难从动作电位水平——脑细胞的电活动——移动到思维水平。不过，似乎也不是不可能，如果我们看看截瘫的马特·纳格尔，科研人员在他处理手部活动的运动皮质植了96个电极，他在几分钟内就可以通过思考需要移动他的手来引导计算机屏幕上的光标而打开了他的电子邮件并玩电脑游戏（见第二十一章第3节）。

尽管如此，我们不是都觉得根据我们的经验，对我们的行为进行某种形式的控制是可能的吗？虽然我们很想再吃一个美味的冰激凌，但因为需要控制自己的体重，我们就没有买，这无疑意味着一种精神状态，即我们神经元的活动——想着在海滩上拥有苗条、肌肉发达的身体——正在影响着身体状态。那么，一个想法可以控制我们的大脑吗？实际上，我们脑细胞的思想和活动是一体的，而有意识的思想与我们无意识地做出决定的数十亿脑细胞和系统的大脑活动相距甚远。我们很久以前就决定不再买另一只冰激凌了，但是大脑的左半部分在回顾我们的体重以及我们在海滩上的样子时会创造一个故事，并给我们一种愉快的错觉，即我们可以控制自己的行为。这里没有自由意志存在的证据。

所以，我们可以得出结论，大脑做出的无意识决定后来会渗透到意识中。这就没有给自由意志留下任何存在的空间。除了我们实际上并不想摆脱大脑为我们做出的所有自动决定之外，除了笨拙地调节我们自己的身体机能之外，我们绝不会再进一步了。

如果你在做你喜欢做的事，你就永远不需要工作。

——圣雄甘地

在我们大脑发育过程中，选择的自由逐渐受到限制，进化赋予我们的道德规则，以及实验室实验表明意识标记在决策之后（见上文），都对自由意志的存在提出巨大质疑。在发育过程中，即使我们拥有相同的遗传背景，我们的大脑也会变得不同。我们每个人都是独一无二的，我们可能是同性恋、异性恋、双性恋或变性者；我们可能更倾向于艺术或科学，聪明或愚蠢，具有或多或少的攻击性，或多或少的同情心，保守或进步，等等。我们对特定工作和职业的兴趣至少部分取决于我们的性别认同和性取向。如果你想要愉快的生活，那么你需要选择适合你大脑的发育结果的工作和你在社会中的角色。斯宾诺莎使用了"自然"这个词，每件事都有它自己的"自然"（性质）。他声称："自然的最高法则是，每一件事都尽可能地坚持自己的状态，不考虑他人的情况，只考虑自己的情况。"人性通过情感向我们展示了适合这种努力的是什么，你对能增强力量的事情会感觉良好。由于个体差异的存在，也正是因为自由意志仅仅是一种错觉，我们需要社会的和政治的自由来安排我们的生活，例如在我们的伴侣选择和职业选择方面的自由，以便让我们感觉良好。每个人肯定都具有渴望那种自由的能力。

然而，人类是生活在社会环境中的，这一直极大地增加了我们生存的机会。个体的自由不能发展到损害社会中的其他人或损害国家的程度，国家的目标之一是维护和平与安全。所以我们需要其他明确的、精准制定的规则来创建一个安全稳定的环境。活跃的恋童癖，即使是一个在发育过程中被编入我们大脑的特征，也是不可被社会接受的，因为它会对相关儿童造成持久性伤害。正确平衡的自由和限制可以为我们的心理、经济和政治福祉提供最佳帮助，并导致最少的自杀。在这方面，荷兰与其他 31 个国家相比的结果显示荷兰做得很好。

我从这一切中得出的结论是，正是因为自由意志是一种错觉，我们需要按照我们的"天性"去生活的自由。这与斯宾诺莎对于政治和国家的目标的思考是完全一致的。2008 年，时任阿姆斯特丹市市长的乔布·科恩（Job Cohen）和市文化议员卡罗琳·盖勒斯（Carolien Gehrels）在斯宾诺莎出生的房子原址揭幕了一座斯宾诺莎雕像，该地址兹瓦恩伯格瓦尔

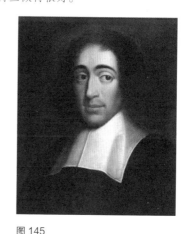

图 145

巴鲁赫·斯宾诺莎自画像。

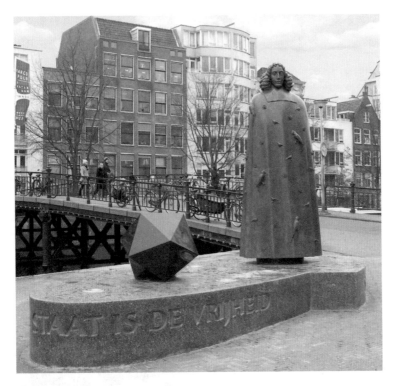

图 146

这座由尼古拉斯·丁斯（Nicolas Dings）雕刻的哲学家巴鲁赫·斯宾诺莎的雕像坐落于阿姆斯特丹市政厅一旁的天鹅防卫堤上。斯宾诺莎认为，国家与政治在保障生活和言论自由方面扮演着至关重要的角色。"谨言慎行（Caute）"是斯宾诺莎的人生座右铭，但他颇具争议性的观点却鲜少表现出谨慎的特点。斯宾诺莎在 24 岁时被赶出了犹太社区，并被指责"丑恶异端""举止骇人"。所有人都不得通过口头或书面的方式与他沟通，不得在同一屋檐下与他相距四英尺以内的距离，也不得阅读他的任何作品。甚至他的家人也被禁止与他联系或对他提供帮助。从那之后，斯宾诺莎便以打磨镜片维生。研究斯宾诺莎的专家玛格丽特·布兰德斯（Margreet Brandes）指出，不同于笛卡尔，斯宾诺莎写过，身体与思想是一体的，自由意志并不存在。他的想法具有现代性。

（Zwanenburgwal）位于当今阿姆斯特丹市政厅附近。由尼古拉斯·丁斯制作的纪念碑的底座上雕刻着这句引文："国家的目的是自由"。我觉得那句话有些过于单薄。斯宾诺莎研究专家玛格丽特·布兰德斯告诉我，这句话是特意挑选的。斯宾诺莎实际上写的是："国家的目的不是……将人从理性的人变成野兽或傀儡，而是使人们能够安全地发展其身心能力，不受拘束地使用他们的理性，并避免因仇恨、愤怒或欺骗而引起的纷争与恶性相互虐待。因此，国家的目的，实际上是，自由。"（《神学政治论》）。

自由具有广泛的含义，阿姆斯特丹已经因自由而名闻天下。然而，在为这座雕像揭幕时，卡罗琳·盖勒斯把自己的发言仅限在言论和意见自由方面。她乐观地说道："一个国家的言论自由越少，它受到的统治就越暴力。在一个自由的城市里，不需要滥用权力。这并不难找到一个例子，因为在阿姆斯特丹你可以看到当局在防止虐待和阻止人们互相伤害方面做得很好，同时还允许人们公开表达不同的意见。阿姆斯特丹正在采摘这种自由的果实，正如我们从其广受赞誉的发展中看到的那样。这个繁荣而享有特权的城邦的居民来自各个民族，有着各种可能的宗教信仰，他们和睦相处。"她说的那些通常是真实的，但不幸的是并非总是如此。

第二十四章
攻击性和犯罪

1
减少暴力

那么，有没有一种非无谓的暴力呢？抚养孩子算不算？

——弗里克·德容格（Freek de Jonge）

如果达尔文和斯宾诺莎看到如今的社会正逐渐为个体提供越来越多的空间，而暴力正在减少，会感到很高兴，这种现状的部分原因是人们生活条件的改善。人类实际上对暴力有着根深蒂固的厌恶，我们是一个社会化物种，在长期进化过程中，那些对群体有任何形式的攻击性或破坏性的个体会从社会中被剔除，因此我们成了一个不喜欢杀戮、偷窃、欺骗或虐待的物种。但新的攻击性的基因变异和基因突变总是会出现。

在《战争！它有什么好处？从灵长类动物到机器人的文明冲突和进步》（*War! What Is It Good For?: Conflict and the Progress of Civilization from Primates to Robots*，1960 年）一书中，英国历史学家和考古学家伊恩·莫里斯（Ian Morris）挑衅地声称，自从人类开始种植农作物以来，战争一直是技术发展和进步的发动机。然而，我们似乎慢慢地认识到，没有战争也可以取得进步。虽然你会认为这和我们每天收到的来自世界各地的消息不符，但地球现在的确比以往任何时候都更加和平和繁荣。西方国家的人们对传染病进行了免疫接种，而他们的饮食也非常好，如今他们与1910年的曾祖父母相比，身高几乎超出 10 厘米，寿命是其 2 倍，而收入是其 4 倍。

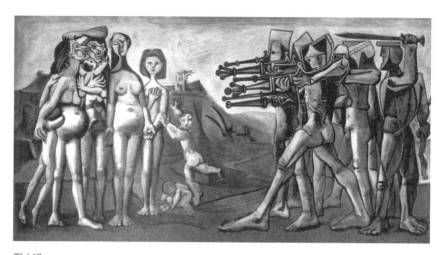

图 147

毕加索关于杀戮的画作。

在石器时代，一个人死于暴力的可能性是 20%；到罗马帝国时期，尽管经历了多次战争，这一数字已下降到 5%；而在两次世界大战期间，这一数字仅为 2%。现在，全世界因暴力而死亡的风险为 1%，而在西欧，这一比例不到三千分之一。人们想要过和平与美好的生活，而随着繁荣的增长，他们的同理心也在扩大，战争的可能性在下降。

在一个更加和平的社会历史发展中，至少有四个因素在起作用：

1. 在我们的全球信息化社会中，仇外心理和侵略不再能提供任何优势，而国际贸易、旅游和科学有助于我们了解他人。

2. 通过政府垄断暴力国家的建立，世界看到了和平，这导致对国家内部暴力的限制和对外部敌人的威慑。

3. 文明进程，有时也称为人道主义革命，使得人们可以通过印刷的书籍以及现在的互联网而增进学习，以更好地理解他人。这提高了人们对酷刑和其他残忍惩罚方式的认识，并减少去使用它们，这意味着它们所引发的暴力性的国际社会反应也更少。

4. 由于权利革命，对少数族裔的暴力减少了，民主得到了加强；一个能够在这些领域执行协议的国际社会已经出现。

　　除了减少犯罪的缓慢而长期的机制外，有报道称最近的犯罪率有所降低。当警察专员和政界人士自豪地描述他们的政策是如何降低了每千名居民的犯罪率时，我们需要记住，他们给出的数字是基于那些被报告的犯罪，而很多受害者往往不去警察局报案，因为他们知道报案结案的程序非常耗时而收效甚微。我还想知道人口老龄化在多大程度上与此相关。犯罪行为的高峰年龄在20到24岁左右，从那段年龄之后犯罪行为的可能性就会降低。在一个老龄化人口中，越来越多的人只是由于年纪太大而不能从事犯罪行为——直到其生命的最后期，也即神经退行性疾病开始发生期，他们才会出现奇怪的包括触犯法律的行为。

　　尽管存在这些有利的社会发展现象，基于基因差异和大脑发育效应带给人类的差异性导致我们中间总会有犯罪个体。一些基因变异，例如 *MAOA* 和 *CD13* 基因的变异在特定情况下会增加犯罪行为发生的可能性，在惯犯中也发现了更高的频率。我们必须借鉴对所涉及的大脑机制以及这种行为的神经和精神病学背景的更多了解而学会明智地处理这一事实。我们还须更多地考虑发生在例如学校枪击事件后可见的模仿倾向，那种模仿行为会继续促使类似暴行的发生。媒体可以通过保守而谨慎的报道而对此产生正面影响。

　　很久以前，我看到一张冷酷的相片，显示一个罐里用福尔马林泡着意大利犯罪学家切萨雷·隆布罗索教授的头，他去世于 1909 年。我曾是斯特拉斯堡一个欧洲委员会的成员，意大利教授皮尔乔尔乔·斯特拉塔（Piergiorgio Strata）也是该委员会的成员，1983 年他提出，如果我去意大利他可以带我去都灵的隆布罗索博物馆看看。由于博物馆正在重建，不允许人们正式进入，但我们不想等待了，斯特拉塔认识负责此事的法律专家，一位名叫波蒂奥利亚蒂（Portioliatti）的教授，他同意让我们进去。

隆布罗索研究了可能与犯罪行为有关的先天因素。当他被指责没有充分关注到如果孩子在恶劣的环境中长大就更有可能犯罪这一事实时，他的回答是："是的，但其他人已经对此给予了太多关注。去证明太阳会发光，没有什么意义。"隆布罗索认为，犯罪分子天生具有类似于数百万年前我们祖先的大脑，他们甚至看起来就像我们那些祖先，眉毛在脑门中间相遇——顺便说一句，我的眉毛也长得那样。

果然，博物馆里一片狼藉。波蒂奥利亚蒂教授向我们做了关于博物馆里收藏品的冗长介绍，然后他就被叫走了，他把我们交给一位身穿白大褂的助手，这名助手对这门学科一窍不通，而且只会说意大利语。博物馆的墙上贴满了显示"犯罪类型"的海报，玻璃柜里装满了罪犯及其武器的照片。博物馆里还有曾经装扮成僧侣的罪犯所携带的十字架，其最上部分原来是匕首柄。我们看到了重罪犯的蜡像脸，以及头骨和大脑。在隆布罗索的书房里，一切都和他曾在那里工作时一样：他的书籍、他的眼镜、他的肖像、他的手稿。突然，那位助手开始在一个相当小的、下颌上只剩下一颗牙齿的骷髅面前跳来跳去，大喊："隆布罗索教授！"骷髅有头骨的事实似乎与我看到的装有隆布罗索教授头的玻璃罐上所贴的标签相矛盾，但后来的调查显示，隆布罗索的头皮已从他的头颅移除，然后往里面填塞了东西。谜团揭开了。二十年后我再次参观了那家博物馆，发现它很优秀。

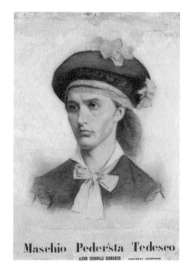

图 148

一个德国男性恋童癖患者画像。

2
善与恶

> 美德与罪恶，道德善与恶，在每个国家都是对那个社会有用或有害的东西。
>
> ——伏尔泰

善与恶，也即对我们所生活的社会来说是好还是坏的元素都被编入了我们的大脑。弗兰斯·德瓦尔称它们分别为我们的倭黑猩猩行为和我们的大猩猩行为。在某些人的大脑系统中，其中之一占据主导地位，这只是他们的大脑在发育过程中所形成的方式。然而，希特勒的紊乱大脑并不能成为他所犯罪行开脱的理由。我们的道德规则旨在让我们相互考虑，从而让社会运转。执行我们的道德规则是社会运作的基础，同样的原则可以在大型类人猿的道德规则中找到。

伟大的历史人物，比如科学家和艺术家，需要有正确的大脑成为他们自己，同时他们（也就是说，他们的大脑）要产生重大影响的话也需要在正确的时间出现在正确的位置。如果一位拥有非凡大脑的人生活在一个孤独环境中，或如果亚伯拉罕·林肯生活在当代荷兰，他们非凡的大脑都不会取得那样惊人的成果。因此，我们可能想知道，我们崇拜英雄是不是错了，同样我们憎恶罪犯是否也是错的。英雄和罪犯都是由于他们的遗传背景、他们的早期大脑发育和他们所处环境之间的相互作用而导致他们成了现实中的他们。

环境有时会决定某些行为被视为"犯罪的"还是"英雄的"。在第二次世界大战期间去暗杀德国占领当局领导人的荷兰抵抗组织成员被视为英雄，而不是罪犯。

3
自由意志与惩罚

犯罪行为中存在的生物学因素以及由此产生的关于自由意志的争论引起了刑事律师们的忧虑。有人说，不去管对于这个问题的所有辩论，从实际目的出发，我们应该假设人们是自由的，这样，嫌疑人就可以在道德上和法律上承担责任；律师可以随后通过指出嫌疑人身上存在着被压迫、贫困和疾病等来呼吁为其减刑。我们经常听到，在犯罪和惩罚方面，关于自由意志是一种错觉的结论会对人们是否可以为自己的行为承担道德责任产生重大影响。在 2011 年 5 月 7 日的《荷兰电讯报》（*De Telegraaf*）上，哈拉尔德·默克尔巴赫（Harald Merckelbach）声称："人们的犯罪源于大脑异常，导致其在无法阻止自己的情况下犯罪，这意味着免除他们的道德责任，会对社会产生破坏性影响。它给予违法者自由处理权。"

如果基于自由意志的存在而让人们为自己的行为负责，那么这个基础确实是不科学的；但追究罪犯的责任还有另外很好的理由，即他们对他们所处的社会造成了伤害。即使罪犯在很大程度上是精神病和神经病患者，这也不是反对给予其惩罚或刑罚的决定性论据。一个社会只有在人们互相考虑的情况下才能运转。道德规则是通过进化作为人类社会整体发展的一部分而发展起来的。

类人猿社会也有道德规则，由年长的猿类去强制执行，如果年轻的猿类违反其中的任何一条规则，年长的猿类就会去揍它。我们已将这一职责委托给警察和法院，但社会确实要求对罪犯进行报复，而这是对罪犯实施惩罚的主要原因之一。如果法庭不对罪犯实施惩罚，我们就会开始自己去扮演法官角色。因此当有人对社会造成伤害时，他就必须受到社会的惩罚，即使其犯罪是由于遗传原因导致了自己无法控制冲动，或者由于其母亲在怀孕期间吸烟，或者因为其他原因导致其大脑不能正常工作等等。我们真正需要提出的问题是，我们目前是否在以正确的方式惩罚罪犯。

基于人们具有自由意志而进行道德谴责和惩罚是建在流沙之上的，但是道

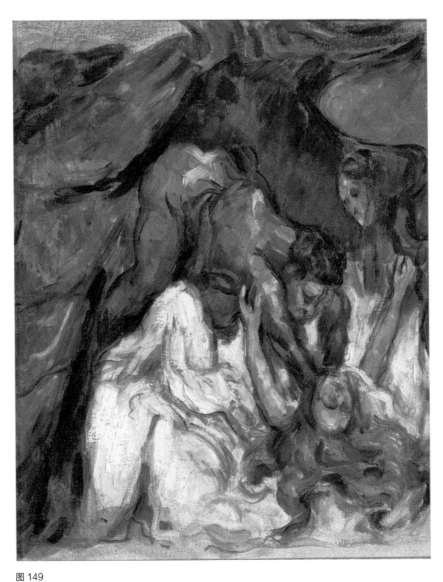

图 149

保罗·塞尚，《被勒死的女人》（*Strangled Woman*，1875—1876 年）。

德意识牢牢根植于我们的进化过程并对群体生存具有重要影响。人类经常去做人为的区分：谁对我的行为负责，是我还是我的大脑？但这反映了过时的二元论。我即我脑，无论我的大脑功能正常，还是精神错乱、极度反社会，还是罹患了痴呆症。一个罪犯说他在意识到发生了什么之前就已开枪打死了他的受害者是没有意义的，因为仍然是他的大脑做出了对社会造成如此伤害的决定。

社会要求必须惩罚不遵守规则的人。监禁形式的惩罚也可以保护我们免受罪犯的伤害，但那只是暂时的，是直到该罪犯被释放之前的保护。此外，政治家们尤其声称对罪犯的惩罚是对其他人的警告，尽管从未有任何证据表明，更严厉的惩罚具有更强大的威慑作用。应更多地采用以受害者为中心的惩罚，也即迫使罪犯修复所造成的伤害，或者给他们向受害者道歉的机会。

而且，还可以采用一些其他可能的治疗措施，无论是心理的、精神的还是药物的治疗措施。用处方药哌甲酯治疗患有注意力缺陷多动症的儿童，可以降低其触犯法律的风险；较有争议的措施是对活跃的恋童癖者进行化学阉割。有些人的行为不仅现在，而且也将永远对社会具有伤害性，以至于人们必须通过将其终身监禁或无限期地让其居住在精神病院而远离社会其他人。

当有人违反规则时，社会要求对其进行惩罚。但是，应该施加什么样的惩罚是另一件事。我们都希望去检验那些刑罚手段的有效性，以便去询证量刑，从而尽可能地减少累犯。在许多国家，根据法律，脑部疾病患者不承担刑事责任。然而，我们现在知道监狱人口的精神和神经疾病的患病率非常高，所以我们需要严肃地问自己是否在他们的案件裁决中正确使用了法律，为什么这些人没有得到治疗，以及对他们的惩罚方式是否正确。

理查德·道金斯还更进了一步，他问我们为什么要惩罚那些具有反社会行为的人。如果一辆车坏了，我们不会惩罚它，我们会去修理它。迈克尔·加扎尼加对此进行了反驳："如果把车的例子换成一匹尥蹶子让你掉下来的马，那么该怎么处理？我们脑中浮现的可不是去谷仓修理东西，而是狠狠地截它一下。"当然，需要明确的是，不遵守规则而给他人造成伤害是无法被社会接受的，否则社会就无法运行。但是，惩罚必须是相称的，其有效性应该受到检验。司法系统缺乏这种意义上的研究传统，而且才刚刚开始认识到基于证据的工作实践的重要性。

另一个关键问题是，目前对于罪犯施加的惩罚是否存在弊大于利的现象。

我们应该以不中断年轻人的教育以及培训的方式去惩罚年轻罪犯，否则这些年轻罪犯重返社会的机会就更少。因此，监狱需要提供学校教育和职业培训，以提高就业能力并减少再犯的可能性。应努力去对罪犯进行教育，使他们在出狱时能比当初入狱时更好地适应社会，并在社会中生存。

4
大脑发育与责任

> 常识……不是在街上的直觉。我们在谈论使用常识作为出发点，去了解你愿意考虑和你不太可能去考虑的问题。

> ——丹尼尔·斯特恩（Daniel Stern）

在我们实施惩罚时，需要考虑被告的大脑是如何运作的。理论上，我们只惩罚大脑健康的人，我们都同意"疯子"不应受到惩罚，这是古希腊和罗马以及《塔木德》中都遵循的原则，它具有生物学基础。弗兰斯·德瓦尔描述过一只患有唐氏综合征的智力缺陷的恒河猴被其群体允许去做各种其他猴子被禁止去做的事。

尽管我们应该仅仅惩罚大脑健康的罪犯，但在荷兰因犯罪而被起诉的青少年罪犯中有 90% 患有精神疾病，正如西奥·多雷耶斯（Theo Dorelijers）教授在其 1995 年的论文《刑法与专业援助之间的诊断评估》（*Diagnostic Assessment between Criminal Law and Professional Assistance*）中显示的那样。我们或许能根据社会对获得补救的需要来证明对他们的监禁是合理的，但他们也应该得到治疗。

关于刑事司法，我们一直在谈论责任，但基因变异和产前产后大脑发育之间的差异是决定一个人触犯法律和秩序的可能因素之一。男孩比女孩更具攻击性的原因包括，他们在母亲怀孕的后半期暴露在高睾酮水平环境，以及从青春期开始具有更高水平的睾酮。然而，有些孩子比其他孩子更具攻击性，遗传因素在这里扮演了重要角色——正如双胞胎研究表明的那样。而没有人应该对自己的基因负责。罹患多囊卵巢综合征而导致睾酮水平升高的女性更易沉溺于犯罪行为，包括攻击性犯罪，她们也不能对自己的疾病负责。

那些在孩提时代就被虐待的人后来去虐待其他儿童，应该承担多大的责任？青春期少年脑中突然升高的性激素导致其大脑的几乎每个部分的功能都发生了改变，对此他们该负怎样的责任？——进入青春期后，孩子不得不学会去处理自己的与之前非常不同的大脑，而控制冲动并在很大程度上指导道德行为的前额叶皮质直到24岁才成熟。成瘾者的行为在一定程度上是由其DNA的微小变异或宫内发育期间营养不良而引起的，他们该如何对自己的成瘾行为负责？恋童癖的形成基础是特定的基因和非典型大脑发育而形成的性取向，我们应该让这些因素负起道德责任吗？我们从对荷兰"饥饿冬天"长大的儿童的研究中了解到，怀孕期间营养不良会增加儿童出现反社会行为的可能性，遗传背景和母亲在怀孕期间的吸烟习惯导致孩子的注意力缺陷多动症，从而导致其触犯刑法，他是否应该对此负责？

如果孩子没有得到治疗或无法治疗，谁应该去为其触犯法律负责？电影《l拉泰特·奥特》（*La Tete Haute*）讲述了一个孩子以及那些耐心为他工作的社会工作者身处绝望的恶性循环境况的故事，这个孩子非常好斗，伴有注意力缺陷多动症和反社会人格障碍，他从未从他非常年轻的母亲那里得到必要的帮助，这位母亲的智障甚至比这个孩子还严重。凯瑟琳·德纳芙（Catherine Deneuve）扮演那位在少年法庭中工作的睿智的年长法官，她从男孩7岁开始，到自己退休而男孩长大到17岁期间，一直在尝试让孩子走上正确的道路。

无论默克尔巴赫提出了什么样的建议（见第二十四章第3节），"道德责任"不仅是一个难以在实践中贯彻的概念，当涉及犯罪和惩罚时它也像自由意志概念一样是多余的。问题的要害是，如果人们不遵守规则，社会就无法运转。因此，必须执行这些规则。

在我们老龄化的社会中，一种新现象正在出现：没有犯罪前科的老年人突然开始犯罪。在美国旧金山市，37% 的额颞叶痴呆患者有犯罪记录，而对进行性失语症患者来说，这一数字为 27%。在转诊至记忆和衰老诊所的整个老年群体中，8.5% 的人被证明犯有罪行，最常见的罪行是盗窃，而阿尔茨海默病患者经常是交通事故中被判有罪的一方。其他罪行包括抢劫、诽谤、不当性行为和持续非法入侵他人领地。因此，应该检查违法的老年人是否有痴呆症的症状，而这种现象再次引发了对"道德责任"和"自由意志"等概念的深刻质疑。

5
问责制

你的大脑是否在正常或不在正常地运作，或者你是否可以依法被减轻责任，这些都不是简单的问题。专家之间的意见分歧现象也一再说明了这个问题，2011 年造成 77 人死亡的挪威大屠杀的肇事者安德斯·布雷维克（Anders Breivik，生于 1979 年）是否应对他的行为负责的问题，最终被法院裁定他需要负责，并被判处 21 年监禁，这是挪威的最长刑期，根据条款规定，理论上他可以被释放的时间是至少服刑 10 年之后。等关押了 21 年之后，需要判断他是否仍然对社会构成威胁。

那位在 2007 年认为自己两岁的女儿会被撒旦信徒谋杀，并为了预防此事而将女儿从阿姆斯特丹女王百货商场的四楼扔下去的母亲是否应对自己的行动负责？尽管行为学专家们难以达成共识，这位母亲显然患有偏执妄想症。1843 年的丹尼尔·麦克诺顿（Daniel M'Naghten）也是如此，他认为托利党（英国保守党）在追杀他，所以他决定去杀死托利党首相罗伯特·皮尔爵士（Sir Robert Peel），然而他意外地杀死了首相的私人秘书。基于他的精神错乱，他被宣判为无罪，法官们还最终达成了《麦克诺顿规则》（M'Naghten rule），根据该规则，如果一个人精神不健全，不知道自己在做什么或不知道自己在做的事是错的，那么他就不必为自己的行为负责。

撇开《麦克诺顿规则》所指的特定行为不谈，一位有幻听的个体可能会听到去做某事的命令并感到必须服从，就像25岁的精神分裂症患者米哈伊洛·米哈伊洛维奇（Mijailo Mijailović），他听到一个声音命令他杀死瑞典外交部部长安娜·林德（Anna Lindh），他就去做了。有盗窃癖者知道偷窃是错误的，但仍然继续去做。精神疾病可以在不影响个体知识的情况下对个体的行为产生强大影响。出于这个原因，"控制"的概念被添加到《麦克诺顿规则》中：你不用对你的无法控制的冲动负责。因此，患有抽动秽语综合征的人如果因为肌肉抽动而打了人，是不应该受到惩罚的。

在荷兰，相关的规则是《刑法》第39条："由于精神发育缺陷或精神疾病而无法对其行为负责的人不承担被惩罚的责任。"与《麦克诺顿规则》不同，这条规则并没有说明一个人"神志不清或心智不正常"的确切条件，因此它在实践中并不适用。人们已经为以疾病影响为中心的问题制作了一份文件，但它还不是法律。

法医精神病学家关注精神病患者的犯罪行为，然而法律责任或缺乏法律责任仍然是刑事案件中法官需要决定的法律问题。目前荷兰精神病学医生的工作指南里已将刑事责任的等级从五级减少到三级：有责任、无责任和减轻的责任。但精神病学医生不使用"刑事责任"的概念来为其对犯人的强制拘留和强制治疗进行辩解。这个概念也并非来自精神医学领域：在日常精神医疗保健中，医生们按症状、紊乱、治疗和安全等方面来看待如何去治疗患者，而不用其所承担"责任"的概念。与刑事法官们相反，正如赫尔本·梅嫩（Gerben Meynen）教授辩说的那样，精神病学家不需要用这个概念来决定对患者的未来治疗。

正如梅嫩教授所言，希望在不久的将来开发出神经科学方法，可以更多地了解罪犯的精神状态，而不必依赖当事人对他或她自己的评价。这一观点的重要性也由以下事件证明：2015年3月24日，德国之翼（Germanwings）的副驾驶安德烈亚斯·卢比茨（Andreas Lubitz）在机长如厕时驾驶那架载有144名乘客、4名机组人员和2名飞行员的飞机撞毁在法国阿尔卑斯山。副驾驶在过

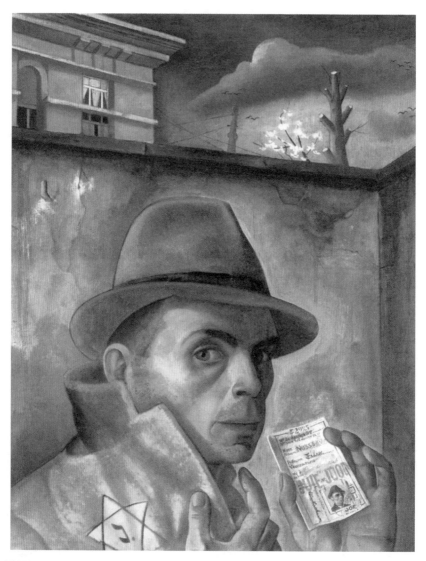

图 150

菲利克斯·努斯鲍姆（Felix Nussbaum），拿着犹太人身份证的自画像。他曾祈愿道："如果我死了——不要让我的画随我一起死。把它们示以众人。"1940 年努斯鲍姆因德国公民的身份被逮捕，并被关押到法国南部。他设法逃了出来，躲藏到德国占领的布鲁塞尔，然而在布鲁塞尔解放前不久，他又遭到抓捕。1944 年，他死于奥斯维辛集中营。作为移民，努斯鲍姆不受欢迎，作为德国人，他又被捕入狱，作为犹太人，他最终惨遭杀害。

去因有自杀的冲动而接受过治疗，但他的雇主对此一无所知。如果一个人说他感觉自己完全健康，目前人们还无法去证明情况并非如此。

6
道德责任？

> 我们知道，一位可以在晚上阅读歌德或里尔克的书籍的人，或是演奏巴赫和舒伯特乐曲的人，却可能早上在奥斯威辛集中营干活。

——乔治·施泰纳（George Steiner）

我们惩罚对社会造成伤害的行为。有一种极端形式的伤害行为可以发生在精神病态的人格中，拥有这种人格的个体缺乏同理心，导致他们对自己给他人造成的痛苦漠不关心。精神病态者只关心他们自己的收益。这是一种有时伴有大脑可见改变的疾病。精神病态者的前额叶皮层的眶额结构和中线结构较正常人小 20% 左右，而前扣带回皮质、杏仁核和岛叶皮质也有异常。

希特勒患有帕金森病，为此他接受了安非他命药物治疗，而多年来他已被贴上许多精神疾病标签：偏执型精神分裂症、吸毒导致的精神病、精神病态、反社会人格障碍、虐待狂人格障碍、边缘人格障碍、双相障碍和阿斯伯格综合征。此外，德国作家诺曼·奥勒（Norman Ohler）在他的《闪电战：纳粹德国的毒品》（*Blitzed: Drugs in Nazi Germany*）一书中声称，希特勒不断使用激素和毒品。在 1944 年的最后攻势中，希特勒被认为没有一天没喝醉过。海洛因起初让他欣喜若狂，然后就恣意地狂怒。他因睡眠障碍而服用巴比妥类药物，并注射了甲基苯丙胺。问题是，究竟是他的性格、他的药物滥用和他的疾病等因素中的哪些成分导致了他的冲动决定、激动、发脾气、缺乏同理心、仇恨以及其他行为异常？

也许连希特勒这样的怪物都无法为自己的行为承担道德责任，但这并不意味着他应该逃脱惩罚。这一结论不是基于关于自由意志的论证，而是基于他对世界造成的难以估量的伤害，以及给予受害者补偿的必要性。当你开始思考那些大多数被洗脑或以其他方式成为希特勒追随者并实施大屠杀的德国人时，这个问题就会变得更加困难。我们是否也应该追究他们的责任并惩罚他们？而如果是，你如何惩罚整个国家？谁应该对一个作为超级有机体的人群的行为负责？这一问题的难度还会在我们有勇气向自己提出如下问题时变得更为艰难：在那些情况下，我自己会怎么做？毕竟，每个国家都在战争时期犯下罪行。经历过德国集中营恐怖的荷兰裔犹太律师阿贝尔·J. 赫茨伯格（Abel J. Herzberg）在战后发表过演讲。有一次，听众中的一位犹太妇女站起来问他："赫茨伯格先生，为了防止我们的孩子再次成为受害者，我们必须做些什么？"他的回答是："问题不是这个，女士。问题是我们必须做些什么来防止我们的孩子成为暴君。"只有极少数人会有他这样的智慧。

总会有些人，在某些情况下（在战争期间，或由于某种契机而凌驾于他人之上时）彰显自己的精神病态行为。我们可以代表赫茨伯格给出的唯一答案是，我们必须确保这些情况尽可能少发生。一个开放、民主的社会，社会中的人们接受良好的教育并学会独立思考和批判性思维，在我看来是最好的保障。但极端组织"伊斯兰国"（ISIS）分子中的年轻欧洲人证明了事情很容易出错。

出于完全同样的原因，我们也可能会对英雄行为的优点质疑。不少人在第二次世界大战期间因为藏匿犹太人而被抓捕并因此死亡，其他人从未考虑过去冒这样的风险。我们应该如何对他们进行判断？我们——大体来说就是社会——钦佩那些帮助他人而对自己没有任何好处的人，他们的行为是基于其基因及其大脑早年的发育方式。纯粹的利他主义对社会有益，相反我们鄙视那些把自己放在首位而伤害他人的人，即使他们的行为纯粹是基于其基因及其大脑早年发育的方式。对英雄人物或表现出杰出道德行为的人的钦佩是无可非议的。社会需要去运转，即使以有助于其运转的方式行事的决定源于大脑的结构并可以被描述为冲动，该决定仍然令人钦佩，我们对这位个体和他的大脑两者都钦佩，是正确的。

弗兰斯·德瓦尔是这一研究领域的专家，他指出人们通常根本不考虑道德行为。我们按道德行事是基于本能，而本能又具有强大的生物学基础。之后，就像其他所有的快速决定一样，我们会不假思索地为自己所做的事情编造理由。在极端的战争年代，精神病态和英雄行为难以区分。

人们帮助他人的动机可以非常不同。有人帮助别人是出于真正的同理心，另外的人这样做是因为这符合他自己的利益。如果有人在第二次世界大战期间向一位富有的犹太人索要大笔金钱，声称会帮他隐藏犹太人，我们可能会问那笔钱后来发生了什么效果，是其他犹太人也得到了帮助被隐藏起来，还是接受钱的人只是将现金收入自己囊中？答案将清楚地表明那个人属于哪一类人。这需要根据一个人的意图和该行为对社会运作的重要性来加以判断。

脑科学的新发展和对社会的影响

第二十五章
预防和治疗脑部疾病

那些有特权知道的人有义务去采取行动。

——阿尔伯特·爱因斯坦

我们富有创造性的大脑一直是艺术、科学和技术发展的引擎。在未来的岁月里，神经生物学的见解将产生越来越多的社会影响。这不仅将显示为预防和治疗脑部疾病所必需的知识的发展，而且将显示在神经生物学在社会科学中的应用，例如神经经济学、神经营销学等当中。我们还从神经生物学的进展中获得了其他见解，正如我们在本书中已经看到的那样，例如对于犯罪行为的背景的了解对刑法产生了影响；而老年人的独立性和高水平教育正导致围绕生命终结的问题发生重大变化。然而，同样重要的是，我希望随着公众对大脑研究的兴趣的日益增长，能够逐渐打破围绕大脑疾病的禁忌。

1
复杂的大脑发育

从大脑发育伊始，我们大脑的遗传易感性、我们的身体与环境之间就在发生持续、密集和动态的相互作用。出生前的环境在本质上是化学性的，但社会因素，例如孕妇遭遇的环境压力也产生一定的影响。那些穿过胎盘而影响胎儿脑的新感染，例如 20 世纪 80 年代的艾滋病和 2016 年的寨卡病毒（zika virus）等将继续造成让我们吃惊的结果。胎盘损伤也会导致孩子的神经系统疾病。孩子出生后，影响其大脑发育的环境在很大程度上是——虽然不仅仅是——社会性因素。到我们四岁时，我们的脑细胞数量已达到成年期的数量，但是细胞之间的联系会在很长时间内持续发育：就前额叶皮质而言，这种联系的发育会持续到 24 岁。

因此，大脑在出生后的很长一段时间内可以受到家庭、学校和文化环境的刺激而发育。出于同样原因，在这个敏感阶段，有害的环境因素会对大脑发育产生长期的、有时甚至是永久性的影响。环境应激因素甚至会导致 DNA 发生永久性化学变化，也即表观遗传学变化，例如遭遇忽视或遭遇虐待的孩子在其余生中罹患抑郁症的风险增加。正如我们所见，每一个大脑——因此每一个人——作为在母亲子宫中非遗传性发育过程，包括大脑的自组织化和环境影响的过程的结果，都变得独一无二，这种独一无二的特征也见于那些一开始带有相同基因的同卵双胞胎个体。

在极其复杂的大脑发育过程中，偶然性（或运气）会显示其效果，这可以见于例如母亲和父亲的 DNA 组合中，以及环境辐射引起的基因新突变中。总是会有一小部分孩子碰上坏运气，他们今后可能被证明具有智力残障或有精神问题。一旦你对大脑发育所涉及的所有过程有所了解，你就不会再感到惊讶不已。事实上，我们更该感到惊讶的是，那些简直令人难以想象的复杂过程居然通常能产生一个功能良好的、富有创意的大脑。

2
早期发现和治疗脑部疾病

精神疾病是通过个体的遗传易感性和大脑早期发育期间所遭遇的因素之间的相互作用而产生的。孕妇所经历的应激性生活事件、胎儿接触的某些化学物质、童年期被忽视、被虐待或后来的城市化、移民和歧视等应激因素也会促使精神疾病发生。了解这些因素就可能帮助人们去预防精神疾病发生。

一项对来自 29 个国家的 203 项研究的荟萃分析显示，精神疾病不仅会部分地，而且甚至会完全毁掉患者的生命，同时还导致患者的寿命比没有罹患精神疾病的人平均短 10 年。自杀只是造成这种寿命缩短的部分原因。在这里，值得提一下的是一项正面进展方面的意外发现：在非常大的家庭中出生的，例如位于老六或更后面出生的女性，其发生精神问题，例如心境障碍、精神分裂症和自杀的概率显著高于平均水平。这种现象从未获得过解释，但当今大多数国家都自行解决了这个问题。让我们为避孕喝彩三声！

某些遗传性代谢性疾病以及先天性神经系统异常，例如脊柱裂、大脑缺失（无脑畸形）以及唐氏综合征已经可以在母亲怀孕期间通过羊膜穿刺术、绒毛膜绒毛取样、孕妇血液中胎儿 DNA 检测或超声波扫描而查出，并可以考虑终止妊娠。

新技术发展使得去选择健康的胚胎成为可能。在荷兰的福伦丹镇（town of Volendam），三分之一的人口携带了四种在当地高发疾病中的一种或多种，因为大多数人都是少数几个当初在那儿建立该镇的家庭的后裔。目前，那里的所有居民都接受了针对这四种疾病所做的基因筛查。其中之一是 2 型脑桥小脑发育不全，这是一种小脑发育紊乱疾病，它会导致严重的智力障碍和寿命缩短。现在，科学家已可以为疾病基因携带者提供受精卵植入前基因诊断。其方式是将卵细胞从妇女体内取出并在体外受精，产生几个胚胎，胚胎中的细胞开始分裂。一旦它们发育到八细胞阶段，研究人员就从每个胚胎中取出一个细胞，用于确定哪个胚胎中的细胞没有异常；然后，将健康的胚胎植入妇女的子宫。完成这个复杂的程序之后，妇女的受孕率大约是 20%。

某些遗传性疾病可以在孩子出生后对其足跟采血而筛查检测，然后通过药物或特殊饮食治疗以防止严重的脑损伤。此外，如前所述，人们可以通过改善儿童大脑发育环境的社会因素而去预防甚至治愈精神疾病。有时，作为最后的手段，可能需要将年幼的孩子从他们的家庭中带走，因为有害的环境会对孩子的大脑发育造成永久性伤害。

尽管可以采取以上所有措施和预防方法，但是，任何家庭都有可能出现患有精神疾病的孩子。因此，社会必须承担起责任。这意味着首先需要将患者送到专科医生那里去做诊断和治疗。

在欧洲，自戈雅于 1812 至 1819 年所画的疯人院以及菲利普·皮内尔（Philippe Pinel）医师于 1776 年在巴黎的比塞特疯人院（或者说庇护所）给精神病患者解开镣铐以来，我们已经走了很长一段路。但在孟加拉国，精神分裂症患者的腿仍然被铐在牢房里。

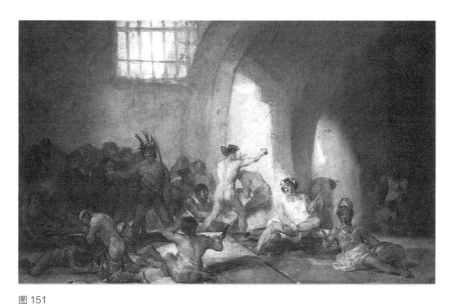

图 151

《疯人院》，弗朗西斯科·德·戈雅绘。

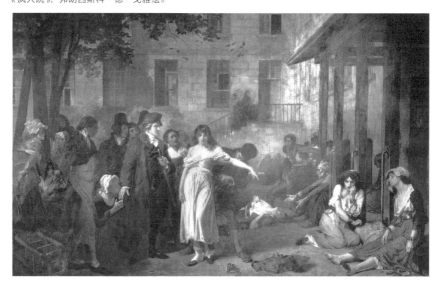

图 152

菲利普·皮内尔医师观察巴黎的比塞特疯人院里精神病患者被解开镣铐的情景。托尼·罗伯特·弗勒里（Tony Robert-Fleury）1796 年绘制的巴黎萨尔佩特里埃医院（Hôpital de Salpêtrière）《公民皮内尔下令解除疯人们的锁链》。画面中心有一位癫痫发作的患者。皮内尔并未参与任何实际意义上的解除病人枷锁的行动。皮内尔直接参与解除病人的枷锁的神话出现于他呼吁对精神紊乱患者进行更人道的治疗的几十年后。

3
怀孕前和怀孕期间的预防措施

你越早投资于儿童的发育，你收获的回报就越大。

——詹姆斯·赫克曼（诺贝尔经济学奖得主）

即使在怀孕之前，也有一些事情会提升让孩子拥有功能良好的大脑的概率。首先，父母的年龄是影响孩子脑部疾病风险的重要因素。我们早已知道，一旦女性在 35 岁之后怀孕，其孩子罹患唐氏综合征的风险会显著增加。最近有研究发现，父亲如果超过 45 岁，其孩子罹患精神疾病的风险就会增加，包括躁郁症、注意力缺陷多动症或自闭症，以及精神病、自杀企图或成瘾。因此，推迟生育——通常出于职业原因——是有风险的。

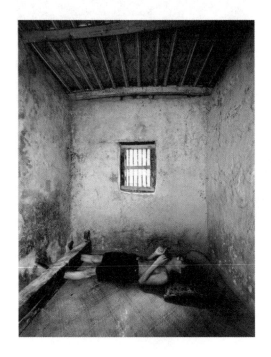

图 153

舒布·法鲁基（Shoeb Faruquee），2005 年世界新闻摄影比赛，阿姆斯特丹。孟加拉国一名 18 岁的男子被铐在精神病院的牢房里，该院有 24 个这样的牢房。据院长说，自 1880 年这座精神病院建立后，已有数以千计的患者通过这种方式被"治愈"。有一位孟加拉国的医学生参加了我在中国举办的讲座，他告诉我，在他的国家，人们认为精神病是被邪灵附身，可以通过这种方式驱除邪祟。

在计划怀孕前4周，妇女应服用叶酸（每天0.4毫克）以预防孩子出现例如脊柱裂或无脑畸形等先天畸形。毋庸置疑，应该认真建议孕妇在计划怀孕前的几个月停止吸烟、饮酒和吸毒。妇女还需要注意不要在怀孕期间生病或接触工作中的有毒化学物质，例如杀虫剂。问题是，有多少夫妇既仔细对怀孕做了计划，又听从了这样的建议？毫无疑问，在不久的未来，人们对孕前医学的关注将会日益增加。

预防大脑发育疾病至关重要，因为正如社会改革家、演说家、作家和政治家弗雷德里克·道格拉斯（Frederick Douglass，1818—1895）所说，"培养强壮的孩子比修复破碎的成人更为容易"。在怀孕期间，应禁用酒精、烟草和消遣性毒品，因为它们会对孩子的大脑发育产生永久性的负面影响。2015年，荷兰刑事司法和青少年保护管理委员会主动向政府部长们提出建议，如果有必要，应将在怀孕期间吸烟或饮酒的妇女所怀的孩子置于监管之下，这样社会工作者就更容易对这位母亲的行为进行干预以期改变其行为。这个建议无疑是善意的，但我们始终应将这类成瘾行为视为一种疾病，而不是犯罪行为，并对疾病展开治疗。

我们需要对孕妇用药采取极端的克制。可以取孕妇的头发（每月长一厘米）并对其进行分析，以查看她在孕期的哪个时刻摄入了哪种物质。这种检查所形成的时间线显示，母亲在怀孕前后和怀孕的前两个"三月期"内吸食大麻、可卡因或摇头丸，所孕的孩子罹患脑部疾病的风险是通常情况的3倍。

五分之四的女性在怀孕期间使用治疗药物。荷兰畸形学信息中心向医生、助产士和药剂师提供了可能导致先天性畸形的有关药物信息和用药建议。但是，这些建议主要涉及的都是导致典型的畸胎，也即肉眼立即可见的畸胎的药物信息，而它们仅代表了冰山一角。

一个例子就是丙戊酸盐。对许多癫痫患者来说，丙戊酸盐是一种很好的治疗药物，但是给孕妇服用时它会增加胎儿罹患脊柱裂和其他先天性畸形的风险。因此，畸胎学荣休教授保罗·彼得斯（Paul Peters）建议，在胚胎开始发育大脑、脊髓和神经管时应给予孕妇使用其他抗癫痫药物。然而，化学物质在大脑发育后期引起异常的现象更为常见，也即只有在儿童出现学习和行为困难时才会暴露出异常的现象。就丙戊酸盐而言，如果孕妇在怀孕期间使用，它还会增加其所孕孩子智商较低、自闭症和记忆障碍等风险。在我看来，患有癫痫的孕妇应该在整个怀孕期间都使用其他种类的抗癫痫药。功能学研究表明，卡马西平这个药物更为可取。

我们越来越关注环境中的某些物质可以穿过胎盘而影响胎儿大脑发育，例如可以增加罹患自闭症风险的微粒，以及例如可以干扰内分泌功能的塑料软化剂，它们会破坏大脑的性分化并导致低智商。怀孕期间母亲罹患的疾病也构成了对孩子大脑发育的威胁，需要在早期进行适当的治疗。

研究发现，患有自闭症或发育障碍的儿童，其母亲在怀孕期间罹患毒血症的概率是正常的2倍，而罹患严重毒血症的概率是正常的5倍。然而，孕妇毒血症对孩子罹患自闭症的影响很小。自闭症的发生，更重要的是遗传因素。同样，我们可以尝试通过治疗，例如通过给予孕妇低剂量的阿司匹林来降低环境因素导致的例如毒血症的风险。

超过60%的先天性智力障碍是由于孩子的DNA出错。随着胎盘细胞的正常死亡，宫内孩子的DNA会出现在母亲的血液循环中。在不久的将来，人们可以在孕早期对这些细胞测试大多数形式的儿童先天性智力障碍，从而方便孕妇去考虑是否终止妊娠。原教旨主义基督教团体（该团体反对堕胎）能够将这一进展推迟多久还有待观察。但他们不可能完全阻止它。

4
食物与美食文化

营养在一个很窄的时间窗里对一个人的生命扮演着最关键角色，也即从怀孕开始一直到生命的第二年之间的一千天里。

——希拉里·克林顿，2011年

当我旅行时，我总是意识到我们生活在一个不再经历重大粮食供应问题的国家是多么幸运。世界上仍有数亿儿童因食物短缺而遭受严重且永久性的大脑发育障碍，其情况堪比二战时荷兰的"饥饿冬天"。这不仅会导致智力永久低下，还会导致精神分裂症、抑郁症和反社会行为发生的风险增加。

胎儿会适应它所面临的营养状况。子宫内的食物短缺会导致胎儿大脑系统进行调整，以使每一个卡路里都被利用起来，而出生后孩子就几乎无法停止进食。如果环境中确实存在食物的长期短缺，那么胎儿大脑的这种调整显然是一件好事。但是，如果婴儿和幼儿的环境中有足够的营养或食物，或如果子宫内的营养不足仅仅是由于胎盘功能不良引起，那么胎儿脑的这种系统性调整就会提升未来体重过重、肥胖和糖尿病的风险。因此，胎儿大脑的这种调整仅仅在短期内有益。没有人能指望胎儿的大脑参与长远计划。

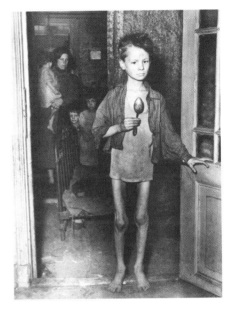

图 154

马吕斯·梅吉布姆（Marius Meijboo），花园街的亨基·霍尔维斯特，一张关于饥饿寒冬的照片。（阿姆斯特丹，1944 年）

还必须预防女性在怀孕的早期阶段发生肥胖，以避免其所孕孩子在今后发生肥胖。因为胎儿从肥胖母亲那里获得过多的葡萄糖后，可以在自己的胰岛素的帮助下变得肥胖。这意味着孕期母亲的糖尿病会导致她的孩子患上糖尿病。

甲状腺激素对儿童大脑和内耳的正常发育至关重要。但只有当甲状腺产生的激素的分子都含有 3 个碘原子时，这些激素才能正常工作。如果土壤中缺碘，食物中也缺碘，那么甲状腺激素的作用就会很差，这将导致孩子的智力残疾和耳聋，也即克汀病。克汀病患者经常会出现甲状腺肿，这是由甲状腺增大引起的，因为缺碘者的甲状腺试图从吃进的食物中尽力提取那些极少量的碘。

自从瑞士在食盐中添加碘后，其国内所有的"聋哑人"机构都逐渐关门大吉了。然而，碘缺乏在世界许多地方仍然存在。我过去在中国东部的安徽省山区目睹过克汀病患者。克汀病也曾经是荷兰的一个严重健康问题，但自从荷兰先在食盐中加碘，再用碘盐去制作面包之后，这种疾病就消失了。这是否代表可以保证这种病永久消失还得另说：现在荷兰有一种趋势是，去吃不含碘的"健康有机面包"，以及出于完全没有根据的对麸质过敏的恐惧而根本不吃面包。碘摄入过多也不好，因此建议女性在怀孕期间不要吃紫菜包裹的寿司或紫菜汤。我更喜欢"不要过度"的建议。

在母亲子宫内，胎儿不仅为自己出生后预期的食物量做了准备，还为食物的成分做着准备。出生后，婴儿对出生前通过母亲并主要通过自己的嗅觉所接触过的味道具有偏好。当孕妇吃大蒜时，羊水的气味会发生改变，因此她的孩子将来不会排斥大蒜。孩子学会欣赏味道的敏感时期会延续到其出生后的最初几个月。母乳喂养会影响孩子两岁时的食物偏好。根据荷兰国家公共卫生与环境研究所的数据，只有 1% 的荷兰儿童摄入了足够的蔬菜。许多孩子非常不愿吃蔬菜，但也许妈妈们应该扪心自问，在母乳喂养期间自己是否进食了足够的蔬菜，以便让孩子的大脑对摄入蔬菜的味道做了充分的编程呢？

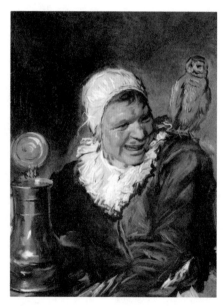

图 155

弗朗斯·哈尔斯（1633—1635）所绘《疯芭比》。画中人物名叫芭芭拉·克莱斯，她的绰号疯芭比（Malle Babbe）是疯芭芭拉（Malle Barbara）的简写。她从 1646 年起就因患有智力障碍而被关在哈勒姆的救济院里。1663 年，她死在了那里。她患有克汀病。

5
出生后的环境

　　对我来说，穷人就像盆景树。……你种下的种子没有错，只是你
提供的基础土壤不适当。

　　　　　　　　　　　　　　——穆罕默德·尤努斯（Muhammad Yunus）

　　出生后，孩子的大脑发育受到周围的社会和文化环境影响。孩子最好是在
温暖、安全和富于刺激的环境中成长。适当的刺激可以减少孩子遭遇任何缺陷

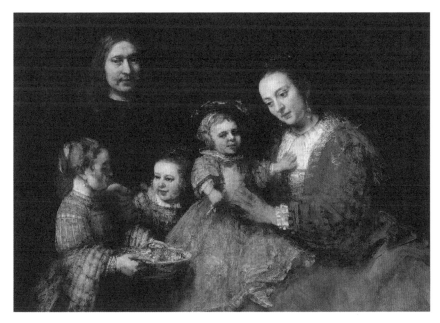

图 156

《全家福》，伦勃朗作（大约 1665 年）。

的风险。对早产儿或低体重儿，在保育箱中播放莫扎特音乐对于发育具有正面刺激效应。我们需要从一开始就关注儿童成长的社会环境，以便更有效地解决对儿童的忽视、打骂和其他虐待问题。我们成长的文化环境和语言环境各不相同，国家之间、东西方、南北方、族群之间，以及城市与国家之间也存在差异；而大脑的发育也会受到职业、社会经济地位、宗教以及童年时期是否存在战争和冲突的影响。许多孩子缺乏一个温暖、安全的成长环境。据联合国儿童基金会称，2014 年对儿童来说是灾难性的一年，因为那一年充满了战争、恐怖袭击、埃博拉病毒和饥荒等。2014 年全球有大约 1500 万儿童遭受了严重痛苦，许多儿童因此在大脑发育方面将永远落后。

所有这些发育的早年影响都会烙印在我们大脑的结构和功能上。就文化对儿童大脑发育的影响而言，我对下一代脑研究人员能够针对人脑组织库所提供的人脑样本进行研究寄予厚望。眼下，中国人脑组织库正在中国杭州等地建设。与荷兰人脑库的人脑样本进行系统比较可能会在未来产生一些令人惊讶的结果，因为即使是语言等文化因素也会导致人与人之间大脑发育的差异。

吸吮乳汁有助于巩固母子之间的联系：婴儿吮吸母亲乳头会刺激母亲大脑内的激素即催产素的释放，催产素作用于乳房而泌乳。催产素也会释放到母亲的脑中，这对于加强她和宝宝之间的联系很重要。催产素不仅在母乳喂养期间释放，而且在母子之间温暖接触时也会释放，因此，在母子关系方面，出生几个月后采用母乳喂养和采用配方奶和奶瓶喂养的方式之间就不会带来显著差别了。

被忽视的孩子，或与母亲没有温暖接触的孩子在将来也无法进行这种母子交流。你从小的经历会决定你成年后的举止。然而发育迟缓则未必是永久性的，一项在牙买加进行的简单、随机分组的心理学干预研究持续了 20 年之久，随后，科研人员对被试者中发育迟缓的幼儿做了一项持续了两年的跟踪研究。当初的心理学干预措施包括：卫生工作者每两周访问一次这些儿童，向父母教授育儿技巧并鼓励母亲以提高认知和社会情感技能的方式和孩子进行互动。20 年后的访问表明，这些心理学干预措施使这些技能提高了 25%，足以使当初那些孩子们达到没有发育迟缓问题的对照组的标准水平。所以说，科研人员通过改变环境这一相对简单的方法取得了很大的成就。

6
化学物质和麻醉剂对大脑发育的影响

许多化学物质，无论是在出生前还是出生后遇到，都会对孩子的大脑发育产生永久性影响。孕妇应绝对避免吸烟、饮酒和娱乐性吸食毒品。她们还应尽量避免在可能接触到化学品的环境中工作，例如在农场和某些类型的工厂和实验室。怀孕期间和出生后最初几年在城市或工业化地区接触空气中颗粒物会增加孩子罹患的风险。在阿姆斯特丹史基浦机场附近，人们测量到由煤油燃烧产生的超细微颗粒物的浓度升高。暴露于这种污染当中可能造成的破坏性影响尚需进一步研究。怀孕期间的处方药物使用也需要严加限制。如果孕妇生病了，例如罹患了轻度抑郁症而需要治疗，则可以选择非药物干预，例如光线疗法或互联网疗法。

对包括非人灵长类动物在内的动物进行的实验表明，麻醉对年轻大脑的发育有许多长期负面影响，表现在例如对学习、记忆、注意力、社会行为和空间技能等方面的影响。对儿童的回顾性研究表明，那些在 3 岁之前接受全身麻醉手术以修复腹股沟疝的儿童，罹患智力障碍、自闭症以及语言障碍的风险更高。另一项回顾性研究观察了 4 岁之前接受全身麻醉的儿童，得出的结论是，经过两次或更多次手术后，儿童发生学习困难、智商低下和注意力缺陷多动症的可能性增加。

如果要证明这种效应的确是由全身麻醉引起，而不是那个需要进行手术的疾病引起，那么唯一正确且在伦理上可接受的方法是，建立随机分组试验去比较全身麻醉和局部麻醉的效应。在获得那些结论之前，明智的做法似乎是尽可能推迟对儿童的手术，至少要等到他们 4 岁；而如果确实必须进行手术，那么只要可行，就使用局部麻醉剂去进行。那些疗效尚未得到证实的外科手术，例如切除扁桃体来治疗上呼吸道感染等手术，则根本不应该对儿童做。还应建议不要在全身麻醉下对幼儿反复进行牙科治疗。

7
学校学生

小学里的音乐、艺术和体操课程都对孩子的大脑发育有益。音乐训练可以提高孩子的智商和认知能力。研究表明，为 7 至 10 岁儿童开设的为期 15 周的美术课程可以改善执行功能、情绪和大脑皮层的厚度。我至今仍记得学生时代我们被带到阿姆斯特丹市立博物馆去上课时的经历：我们被卡雷尔·威林克（Carel Willink）的魔幻现实主义深深吸引。孩子们能够从艺术中获得真正的乐趣。

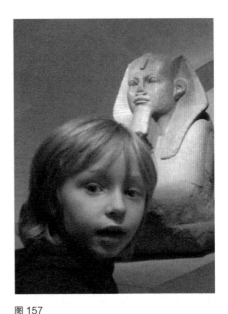

图 157

我的孙子亚历山大 4 岁时被古埃及人的艺术深深吸引，每次我们去巴黎时，他都想带我和我妻子一起去参观卢浮宫里那一部分的展览。

体育课还可以特别提高在校学生执行功能方面的表现，并降低肥胖风险。不幸的是，荷兰和其他地方的小学的音乐课与体育课都被大幅削减了。大多数专业教师离开了学校。男孩子们尤其具有强烈的运动冲动，而如果缺乏有组织的体育课或体育运动，这种冲动就会受挫。目前，小学教育已经显示了"女性化"特征，也即一些教师没有意识到体育活动对小男孩的重要性，有时他们太急于给那些男孩子贴上"注意力缺陷多动症"的标签。在中国，6至8岁的儿童每周约有4小时的体育活动，9至11岁的儿童每周约有3小时的体育活动。此外，有的学校每周有3个午休时间专门用于运动。在小学，每周约有2个小时用于音乐课和美术课，周三和周五下午会安排包括唱歌、跳舞、演奏乐器等的"俱乐部活动"。我们寄希望于政府在未来调整政策，让荷兰和其他地方的学校能再次为音乐课和体育课提供足够的时间。

直到青春期时，女孩的发育都比男孩早两年左右。然而，这种性别差异并不意味着我们应该回到男女生分班或分校去教育的时代。女孩群体内部和男孩群体内部的个体差异也很大。两个群体内部都有快速发育和慢速发育的个体，而那些一开始发育缓慢的个体完全不代表会成为最终大脑发育水平较低的个体。因为大脑的发育可以走非常不同的路径，所以应该非常谨慎地对待每位孩子的小学考试成绩。在12岁到16岁之间，孩子的语言和非语言的智商可以改变10分，这引起人们对荷兰孩子们在11岁时参加的那种决定哪种中学最适合他们的分选考试的关注。

有些孩子只有在开始学习他们自己真正感兴趣的东西时才会有出色的表现。2013年，斯蒂芬·霍金在谈到他的学生时代时写道："在学校里，我所在的班级非常聪明，我从来都没能超过班里的中等生。我的课堂作业很乱，我的字迹让我的老师们感到绝望。"直到21岁之后，霍金才真正开始专心学习，当时他的肌萎缩侧索硬化症的诊断让他有了时间紧迫感。从那之后他干得非常出色。

学校应更多地考虑每个孩子的发育阶段、兴趣爱好以及潜力。人们常说，由于经济原因，在学校进行更多的个体化教育是不可能的——这也是我父母没能按我的愿望为我找到一位具有吸引力的家庭教师时给我的借口。但在我就这个议题与几位热心的老师交谈时，他们说目前他们已有可能去更多地考虑孩子们的个体化教育了。

由于青少年睡得晚，他们大多数在早晨到校时睡眼惺忪，因此一些学校正在考虑让他们早晨晚一点开始上课。荷兰18岁的艾米·皮珀（Amy Pieper）和19岁的安妮·西尔斯玛（Anne Siersema）在高中毕业时就该主题撰写了她们的毕业论文。她们从741位同学那里收集到4743份考试的成绩，并查看了每项考试的进行时间；她们同时还发出一份问卷以确定哪些同学是"早起的鸟儿"，哪些是"夜猫子"。结果发现，那些"早起的鸟儿"的成绩比"夜猫子"更好，而第一节课的考试成绩比当天晚些时候的课的考试成绩低 0.5 分。

这两位女孩不仅在其毕业论文项目评分总分的 10 分中获得 10 分，还获得了奖励；他们的研究成果发表于著名的《生物学节律杂志》(*Journal of Biological Rhythms*) 上，而她们的学校决定尝试推迟早晨开始上课的时间。

但是，正如荷兰莱顿大学生理学教授约克·梅杰 (Joke Meijer) 正确指出的那样，这些措施不太可能有所帮助。青少年有自己的"每天"25 小时的节律，那么学校就得每天推迟一个小时开始上课。此外，对于在职父母以及在农村地区的学校来说，推迟上课时间会使得交通成为问题。年轻人到校时感到疲倦的主要原因是他们睡得晚、睡觉时开着灯，以及在深夜用电脑、iPad 或手机玩那些应用程序。明亮的蓝光和源源不断的信息让他们难以入睡。如果早晨环境中有充足的光线去重置生物钟，就会对纠正这类情况有所帮助。但是，约克·梅杰教授确实认为每日晚些时候开始考试是个好主意。

有天赋的孩子可能从小就很出众。他们有的会表现为具有巨大的词汇量，或者对数字或单词很着迷。他们可能总是想知道事情是如何运作的，为什么事情会是这样，或者他们具有丰富而强大的想象力。他们喜欢和大一点的孩子一起玩，有些孩子具有惊人的幽默感并能理解成人说的笑话。他们具有很好的记忆力。他们拒绝别人用孩子气的幼稚语言和他们说话，他们有强烈的正义感，当遇到不公平的事情时会感到愤怒。

这些正面的特征有时会伴随着一些可能给他们带来麻烦的异常行为。他们中的有些人与患有注意力缺陷多动症、阅读障碍或自闭症的儿童有很多共同之处。他们在家里的行为与在学校的行为不同：在学校里他们可能非常安静、害羞或难以管理。他们有时还会表现得越来越差，或者，由于他们很容易感到无聊所以在校成绩可能大起大落。2013 年，史蒂芬·霍金说："物理一直是学校里最无聊的科目，因为它太简单、太明显了。"因此，需要为有天赋的孩子提供具有挑战性的东西去学习，例如国际象棋、外语（也许是中文）或桥牌，这样他们才不会对学校感到厌烦。

　　拥有数学、音乐、艺术或体育天赋的孩子需要给予额外的关注，使他们有机会在专业学校里发展其才能，因为他们将成为他们国家的财富。只有当孩子们受到有能力、有积极进取心的教师的激励时，他们的天赋才能够获得最大程度的发展，而那些专业学校可以提供这样的老师。这种额外的刺激是避免他们遭遇社交孤立的方式。社会对有天赋的孩子提供额外设施的收益可以是要求这些孩子向社会做出回报，这是个很好的主意，可以要求这些孩子们将自己的特殊才能和知识奉献给那些在这些特定领域缺乏教师的学校，这在当下教育系统严重忽视音乐、体育和艺术课程的时代显得尤其珍贵。

8
获得性脑损伤

　　车祸或其他事故、运动、卒中、肿瘤或其他脑部疾病，或暴力，都可能导致大脑损伤。爆炸会对士兵造成脑损伤。获得性脑损伤根据损伤的位置和程度可以导致一种或多种神经和精神症状，包括瘫痪、言语障碍、慢性疲劳和注意力分散、情绪激动、行为和学习困难、睡眠障碍、记忆问题和癫痫。爆炸点附近的军人会出现下丘脑功能障碍症状，例如激素紊乱、疲劳、焦虑和性功能障碍。遭受脑损伤的人们往往会失去工作或不得不放弃学业。他们出现犯罪行为的可能性也略微升高。由于对自己的疾病缺乏真正的认识——这在脑部疾病中很常见——获得性脑损伤患者通常很难去纠正自己的行为。

　　获得性脑损伤是儿童和青少年最常见的死亡原因。而每天有至少50位24岁或以下的荷兰人遭受脑损伤，其后果远比人们想象的要严重。人们总是认为年轻的大脑比年老的大脑更容易从损伤中恢复过来，但情况往往相反。年轻时的脑损伤会严重扰乱大脑发育，后果会首先出现在生活发生重大变化时期，例如从小学升入中学、第一次拥有性关系，或离家外出求学时期。通常，获得性脑损伤的孩子们看起来恢复得很好，但那些无形的伤害可以导致日后发生真实的问题。

人们一般认为 18 岁后孩子会停止出现冲动行为，但是，在脑损伤之后这种冲动行为常常继续发生。在由外伤导致的脑损伤中，大约 15% 的患者存在脑垂体无法识别形式的损伤，通常伴有生长激素缺乏。事实上，可以通过检测生长激素缺乏情况并为患者开出生长激素的处方；然而由于患者的包括极度疲劳在内的症状往往被归因于永久性脑损伤和损伤导致的潜在认知缺陷，因此不会对患者去做进一步的相应检测。取而代之的治疗主要就包括去锻炼那些受损的系统，也即去利用神经系统中仍然存在的可塑性了。采用音乐疗法可改善患者的执行功能、情感、情绪和步行速度，并减少焦虑和对感官享受的过度沉溺。

9
脑出血和脑梗死

另一个常见的对大脑造成严重损伤的原因是脑卒中。荷兰每年大约有 2 万人因脑梗死（也称缺血性卒中）住院。近年来，针对脑梗死的治疗有了显著改善。如果在发病后 4.5 小时内通过静脉给患者输入一种被称作"组织纤溶酶原激活剂"的物质，就会溶解大脑动脉中的血栓。

如果较大的动脉被阻塞，可以去移除其中的血栓。将一根导管通过腹股沟处的动脉一直插到脑血管中的血栓那里，然后将一个网状支架引入血栓中，打开支架，将血栓从动脉中拉出来，这样血液就可以再次在脑血管中流动。如果没有这种干预措施，许多患者将永久残疾，而眼下有三分之一的患者可以康复，而且不留下任何丧失独立生活能力的残疾。这一门名为介入放射学的新学科是脑梗死治疗领域的真正突破。

如果要获得成功的康复，在这种治疗后进行身体锻炼仍然必不可少。对照试验还表明，音乐可以刺激认知功能的恢复并改善情绪。中风后的患者每天听音乐有助于其功能恢复，并伴随大脑的解剖学变化。在患者每天听音乐并坚持6个月后，其额叶区和腹侧纹状体区出现了更多的灰质。

10
可塑性

当大脑在发育过程中无法获得来自某个感官的信息时，其他感官会在一定程度上填补它，这种现象被称为代偿可塑性。它包括两个方面：大脑皮质中其他感觉系统发育的变化，以及对其他感官信息的注意力增加。所以，失聪者可以在听觉皮层处理更多视觉信息，而且他们在次级听觉皮层处理手语。

失聪者还可以从肢体语言和面部表情中派生出更多信息。与唇读一样，面部表情在手语中也扮演着重要的语义和语法角色。如果你去看在舞台上或电视上演示手语的人的脸就会注意到这点。失聪者可以通过观察演奏乐器者或歌手的身体动作和情感表达来感知音乐的各个方面，他们通过振动来感受音乐的节拍。格莱美奖得主伊芙琳·格伦尼（Evelyn Glennie）从12岁起就失聪了，但她是一位打击乐演奏家。她说她身体的每个部位都能感受音乐。

大脑皮质的代偿可塑性主要表现在早期发育过程中失去感觉模块时，并似乎存在着一个持续到大约两三岁时的关键期。所以它并不像有些人，尤其是有些心理学家所建议的那样简单，并非所有的大脑问题都可以简单地通过大脑保留一定的可塑性这一事实而得到解决。

诚然，我们的大脑并不是一成不变的。至少在某些脑区和某些大脑系统中对于某些功能仍然存在一定程度的可塑性。毕竟，我们所学到的东西（记忆）都是神经元之间接触处的分子和结构变化，它们就是突触的可塑性改变。老年人的脑功能改善也有可能实现（第十八章第7至9节）。但是我们大脑的可塑性在大脑的许多系统中都是非常有限的。如果大脑的可塑性可以像某些人让我们相信的那样好，那么脑损伤就会更容易愈合，脑损伤也不会经常带给我们严重的永久性神经功能残疾了。

此外，大脑发育障碍是精神疾病的根源，我们无法通过在成年期重新开发大脑来消除抑郁症、精神分裂症或边缘型人格障碍的易感性。遗传背景也是一个关键因素，不幸的是它无法被改变。尽管越来越多的针对精神疾病的有效疗法正在被开发，但我们需要高度重视疾病的预防措施，而预防需要从计划怀孕开始。

11
自杀

自杀是我最不愿意做的事。

——赫尔曼·芬克斯（Herman Finkers）

自杀是一个大问题。全世界每年有 100 万人自杀，这个数字比死于战争和谋杀的人数加起来还要多。自杀未遂的人数在 1000 万到 2000 万之间。2014 年，荷兰约有 94000 人试图自杀，其中 1839 人自杀成功。患者往往不愿公开谈论他们的死亡决定，因为我们的社会对自杀的禁忌甚至大于对潜在精神疾病的禁忌。结果，60% 死于自杀的人从未得到过任何治疗。然而，回顾过去，人们可以看到其中四分之三的人曾以某种方式向社会告知了他们的精神疾病。

精神科医生很难面对自杀案例，因为他们认为这是自己行医的失败。"每一次患者自杀都会给你施加一种强烈失败感"，阿姆斯特丹学术医学中心的精神病学家达米安·丹尼斯教授如是说。其他精神科医师则认为自杀是不可避免的职业风险，"如果有人想死，你无法阻止他们"。然而这也不是正确的观点。对自杀念头进行讨论是会有所帮助的，而荷兰的确有一条求助热线（113），然而许多人不知道它的存在，去看精神科医生的等待时间则往往又太长。2012 年，荷兰出台了治疗自杀倾向的指南，但是很少有人去用它。如果让人们更容易接近精神科医生，等待就医的时间更短，以及通过精神科医生系统地、明确地询问就诊者的自杀意念，则精神科医生是可以去预防许多自杀的。

那些接近遭受精神痛苦的患者的人应该更愿意就这个困难问题与患者对话，并更认真地回应他们和设法帮助他们。确保患者每天只是在固定的时间去集中思考自己的问题，可能是个好办法，它有助于限制患者的痛苦思考总量，而那种思考是可能导致自杀的——不是因为这位患者想死，而是因为在他们看来，自杀是阻止这种无休止的负面想法的唯一方法。

2014 年，荷兰黑斯特心理健康服务机构发起了一项名为"零自杀心态"的运动。它的灵感来自亨利·福特医疗集团的一项成功举措，该组织是美国密歇根州的一家心理健康组织，多年来一直致力于将自杀人数减少到零，并在一年内（2009 年）实际上获得成功。该运动包括对护理人员做在职培训、对患者做强化咨询以及对高危患者实行强制住院和治疗。我对这一运动的结果很感兴趣，但我们一定不能忘记，无论其结果如何，由于荷兰政府目前在削减精神卫生服务的经费，这会减少患者获得治疗和咨询的次数，因此很可能会出现更多的心理健康服务关怀之外的自杀事件。

值得注意的是，重度抑郁症患者的自杀时机与生活事件有关，这可能会影响工作、健康或两者兼而有之，因此我们应特别加以注意。顺便说一句，在边缘型人格障碍患者中，未发现自杀时机与生活事件之间的关系。人们普遍认为，如果你治疗了潜在的抑郁症或精神分裂症，则患者的自杀风险就会消除。然而事实并非如此，事实上，自杀常常精准地发生在患者被认为已治愈因而从精神科出院时。这可能和患者离开"安全"环境的应激反应有关。

世界卫生组织在它的"预防自杀"报告中呼吁采取各种措施，例如增加个体获取自杀手段的难度——无论是枪支（幸运的是，这不是西欧的主要重点）、特定药品，或通往桥梁和铁轨的路线。我一直想知道为什么这么多精神病院建在靠近铁路的地方。"火车在召唤了。"一位精神分裂症患者反复地说，他的妻子向工作人员报告了这事，但是没有人去预防患者最终跳到火车前面自杀。

自杀作为特定的临床表现

2014 年，安德烈·阿莱曼教授和达米安·丹尼斯教授在写给《自然》杂志的一封信中建议，在《精神疾病诊断与统计手册》（*Diagnostic and Statistical Manual of Mental Disorders*）中，将自杀、自杀未遂和自杀意念单独列出，这将使精神科医生感到要对自杀病例直接负责，并要求健康保险公司对自杀的治疗支付费用。然而，他们的临床同行们并不同意，他们指出，自杀行为可能有多种不同的潜在原因，需要以不同的方式应对，而非仅仅由精神科医师去治疗。确实，不宜将一位长期觉得自

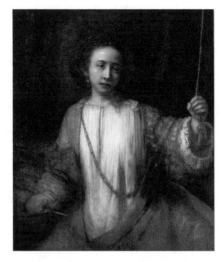

图 158

《卢克雷蒂亚》（*Lucretia*），伦勃朗·范莱恩 1666 年所绘。根据罗马传统，她以自杀去终止自己可能遭受的有关她被强奸的丑闻所带来的折磨。

己的生命已经圆满完成，而伴侣和朋友都已去世的老人的经过深思熟虑的自杀，与一位患有抑郁症或精神分裂症的人的冲动性自杀相提并论。同样的道理也适用于那些想要避免巨大的身体或心理痛苦而决定去自杀的人。然而尽管如此，我们确实需要对自杀给予更具体的关注。

认为自杀是一种特定临床综合征的结果的观点获得了针对去世后大脑分子变化的研究发现的支持。神经递质例如血清素、谷氨酸和 GABA，以及激素皮质醇等可能是个体做出死亡决定的生物学基础。我们对前额叶皮质的研究也表明，存在着"自杀性大脑"，其特征是谷氨酸能系统地被强烈激活。这为氯胺酮这一药物对抗自杀的有效性提供了可能的解释，氯胺酮对谷氨酸能系统具有抑制效应。一些研究表明，静脉输注低剂量的这种谷氨酸能拮抗剂可以有效对抗抑郁症和自杀倾向。该药也可以通过喷鼻剂而给药，而目前人们在开发一种氯

胺酮类似物，能以药丸形式服用。自杀行为的目的似乎是由前额叶皮层决定的。奖赏系统的伏隔核是认知、情感和行为之间的结合点，这个脑区越小（因此功能效应越低，从而导致更多的快感缺失），则自杀的意念就越致命。

12
最近神经科学和社会科学的结合

近年来，神经科学开始与传统上关注社会环境对人的影响的各种学科进行合作研究。我们突然听到有关神经经济学、神经语言学、神经神学、神经精神分析、神经美学、神经哲学、社会神经科学、神经营销学等的讨论。

从事社会科学的人有时会抱怨大脑研究人员似乎在试图接管他们的学科。还有一种对"神经还原主义"的恐惧，即害怕那些与更普遍层面例如社交互动或文化影响相关的概念会消失。这是些奇怪的念头，因为没有人在做接管或还原的事情。合乎逻辑的做法是社会科学和人文科学将大脑作为研究的一部分，毕竟他们的专业领域来源于大脑，而我们在其中成长的文化有助于塑造我们的大脑。由于研究技术的极端复杂性和由此造成的研究人员的广泛专业化，今天的研究只有在多学科合作的情况下才能蓬勃发展，其中每个学科都可以发挥关键互补作用。

以实验为导向的神经科学可以为描述性的社会科学和人文科学增加一个新的维度，而描述性的社会科学和人文科学可以为神经科学提供与文化互动的机会。多学科合作确实需要每个人都了解对方的研究语言，了解对方的研究方法，以及他们的潜力和局限性。

事实上，这已经是多分支的神经科学本身的一个问题了。电生理学家和分子生物学家往往缺乏对彼此研究结果的相互了解。所以，从一开始，在1982年我们就明确告知那些在阿姆斯特丹神经科学研究生院的博士生们，去学习与其博士生研究直接主题之外的课程非常重要，他们应当学习其他学科的研究语言，以便在今后获得博士学位后更容易参与多学科研究项目。在未来几年中，还需要设立这类政策去鼓励神经科学家和社会科学家之间共享知识。

13
神经建筑学

神经科学和建筑学的结合会对我们的环境以及我们的心理和身体健康产生重要影响。神经建筑学试图理解我们的心理功能与我们的生活和工作环境之间的关系，并将这些见解应用到建筑设计中。我们会被具有诸如树木、草地和水这样的自然元素的空间所吸引。光线也很重要，光线充足的环境会使身体康复得更快。起初，神经建筑学主要关注医院、监狱和学校的建筑；现在，它被越来越多地应用到个人房屋设计中。

光线也获得了人们更多的关注。2015 年，位于文洛的 VieCuri 医疗中心成为荷兰第一家开设急诊和心脏监测科室的机构，该科室完全配备了模拟自然光的 LED 照明。光线对我们身体功能很重要，这个观念并不新鲜，在我自己的小学建筑中它已清楚地体现。

我的小学学校位于阿姆斯特丹，是由约翰内斯·杜克（Johannes Duiker，1890—1935）和伯纳德·比杰沃特（Bernard Bijvoet，1889—1979）设计的第一所健康儿童露天学校。教室的墙壁由玻璃制成，门打开后通向阳台。这所学校建立时，正值人们非常重视改善卫生条件以抗击结核病的时代。杜克设计了一座细长的由玻璃、钢铁和混凝土构成的建筑，可以让大量日光进入，有可以打开的窗户，还有可以在户外给孩子们上课的地方。由于荷兰的气候特征，在阳光下上课的次数比我们希望的要少得多；但每当我们去上阳光下的课程时，都感到是一种真正的享受。

20 世纪 30 年代的结核病问题已经终结，但是学校建筑的开放性和光线的引入已成为当今的重要设计理念，我们知道光线对情绪、学习和注意力是多么

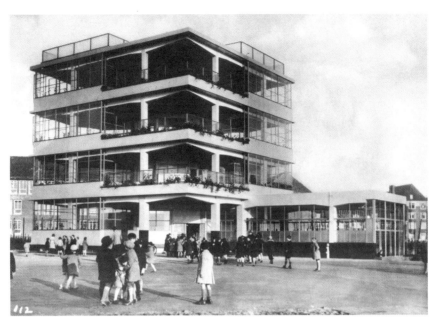

图 159

上图：我的小学，位于阿姆斯特丹克里奥街（Cliostraat）的第一所健康儿童露天学校，由建筑师约翰内斯·杜克和伯纳德·比杰沃特设计。下图：一堂屋顶上的户外课（大约 1938 年）。

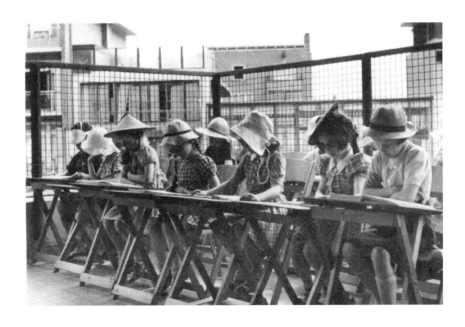

重要。

为阿尔兹海默病患者建造房屋

夜间烦躁不安是痴呆症患者被送进养老院的最常见原因。他们在夜里四处走动，也许打开煤气或离家去街上闲逛。没有任何伴侣能够连续几周在夜里和在白天一样去照顾这样的患者。昼夜节律系统负责我们所有的昼夜节律，而这个系统在阿尔茨海默病的早期就受到影响。我们已经研究发现，阿尔茨海默病的这些早期改变位于生物钟，即脑内视交叉上核。

当这个系统受损时，大脑白天受到的生物钟刺激与夜间松果体分泌的睡眠激素松果体素的高峰都会消失。

通过在环境中提供更多的光线，很容易刺激生物钟。欧斯·范索莫伦（Eus van Someren）教授和他的团队进行了一项持续了 3.5 年的对照研究，结果表明，在患有痴呆症的老年人居住的生活区中给予更多的光线，不仅可以稳定他们的昼夜节律，还可以改善他们的情绪，甚至减缓他们的记忆丧失。白天环境中给予更多的光线加晚上睡前一小时服用 2 毫克松果体素的组合则更为有效。这种简单的干预结果至少与现有的抗阿尔茨海默病药物的疗效一样好，而那些药物的不良反应还更多。

阿尔茨海默病患者似乎意识到光线对他们有益。我的一位同事在巴塞尔一家阿尔茨海默病患者机构工作，患者在封闭的病房中可以自由活动，而他们自动地被吸引到上方有个天窗的大厅中央。老年人住宅的建造者和阿尔茨海默患者疗养院的建造者们应该考虑到光线的有益效应。此外，花园也很重要。室外光线总是多于室内光线，四处走动是对生物钟的一种很好的额外刺激，会减少夜间烦躁不安。在日本，阿尔茨海默病患者与工作人员一起尽可能多地待在户外。在荷兰，在这个至少与日本同样富裕的国家，我们没有钱让训练有素的护士在养老院工作，而是试图让志愿者们去做这事。

当阿尔茨海默病患者看到一扇门时，就想要走出去。荷兰莱利斯塔德市一家名为尤特顿（Uiterton）的养老院为了防止阿尔茨海默病患者尝试离开，就给门贴上带有书柜图案的墙纸。这样，养老院的门就无法被老人们辨认出来，因此住在里面的人就不再去不断地寻找出去的门路，这显著降低了他们的烦躁不安。疗养院还在电梯里安装一个火车座位，在那里播放电影，这让居住在那里的老人走进去时觉得自己是在坐火车前往附近的阿尔梅勒镇。当他们想回家的时候，就可以进去坐一会儿；而不到 15 分钟他们就忘了自己想离开的事，而是去休息室喝咖啡了。

养老院的神经建筑学

在养老院的建筑中，可以更多地考虑到居住者的大脑功能。埃里克·舍尔德（Erik Scherder）教授建议，为老年人建造一座让居住者在自己的生理限制范围内尽可能在精神和身体上接受挑战的住宅。

白天，居住者应尽量坐在白光下，最好也步行，这就需要建筑物具有带着玻璃墙的长长走廊。目前养老院的许多公共休息室都是"隔离的"，即人们坐在里面看不到走廊或任何其他活动场所，因此他们完全缺乏在自己周围进行的活动的刺激。为了减少他们坐着的时间，应该给居住者看到例如正在走廊里走路的人的机会。目前建造的养老院趋于规模缩小，它的一个缺点就是：由于空间不足，长走廊已经消失，此外也无法再组织那种"音乐下午"等大型活动。

在奥地利的一家养老院，"活动室"是宽阔走廊的一部分。当居住者看到其他人四处走动，他们会很容易地跟着别人去走；然后他们可以到其他地方坐下，在那里吃饭或喝饮料。这样的安排似乎刺激了仍然活跃着的镜像神经元：看见走路导致走路；看到咀嚼这样的运动也是如此：让不再咀嚼的人（咀嚼失能症患者）靠近那些做着咀嚼动作的人，包括做咀嚼动作的工作人员，是很有帮助的。很多例子表明，咀嚼的冲动可以通过这种方式得到加强。

就大小便失禁而言，有研究表明，如果居住者可以从例如床上看见厕所，仅此一项就可以大大减少其大小便失禁。看见厕所并建立排便的联想会提醒患者去厕所解手。

一个可以让老年人安全行走而不会迷路的花园是很棒的设计，但它毕竟是供走路的人使用的。因此，仅仅布置一个花园是不够的，关键是要去刺激那些已经缺乏的主动性，让不会自动离开座椅站起来的人去做运动。同样的道理也适用于花园中的设备，或者是养老院中用来让居住者活动的其他部分。理想的养老院里没有电梯（或没有经常使用的电梯），但有通往下一层的坡道，其坡度足以让老人使用步行器辅助自己行走。这当然是需要更多空间的，因为那斜坡必须能使得那些下行的人保持安全。上坡时需要更多的努力，而这正是需要让那些老年人去付出的努力；斜坡设计还为患有单侧瘫痪或帕金森病的患者提供了康复机会。

14
观察大脑内部

通过脑功能扫描去判断一个人在想什么的可能性在迅速提高。大脑扫描仪不仅越来越能够看到我们所看到的，还开始看到我们在想什么，或者我们到底在做什么梦。通过脑扫描仪，我们甚至可以与昏迷的病人进行交流。在未来的几年里，功能性脑扫描的应用将在我们的生活中，在医学、广告学和法学中扮演越来越重要的角色。

脑部扫描和广告相结合的神经营销学正在发展壮大。如果你知道大脑对某些产品、包装或封面是如何起反应的，你就可以预测消费者是否会购买它们。

借助于扫描仪中显示的个体的脑活性变化，相较于个体告诉你的内容，前者能更准确地预测其购买行为。阿姆斯特丹大学认知科学教授维克多·拉姆（Victor Lamme）开发了可以预测电视广告有效性的功能性磁共振脑扫描程序，基于脑功能变化类型而显示的成功的广告首次被荷兰艾菲奖（EFFIE，成立于1968年的全球营销成就奖）和古登·洛基奖（Gouden Loekie，荷兰年度最佳广告奖）验证。这种脑功能变化的类型可以使拉姆教授在那些大奖评委会做出决定前的6个月就准确预测出下一位获胜者。

你可以相当准确地预测哪些新音乐（碟片）将卖得好，方法是在脑扫描期间向目标人群播放音乐的片段，并测量其伏隔核和内侧前额叶皮质活性变化。一次又一次地观察到大脑活性改变，比起当事人告诉研究人员的内容具有更好的预测性，这进一步支持了自由意志是一种错觉的观点。

这种预测在医学中的应用已开始出现。一些处于"持续性植物人状态"昏迷类型的人可以通过大脑活性改变而正确回答问题，这让我们对这些患者脑中有时在发生的事有了全新的认识。这项研究可能会对持续性昏迷患者的安乐死政策产生影响。

脑扫描还可用于预测治疗的有效性。与个体自己的意见或专家的评估相比，个体在扫描仪中针对那些旨在帮助人们戒烟的信息做出反应时，其内侧前额叶皮质活性的改变能更好地预测一项给定的治疗是否能有效地帮助其戒烟。电休克疗法对半数抑郁症患者有效；而如果无效，则病人可能会留下记忆障碍。因此，好消息是，对处于静息态的抑郁症患者的大脑进行功能性磁共振成像的研究发现，有两个神经网络，分别位于背内侧前额叶皮质和前扣带回皮质，可以以超过80%的敏感性与特异性去预测患者是否会对电休克疗法产生正面疗效。基于杏仁核和其他大脑区域之间的功能联系也可以让人们以极高的——大约为80%的——敏感度和特异度去预测认知行为疗法对社交焦虑症患者的疗效。

第二十六章
罪犯脑

1
精神病学和犯罪

法律太重要了，不能留给律师去处理。

——弗兰克·奎滕布鲁维尔（Frank Kuitenbrouwer）

源源不断地有在法庭上被指控犯了罪的嫌疑人，其根源可能在于精神或神经系统疾病。一名女子在半夜开枪击中了一名男子的腹部，但是她却完全不记得有这回事，她说她有时会梦游。一名虐待了隔壁 8 岁女孩的男子被发现正处于帕金森病痴呆症的早期阶段。一名经常吸食可卡因的男人将室友刺死。一名杀害了若干人的宗派领袖。一名男子将车开到了人行道上并伤害了行人，他只记得他当时是为了躲避一辆黑色的车而不得不突然转向——而那辆黑车其实并不存在。加拿大色情演员卢卡·罗科·马尼奥塔（Luka Rocco Magnotta）杀死了他的中国男友并将这位 33 岁受害人的身体部分送到渥太华的政党办公室及温哥华的小学，这条消息登上世界各地的头条新闻。乌拉圭足球运动员路易斯·苏亚雷斯在 2014 年世界杯期间咬伤了对手，这是他职业生涯中的第三次咬人（尽管他不必出庭，而是在国际足联法庭受审）。

使用抗抑郁药治疗有时会导致行为改变，在儿童和青少年中它会增加自杀念头和攻击的风险。目前，人们正在进行一场关于抗抑郁药可能会在一些成年人身上引起包括导致极端攻击性甚至致命性暴力的不良反应的辩论。一名抑郁的、患有人格障碍并正在服用可乐定（一种老的降压药，有中枢抑制作用）的男子谋杀了他的妻子。一名正在服用抗抑郁药的妇女勒死了她的两岁儿子，并带着 7 岁的女儿将车开到深水区去。一名正在服用帕罗西汀（一种抗抑郁药）的前空姐谋杀了她的丈夫和她的女儿。人们已经在谈论"百忧解（一种抗抑郁药）会杀人"，尽管问题显然不仅限于这一种抗抑郁药。

大多数囚犯都有精神问题，磁共振成像显示，大量因攻击罪而入狱的囚犯的大脑存在结构异常。在英国，超过 60% 的囚犯曾在过去的某个时期遭受过颅骨创伤，其中 16% 的人遭受过中度至重度脑损伤。一项荟萃分析彰显了囚犯们的执行功能紊乱，包括注意力、记忆、工作记忆和解决问题能力障碍。因此，许多罪犯也是精神疾病和神经疾病患者，但是，法官和律师们在自己的培训期间从未获得过有关疾病的全面知识。我们需要对此做点工作。

2
用于法庭的脑部扫描

> 我不明白凭什么自由和正义感——或者对社会正义的追求——仅仅因为诞生于大脑之中，它们的价值就会变小；一朵花的美丽并不会因为花的根在土壤里而被削弱。

——休伯特·罗拉赫（Hubert Rohracher），奥地利心理学家

神经科学已进入法庭。关于脑部扫描在法庭上的价值的辩论正在激烈进行中。在荷兰，在 2000 年至 2012 年期间的 230 次刑事审判中，有关大脑的信息被法庭认可是具有相关性的证据，而这一数字在未来的几年内无疑还会上升。在美国，当庭提供生物学证据，例如关于嫌疑人大脑或 DNA 的测试结果，通常会形成对嫌疑人较轻的惩罚判决。人们已经无法想象缺乏被称为神经法律学的美

国法庭会是什么样子了。

美国有一个案例，一位名叫唐塔·佩吉（Donta Page）的人强奸并谋杀了一位年轻女性，他最初被判处死刑。在上诉法庭上，他的大脑功能磁共振扫描结果被呈现，扫描结果显示，与 56 名对照者相比，佩吉的前额叶皮质活性显著低下。前额叶是在脑中负责控制冲动、树立道德感和同理心的区域。佩吉的律师声称，佩吉在儿时遭受的身体和精神虐待造成其前额叶皮质活性低下：他经常挨打，由此造成的脑损伤从未获得治疗。他还遭受过性虐待。此外，他是在极度贫困中长

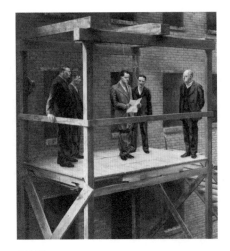

图 160

A.C. 威林克，《处刑》（1933）。一些谨慎的数据分析表示，美国被判死刑的人中，有 4% 的人是无罪的。

大的。最终，他的死刑被减为无期徒刑。有人可能会说，即使没有脑部扫描，佩吉的生平也应足以让他免于死刑；但是，神经学证据有时会在法庭上产生更强大的影响，并导致减刑。尽管如此，这些证据并不能决定所有判决。一名 62 岁的男子勒死自己的妻子并将她从 12 楼扔下，人们事后发现他的脑内长了一个导致前额叶皮质移位的囊肿，他被允许认定为减轻的过失杀人罪，但不被允许免除犯罪指控。

荷兰马斯特里赫特大学心理学教授哈罗德·默克尔巴赫经常作为专家证人出庭，他强烈反对在法庭上越来越多地使用神经心理学测试和脑部扫描结果（见他 2014 年 7 月 5 日接受荷兰《人民报》的采访）。他对神经科学所做的贡献感到畏惧，他认为神经科学正试图砍掉刑事司法系统的根基。他担心，如果把大脑视为犯罪的原因，那么诸如"负罪感""刑事责任"和"恶意预谋"等概念将被人们废弃。

我们经常听到这类反对将神经科学引入法庭的警告，但是这类警告代表着过时的二元论。负罪感、刑事责任和恶意预谋都是我们大脑的特征。此外，在同一次采访中，维克多·拉默（Victor Lamme）正确地指出，默克尔巴赫假设我们用我们的意图来引导我们的大脑，然而针对自由意志存在与否的研究已经对这种特别因果关系提出了严重的质疑。一个人之所以犯罪是由于其大脑的社会发育出了问题，这是必须加以纠正的；但是，正如拉默所说，这不是基于自由意志的错觉。

根据默克尔巴赫的说法，在对嫌疑人的调查中，对方的行为表现最重要，因为法律需要对其行为做出裁决。在那些大脑异常的人当中，有的个体表现出异常行为，有的却没有。所以，他说，脑部扫描无关紧要。他指出，如果围绕案件的故事表明嫌疑人异常，专家证人就更有可能看到这种异常；而相反，如果没有理由去寻找这种异常，则医生们也无法发现它。此外，专家的判断也受到付费方的影响。默克尔巴赫认为，解决这些问题的办法可以是，事先不向专家提供有关嫌疑人的任何信息。这是一个好主意，但它与神经学证据在法庭上是否重要的辩论是两码事。

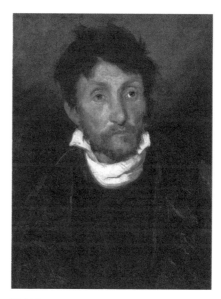

图 161

西奥多·热里柯。热里柯是第一位将罪犯和精神病患者描绘为"正常"人的画家。

默克尔巴赫提到的另一个问题是，嫌疑人可以假装出一些症状以便使他们的判决被取消，甚至还获得赔偿（参见 2011 年 5 月 7 日《电讯报》）。然而，这一点可以采用心理症状有效度的测试而加以验证。默克尔巴赫还参考了其他研究发现指出，人们有可能学会假装患有特定人格障碍，并将自己的功能磁共振成像与该人格障碍匹配起来。他还声称，人们可以使用药物来影响功能磁共振成像以达到这一目的。这是一种有趣的可能性，但功能磁共振成像测量的反应通常太快而无法加以有意识的操控。此外，除非你进行过彻底的训练，否则试图操纵你的功能磁共振成像结果可能会出错——谁又能有一台功能磁共振成像扫描仪去做练习呢？

目前还没有证据表明，在法庭上操纵功能性磁共振成像扫描结果是一个真正的问题，事实上，这似乎是一个遥遥无期的前景。在这个时代，由于"标准"的大脑结构磁共振成像扫描太少，脑的严重异常还仍然处于被遗漏、被忽视的状态。有一个人因为轻微的罪行反复进出监狱 17 年，在过去的 5 年里这种罪行发生了 20 多起，因此他有一半的时间在监狱里度过。最近的这次被捕是因为他在超市里偷了 10 块牛排，没人能想象出他要这些牛排做什么。他母亲后来解释说，这一切都是从他的一场车祸开始的，那场车祸让他昏迷了好几个星期。出院后不久，他又摔了一跤，并再次昏迷了几个星期。对他的大脑磁共振扫描显示，他的前额皮质严重受损，损伤从新皮质一直延伸到脑室；尤其是左半脑，损伤延伸至颞叶皮质。因此，他无法控制自己的冲动也就说得通了。德国一家监狱对里面关押的存在着高度安全隐患的囚犯进行了脑部扫描，结果发现近一半囚犯的大脑存在一个或多个结构异常。

拉默反对默克尔巴赫的"行为至上"观点，拉默认为必须使用最好的方法来解决问题。我同意这种观点。最好的方法可能是考察个体的基因组成、进行脑部扫描、研究其行为学，但通常将多种技术相结合是最好的办法。

毫无疑问，我们将发现功能性脑扫描的更多可应用性。通过向在脑扫描仪中接受检查的个体展示成年男性、女性，以及不同年龄的男孩、女孩的照片，你可以看出被试者是同性恋、异性恋，还是恋童癖，以及他或她受到男孩、女孩，或男女孩兼而有之的吸引。我们尚未确定此类测试的确切可靠性，但毫无疑问我们很快会发现需要去讨论使用此类扫描来筛查想要与儿童一起工作的恋童癖者是否合乎伦理。在性虐待儿童的人群中，只有 40% 到 50% 是恋童癖者，而只有 43% 的恋童癖者曾根据自己的性冲动行事。对于另外 57% 的恋童癖个体，原则问题当然在于，你是否可以将从未犯过任何错误的人排除在某项职业或工作之外。

无论有人对新的科学发展进行多么激烈的抵制，包括抵制在法庭上引入神经学证据，我都不相信科学的发展会被阻止。这不仅仅包括脑部扫描的检查结果，还包括基因变异检查结果，以及在不久的未来对于儿童在发育过程中由于受到虐待或忽视而导致的表观遗传变化的检查。当然这些新技术必须要不断进行改进，并且有系统地、科学地加以实施。另一个需要注意的问题是，与群体相关的数据在应用到个体时需要加以谨慎解释。然而，医学就是这样运作的，大脑研究可以告诉我们大量的关于罪犯行为的背景与他们大脑发育相关的信息，这可以让我们产生对嫌疑人更加理解的态度，甚至更加同情他们；这反过来可能有助于我们找出不仅适合惩戒罪行而且有助于防止累犯的惩罚方法。

3
比起仅仅镇压还有更多的选项

如果一位犯人被判有罪，并被当作罪犯对待，那么他——就像所有的经验所显示的那样——很有可能成为罪犯。

——约翰·高尔斯沃西（John Galsworthy）

近年来，许多国家的政府在处理刑事司法时都强调了对罪犯的惩罚与镇压，而目前已到了需更加重视预防犯罪和累犯的时候了。首先，我们应考虑如何应用修复性司法程序以修复罪犯与受害人之间的关系。如果确实需要判处徒刑，通过体育、教育和培训让囚犯们保持活力是重要的，并且应确保囚犯们离开监狱时有获得工作或获得进一步培训的机会。中国的最新研究表明，囚犯们积极参与音乐治疗可以减少其焦虑和抑郁症状，并增强其自信心。

第三方，即法官们往往希望看到犯罪者受到惩罚，而受害者得到补偿。但是，刑事司法系统之外还有其他可以实施的选项，例如调解。在南非结束种族隔离制度之后，德斯蒙德·图图（Desmond Tutu）主教以"真相与和解委员会"的形式发起了一项非凡的实验。优先去考虑受害者的需求，同时也给加害者机会去向受害者讲述自己的经历。对话结束后，受害者在很大程度上感觉满意，而加害者也更加愿意为自己的行为承担责任。其他国家或许也完全可以学习这种形式的修复性司法程序。

修复性司法程序着眼于罪犯、受害者和整个社会的未来，而不是单纯通过镇压来对待罪犯个体。它并非去增加痛苦的总量，而是去为物质损失、情感和关系的修复腾出空间。在南非，这一程序有时与刑事司法一起工作，有时则作为刑事司法的替代程序。人们复仇的愿望并没有被否定，但有了集中精力寻找解决方案的机会。实验表明，如果刑事司法更多地关注受害者的需求，他们对惩罚肇事者的要求就会变得不那么尖锐。下面还将讨论其他不是聚焦于镇压的司法程序。

4
为智障人士工作

无知是最甜蜜的生活。

——索福克勒斯，伊拉斯谟在《愚人颂》中引用。

智力残疾不是自由的选择，它可以发生在任何家庭。由于智障是在未来也将继续出现的基因变异和基因新突变的结果，那些不幸遭遇这种命运的人将永远与我们同在，可以改变的是我们对待他们的方式。

低智商者占人口的 16%，低智商并不意味着其个体不能在我们复杂的社会中正常生活并享受生活。但是，人们需要为智障人士安排合适的工作。20 世纪 60 年代和 70 年代，我在阿姆斯特丹的两家教学医院，即威廉敏娜·加斯修斯医院（Wilhelmina Gasthuis）和宾内加斯泰斯医院（Binnengasthuis）接受医师培训，这两家医院后来都被并入今天的阿姆斯特丹学术医疗中心。当时这些医院雇用了一些低智商者，他们身穿短白褂四处走动，高兴地去执行包括投递邮件、煮咖啡、送病人去他们需要去的地方，或将血液样本送到实验室等简单的工作。他们在各处与他人聊天，完全融入了大学医学院的日常运作。在当年的商业公司中也可以看到这样的情形，有些工人属于人群中的 16% 的低智商者，智商一般在 50 到 70 之间。他们很容易受到他人的影响，因此很容易去适应那些对他们的要求。

然而随着时间的推移，他们的职位被取消了。此外，越来越多的机构希望所有员工都年轻有活力。低智商者在大学和企业中的简单工作已经被自动售货机、自动停车售票系统、洗车机和电子支付卡所取代。他们失业了，但是仍然很容易受到他人的影响——例如，受到罪犯的影响。在所有因犯罪而出庭的人中，有 50% 的人是低智商者，他们不仅给社会造成了大量经济损失，还造成了巨大痛苦和不幸。

不言而喻，罪犯中或监狱中过高比例的低智商人群所需花费的成本，远高于为他们找到简单而合适的工作的成本。然而，很少有单位去为低智商人群提供简单而合适的工作。荷兰霍格·维卢韦（Hoge Veluwe）的一家名为圣休柏图斯（St. Hubertus）狩猎小屋茶馆是一个好例子：一些低智商者在经理的领导下为游客们提供茶水。在罗马，一家名为洛坎达·代·吉拉索利（Locanda dei Girasoli）的餐厅里的男女服务员全都是快乐且乐于助人的唐氏综合征患者。令人高兴的是，越来越多的餐饮公司正在雇用智障人士参与工作。

5
通过社交而改善行为

20 世纪 80 年代，加拿大蒙特利尔东部的几个街区里有很多儿童表现出包括多动症和攻击性等行为问题。蒙特利尔大学一位名叫理查德·特伦布雷（Richard Tremblay）的年轻心理学家受邀去提供帮助。令他震惊的是，这些孩子的父母没有高中文凭，许多母亲在 20 岁之前就生了第一个孩子。1985 年，特伦布雷开始了一项为期两年的随机对照干预研究，对其中一些面临风险的家庭给予支持和指导。研究人员对家长和老师提供帮助，并将有问题的儿童与没有行为障碍的儿童聚在一起，后者可以为处于风险中的孩子树立榜样。

15 年后人们发现，干预组中有更多的孩子获得了高中文凭（46%，而对照组为 32%），而在 24 岁时他们的犯罪行为发生率较低（22% 有犯罪记录，而对照组该数字为 33%）。这项纵向研究还表明，反社会行为与犯罪行为早在孩子 6 岁之前就开始有所表现。特伦布雷目前正在爱尔兰的都柏林贫困地区开展一项针对 200 名妇女的强化预防性干预项目，重点关注她们在怀孕期间的吸烟、饮酒、营养状况以及与伴侣的关系，干预支持将持续到孩子 4 岁。如果你改善了孕妇的生活质量，这些改善也可能使她的孩子受益。

目前，荷兰的大学生正通过一项名为"鹿特丹母亲"的项目去实施一项类似的针对困难家庭的计划。该项目聚焦于贫困社区儿童从出生前到上学期间的健康发展。生活在这样的社区的母亲通常会有很多问题，她们的应激状态会对未出生的孩子造成伤害。孩子出生后，家庭问题和应激会阻碍建立安全的亲子依恋关系并阻碍对孩子的良好教育。负责该项目的"前线机构"在母亲怀孕期间直至孩子出生后的前 4 年里，通过结合医疗、社会和教育等干预措施的努力，提升了贫困地区儿童过上好日子的机会。

6
预防青年人犯罪

知识分子解决问题，天才预防问题。

——阿尔伯特·爱因斯坦

研究发现，有严重行为问题的年轻人大脑岛叶皮层、杏仁核，以及额叶和颞叶的灰质（细胞和连接）体积较小。换句话说，他们有大脑发育障碍。西奥·多雷耶斯是阿姆斯特丹自由大学儿童精神病学荣誉教授，他是世界上第一位针对监狱中精神疾病高发问题进行研究而获得博士学位的人，并且他主张对12岁以下表现出危险行为的儿童进行早期干预；对于8至12岁的儿童，主要是男童，涉及的罪行一般是例如刑事伤害等类型，没有严重到需要社会服务机构立即介入的程度，但是他们中的三分之一会表现出精神或社会心理问题的迹象。

对于居住在荷兰而父母是摩洛哥人的孩子来说，对荷兰语的掌握不够导致他们在语言发育方面落后约两年，而这是他们屡次犯法的重要因素。这些孩子用拳头而不是口头去解决冲突，并且往往来自有多重问题的家庭，他们很可能会成为罪犯大哥的紧密跟从。一旦辨识了这类年轻人，就可以通过向他们提供包括娱乐、教育和治疗在内的课外辅导而促使他们走上正途。表现好的孩子会被给予更多的责任以作为奖励。以阿姆斯特丹在进行的一个名叫"推进"的项目为例，该项目为大学生们提供免费住宿作为参与项目的回报。这些大学生们每周花10小时与12岁以下非荷兰裔的儿童一起玩耍、烹饪、帮助做家务和参加体育活动。

西奥·多雷耶斯还主张，在儿童犯罪时，应该让精神病医生而不仅仅是让警察介入。许多孩子表现出自闭症和反社会行为障碍的迹象，如果不对这些潜在障碍采取措施的话，就为累犯敞开了大门。

为了预防 7 岁以上儿童因严重的社会问题而陷入犯罪，阿姆斯特丹成立了预防性干预队伍（Preventive Intervention Team），缩写是 PIT。PIT 会向未来的母亲们提供指导。来自社会服务部门和学术界的许多专家共同努力，分享那些处于困境中的弱势群体儿童的信息，并在收到报告后的 48 小时内，派出一对 PIT 成员去访问这位儿童的家庭。截至 2014 年初，来自 259 个家庭的 535 名儿童得到 PIT 的关注。PIT 成员使用"温和的压力"，包括可能采取"迫使"青少年参加体育运动或帮他找到一份兼职工作的方式等，去逐步赢得相应家庭的信任。最终，98% 的家庭允许他们介入。被 PIT 选择的孩子在荷兰莱顿大学接受了情感识别能力的全面检查，包括观察孩子们是否理解他们周围发生的事情，是否可以站在他人的角度去进行推理；并去发现他们所遵循的社会规范，以及他们是否可以控制自己的冲动。神经病学专家和教育学专家会起草一份人物简介去显示这些孩子的长处和短处，而 PIT 随后去落实对孩子存在的问题的解决，例如向其提供各种形式的培训。这个项目的花费是巨大的——每年为每个孩子大约花费 6500 欧元——但是，对这些孩子来说，良好的开端是他们成功融入社会所需花费的一半。到 2016 年，PIT 已对来自 650 个家庭的 1300 名儿童提供了干预，其中 80% 的儿童展现了行为改善。

即使在预防问题已经为时已晚的情况下，仍有许多事情可做。阿姆斯特丹市政府决定尝试将位列罪行前 600 名的年轻罪犯从犯罪世界中移出去。自 2011 年以来，监狱内外都在做着巨大努力，以使这些因敲竹杠、街头抢劫和入室盗窃而被定罪的暴力惯犯不再重出江湖。该计划有三大支柱：惩罚、关怀和预防。每个罪犯都被分配了一名"联络官"以帮助他们摆脱犯罪。项目的参与者包括阿姆斯特丹和附近的莱利斯塔德和阿尔米尔监狱，以及大约 40 个其他组织的主管。

这些年轻人第一次接受了系统的精神病学筛查。结果再次显示，一半的罪犯存在智力缺陷，许多人有精神问题，包括成瘾。他们获得的帮助包括，安排工作并提供短期租赁房屋以确保他们有地方住。根据最初完成整个项目的 350 名年轻人的初步结果来看，累犯率下降了 53%。这一成功激励该组织决定将名单扩大到"前1000名"年轻罪犯。尽管如此，反观 PIT 项目的目标，我们会觉得从一开始就预防这些年轻人成为罪犯当然是更好的选择。

7
罹患精神疾病的犯罪青年

上述对于犯罪青年的处置方法并非到处如此，人们经常把表现了复杂和多方面问题的儿童关起来而并未给予适当的治疗。这个结论是 2014 年一位荷兰青少年犯罪法官做出的，他是针对一名被称为"费尔迪"（Ferdi）的阿姆斯特丹年轻人被关入阿尔马塔的事情得出这一结论的。"阿尔马塔"是位于荷兰登·多尔德（Den Dolder）的一家青少年拘留中心，专门拘留具有轻度智障的青少年。一开始，一位精神健康专业的护士会去探访费尔迪，但是由于差旅费无法报销，这种处理就停下了。我们必须优先去考虑加强儿童服务和心理健康服务之间的合作，以使得被安置在安全机构中的儿童能获得对其精神问题的治疗。

在荷兰，这类安全机构为儿童和青年人提供了 1300 个名额，这些机构主要集中于对这些人的安全和风险加以管理。儿童精神卫生保健的重点对象则是那些具有严重精神问题，对自己和他人都构成危险的儿童。然而，简单地把孩子关起来并让他们在未获得治疗的状态下重返社会是毫无用处的。此外，他们经常需要个体化的治疗计划，这也是儿童服务中心无法提供的。整个社会和精神护理系统都需要加以改进，以适应对这些孩子的有效处理。

8
根据医院命令拘留

荷兰在刑事司法系统中有一个独特的分支机构，以处理那些犯有至少可判处四年监禁的"发育障碍或精神障碍"的人。对于无需承担全责的案件，法官不仅可以选择适当缩短刑期，也可以选择强制要求对罪犯的精神疾病进行治疗。

每年荷兰大约有 150 起"根据医院命令拘留"（荷兰语首字母缩写 TBS）判决，有时伴随着一定的监禁刑期。拘留在特别的诊所中执行，不过同时被判刑的罪犯却需要在监狱服完三分之二的刑期后才被转移到诊所。在我看来这是错误的：首先，确定了一个人有大脑疾病；然后，惩罚他们；最后再去治疗他们——这样的步骤不合逻辑，也浪费了治疗时间。我一直不明白为什么惩罚和治疗不能同时去进行。

大多数根据医院命令被拘留的人已经接受了针对成瘾的治疗或受到儿童福利服务机构的关注，而其中很多人已经被诊断为反社会人格障碍。一位在该领域工作的专家哈尔马尔·范马尔（Hjalmar van Marle）教授认为，目前在专科诊所就诊的患者中有 60% 的个体无法被治愈。他们的治疗应该在 6 年内完成，但如果他们的再次犯罪风险没有充分降低，则将被无限期关押——这是因为患有精神疾病或大脑发育障碍的人需要被安置在社会之外。他们遭受大脑问题的折磨并非自己的选择，因此人们必须在关押他们期间给予他们尽可能好的生活。

尽管这是许多其他国家都想引入的一种独特的制度，但荷兰社会却对此持否定态度。TBS 这个字母组合遭到歧视，就像那些暗示着脏话或二战时法西斯压迫的首字母缩写那样，连荷兰的汽车牌照系统都不愿去碰它。

第二十七章
临终问题

善待你的孩子，他们将为你选择养老院。

——我女儿送给我的一只咖啡杯上的句子

从长远来看，我们都会死亡。对于某些人来说，死后还存在问题没解决，例如一位天主教丈夫和他的新教的妻子不能被埋在同一个教堂墓地里的问题。但是，在我们死亡的方式上，荷兰领先于其他国家。在关于死亡方式主题的伦理学辩论中，脑部疾病是一个额外的问题。

鉴于越来越多的人不再相信上帝命令我们能活多久就活多久，而且越来越没人相信苦难能够净化灵魂，因此人们对自己的死亡方式的关注在持续增长。我完全无法同意中国的"好死不如赖活着"的说法，我更喜欢荷兰人文主义联盟（Dutch Humanist League）的口号，"好的死亡是好的生命的一部分"。幸运的是，在荷兰，自 2002 年通过了《安乐死法》之后，你就不需要在好的生命与好的死亡之间做选择了。你可以同时拥有一个好的人生和一个好的死亡。

获得奥斯卡奖的法国电影《爱情》（Amour）显示了荷兰安乐死法的情况。影片中那对八十多岁的退休音乐教师的生活核心仍然是对音乐的热爱；然后，妻子由于脑梗死导致身体一侧瘫痪，而在医生对其所做的一次号称并发症的概率很小的手术后，她罹患了更严重的卒中。在他们位于巴黎的家中，她的丈夫按她的要求用他剩下的所有力量和无限的爱去照顾她。他们的女儿住在国外，帮不上忙，因此与女儿的关系变得相当紧张。当妻子的健康状况进一步恶化时，丈夫解雇了私人护士，而照顾妻子却变得异常困难。年老的丈夫由于体力不支，用枕头暴力地捂死了妻子。不幸的是，安乐死在法国还不合法。

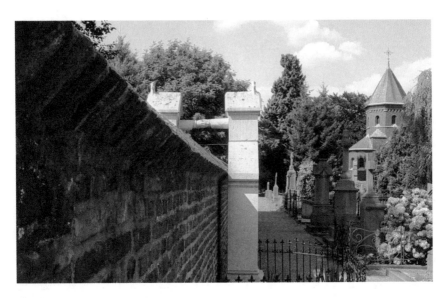

图 162

握手的墓碑，老公墓，鲁尔蒙德。在荷兰，天主教徒不能被埋葬在新教的墓地中，反之亦然，一对信仰不同的夫妇找到了合葬的方法。1882 年，出身卑微的新教徒骑兵军官雅各布斯·凡·高库姆（Jacobus van Gorkum）在去世后被埋在了分隔两个墓地的围墙边。他的妻子，贵族妇女约瑟芬娜·范艾弗登（Josephina van Aefferden）是一名天主教徒，她于 1888 年去世后，被埋在了靠近围墙的另一边。他们的墓碑上各伸出一只手，紧紧地握住彼此。

1
安乐死和辅助死亡

消灭对我来说并不可怕，因为我在出生之前就已经试过了。

——马克·吐温

近年来，荷兰的安乐死和帮助自杀的例数有所增加。2015 年，医生报告的安乐死或辅助死亡的例数超过 5516 例，比 2014 年多 4%。根据"地方安乐死评估委员会"2015 年的年度报告，2009 年这一数字要低很多，为 2636 例。医生们在遵从患者的要求方面已经不再那么犹豫了。到目前为止，最常见的申请安乐死的原因是癌症造成的痛苦。根据荷兰的安乐死法律，能够有尊严地死亡具有重要价值，但是关于结束生命的方式的选择确实需要以书面形式写下来，并与家人和朋友进行讨论。

安乐死法律也完全适用于神经或精神疾病的情况，也适用于痴呆症的起始阶段，这一事实正逐渐获得人们的接受。阿尔茨海默病患者似乎没有遭受痛苦，但是这一看法没有考虑到该病早期阶段患者的恐惧和抑郁情绪，而那时患者往往非常清楚即将发生的事情。此外，阿尔茨海默病的最后阶段可以伴随疼痛和呼吸困难。作为一位荷兰人，根据安乐死法律，你可以在该病的早期阶段，基于你对于该病将会导致你失去认知能力而感到无法忍受的痛苦，而要求安乐死。法律对于这种情形的接受使得找到一位愿意提供死亡帮助的医生变得容易得多。

然而，阿尔茨海默病患者也可能会罹患脑出血或脑梗死，导致患者突然之间无法再与医生去平等交流。目前，荷兰正在进行的讨论是关于在遗嘱中写明对阿尔茨海默病患者执行安乐死的时期，也即一位个体可以在遗嘱中写下，如果他们患上痴呆症，他们将希望安乐死或辅助死亡，因为由疾病引起的屈辱代表了个体无法忍受的痛苦。引导荷兰议会两院通过安乐死法律的埃尔斯·博斯特教授认为，这样的遗嘱应该有效。在这种情况下的安乐死已发生过好几次，随后均获得安乐死评估委员会的复审批准。2013 年，对痴呆症患者实施安乐死的报道有 97 例。不幸的是，埃尔斯·博斯特自己并没有获得安详的死亡，2014 年她被一名反对安乐死的精神病患者杀害。

尽管安乐死和协助自杀的法律提供了安详死亡的机会，但还是有人更愿意去经历疾病和死亡的全部过程。于是，姑息治疗正越来越多地被采用去减轻这些患者的痛苦。与其他国家相比，荷兰在引入姑息治疗方面相对较晚，医院和养老院直到最近才成立了小型的姑息治疗部门。他们要处理的问题并不止于疼痛，还包括体重减轻、消化困难、瘙痒、呼吸困难等。姑息看护在帮助解决这些问题以及各种非生理性问题，例如患者对于前景的恐惧、对医生的愤怒，或对孩子的担忧。

安乐死咨询

死亡非常简单，任何人都可以做到。

——雷内·古德（René Gude）

荷兰于 2002 年制定的安乐死法律被大多数荷兰人视为自己的一项重要成就。该法律一丝不苟的程序让人们对医生更加信任，所以申请安乐死的比例也在上升。然而，对于试图治疗和治愈患者的医生来说，谈论结束生命的问题往往非常困难。

引入安乐死咨询程序是一个值得效仿的好举措。伯特·范登恩德（Bert van den Ende）自 1997 年到 2014 年在荷兰多德雷赫特市的阿尔伯特·史怀哲医院（Albert Schweizer Hospital）担任安乐死顾问。在那所医院，董事会决定让他负责去处理安乐死议题，而他可以支持所有参与安乐死过程的人。他的支持和建议不仅向病人和亲属提供，而且也向护士和其他护理人员提供，涵盖所有法律、伦理和实践方面。令人惊讶的是，曾两次被评为"荷兰最佳医院"的阿尔伯特·史怀哲医院仍然是唯一一家拥有这样的顾问的医院。

2
精神病学

> 死亡是一件非常沉闷、无聊的事情，我给你的忠告是不要与之有任何瓜葛。

> ——毛姆

2002 年的荷兰安乐死法律使得个体在由于慢性精神疾病造成严重痛苦的情况下可以选择安乐死。在荷兰，每 3 个安乐死请求中就有 1 个来自精神疾病患者。近年来，精神科医生对此类请求也开始持开放性讨论的态度了。2013 年，荷兰共有 42 名患有慢性精神疾病的个体获得了安乐死，这比 2012 年（14 名）和 2011 年（13 名）要多很多。精神疾病患者申请安乐死必须符合法律所规定的所有程序。这样一来，至少避免了一些原本会发生的可怕而孤独的自杀。

安乐死的要求必须是患者自己的意愿和慎重的考虑，只有那些面临无法忍受和无法治愈的痛苦，同时肯定缺乏其他合理的解决办法的患者才有资格去申请。因此，凡是具有良好治疗前景的精神疾病患者都不符合安乐死的条件，而且需要努力去防止其自杀。近年来，针对精神疾病和自杀的更好的治疗方法已经出现。

荷兰精神病学协会建议，对于精神疾病患者提出的安乐死申请，精神科医生不应是咨询一位，而是应该咨询两位独立的医生，其中一位应该是专门诊治患者所罹患的精神疾病的精神科医生，另一位应该是接受过培训，就安乐死请求提供建议并根据法律要求对其进行检查的精神科医生。后者被称为 SCEN 医生，SCEN 在荷兰代表"对安乐死的支持和咨询"（Support and Consultation on Euthanasia）。必须有来自第二位精神科专家的建议，这项规定可能会成为一项法律要求，但荷兰精神科医生的短缺意味着等待这样建议的时间可能长达 5 个月。

如果病人找不到遵从他们安乐死要求的医生，他们可以去临终诊所，2013年该诊所共收到 1035 份安乐死申请，其中 232 份实施了安乐死或在诊所帮助下由患者自行结束生命。在这些人当中，有 17 名是身体健康的精神病患者。荷兰全国有 35 支队伍在临终诊所工作，他们接待的三分之一的病人是因为病人自己的医生没有足够的关于实施安乐死的经验。荷兰的一项新举措使医生们能够获得经验丰富的相关顾问的帮助，目的是对更多的医生进行安乐死主题教育，以便临终诊所可以专注处理特别困难或复杂的病例。

2014 年，比利时在这方面出现一例新情况：连环强奸杀人犯弗兰克·范登布利肯（Frank van den Bleeken）要求安乐死，因为他难以忍受在监狱里遭受的心理痛苦，也因为监狱缺乏心理保健。他说："我永远也不会被释放，这是正确的；而我在石棺里等待死亡不仅是心理痛苦，而且是心理折磨。"他的医生在最后一刻对其让步，同意安乐死要求。比利时当局很不喜欢出现在头条新闻上的"由于失败的监狱照料政策，导致囚犯实施安乐死"的新闻，坊间突然出现大量令政府尴尬和声誉受损的言论。

比利时缺乏按照医院命令的拘留系统，像范登布利肯这样的囚犯几乎得不到任何治疗。对于很有可能再犯的性犯罪者也缺乏专门的医疗照顾拘留。欧洲人权法庭已经 14 次判定比利时有罪，但由于在这方面没有任何政治资本可以捞取，比利时司法系统在这方面的人权情形也就毫无改变。范登布利肯要求当局把自己转移到荷兰那些收治根据医院命令而拘留的犯人机构去。起初，荷兰司法部部长弗雷德·蒂文（Fred Teeven）似乎愿意批准这一要求，但他的继任者克拉斯·迪克霍夫（Klaas Dijkhoff）拒绝配合移交。对于像布利肯这样由于大脑发育障碍致使他太危险而无法重返社会的人，在其羁押期间给予他体面的生活非常重要。

3
生命完结

在我看来，毫无疑问，许多老年人如果能够在他们认为适当的时
刻——考虑到之后已经生无可恋——以一种可以接受的方式结束生命，
他们会非常安心。

——惠比·德里昂（Huib Drion，1917—2004），
荷兰最高法院副院长（1991年）

在我看来，那些确信自己的生命已经完成，而且没有潜在的、可治疗的抑郁症的个体是有权获得辅助自杀的。NVVE是荷兰一家提供有关安乐死和协助自杀信息咨询和教育的组织，该组织2010年的一份调查问卷显示，85%的荷兰人同意我的看法。针对生命完成而获得辅助性自杀不应秘密去进行，也不应采取暴烈的方式去进行，而是应当在一位有经验的医生的帮助下，在亲人面前安详地完成。

荷兰人有时会谈论"德里昂药丸"（用于安乐死的药丸）。其实并没有这回事，用于生命完成的辅助自杀方法与目前根据2002年安乐死法律而用于安乐死或协助自杀的方法相同，虽然那项法律适用于病人。因此，也需要为这种情况立法：当一个人深思熟虑后认为他或她的生命已经完成并且应该结束时，应当可以选择安乐死或辅助自杀。

出于这个原因，2009年我和一些年长的政治家、科学家和艺术家们一起在荷兰发起了 'Uit Vrije Wil' 行动，这个名称字面上翻译为"出于自由意志"，尽管作为一名科学家我坚信自由意志是一种错觉。我们很快发现，我们的倡议获得了广泛的社会支持。但是，由于荷兰下议院的政治交易，也即为了在其他领域取得进展，需要与两个基督教小党达成交易而反对我们的主张，我们的行

动未能导致法律的改变。为什么那些基督教党派会觉得让别人自己去决定是否需要帮助以死亡，以及如果需要帮助，如何以及在哪里获得帮助会那么困难？没有人被强迫去选择安乐死，而且存在着良好的、完善而尽职的安乐死谨慎提醒系统。

有一件事是在荷兰人对"出于自由意志"行动倡议的极大兴趣的压力下完成的。荷兰皇家医学会指出，常见于老年人的那种疾病不断增多——虽然那些疾病本身并不致命——的情况，也可能使痛苦变得无限扩大和难以忍受，因此安乐死法律可以适用于他们。这种对法律解释的拓宽，确实可能对当下某些人有所帮助。

> 死亡（当你仔细观察）是我们生命的真正目标，近年来，我已经非常熟悉这位真正的朋友，它的形象对我来说不仅不再是令人恐惧的，而且真的让我感到非常平静和安慰。
>
> ——莫扎特写给父亲的信（1787 年 4 月 4 日）

4
拒绝治疗或复苏

> 胖巴克先生（Fat Mr Bakker）很愿意被一个女孩子救活，但他固执地提出不想让男人对他做嘴对嘴的人工呼吸。
>
> ——亨德里克·格罗恩的秘密日记

医生作为专业人员主要依靠自己对患者的判断。首先，他们想让每个病人都好起来——他们对病人自己的意愿有时几乎毫无兴趣。但是，根据管理医疗的荷兰法律（《医疗协议法》），医生不得违背病人的意愿而对其进行治疗。因此，病人可以决定签署一份拒绝所有的治疗的声明，或者拒绝复苏。大约 5% 到 10% 的荷兰养老院的老人或患有绝症的病人签署了这样的声明。关于临终问题的信息已在荷兰随手可得，而老年人也越来越多地主张他们的自主权。

内尔·博尔滕（Nel Bolten）在她担任护士的职业生涯中，目睹了对老年人的复苏治疗所带来的诸多痛苦。正如她自己所说："我不想被人按压胸部打气而让我像一棵室内植物那样继续活着。"因此，她在胸前文了一句话："不要对我做复苏，我已经 91 岁多了。"NVVE 向人们提供了一个可以挂在脖子上的徽章，上面写着"不要复苏"，专业护理人员有义务尊重它。2014 年，荷兰有大

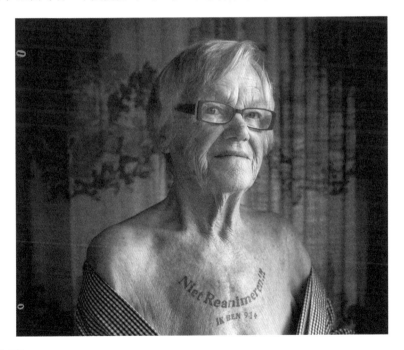

图 163

91 岁的内尔·博尔滕，曾是一名护士，决定放弃复苏治疗，她在胸前文下一句话："不要对我做复苏，我已经 91 岁多了。"

约32000人佩戴着这个徽章。然而，内尔·博尔滕对这个徽章缺乏信心——如果你最后仰卧位躺着，它可能会从人们的视线中消失。2015年，经过一番辩论后，荷兰卫生部部长伊迪丝·席珀斯（Edith Schippers）宣布，内尔·博尔滕胸前的文身合法有效。

过去，老年人心力衰竭后的康复机会很小。养老院医生伯特·凯泽（Bert Keizer）曾称复苏是"一种极端形式的虐待"，这并非没有道理。他解释道："你是在使用蛮力把一只脚已经伸进门内的死亡推到门外去，这对身体造成了巨大伤害。"但是，目前的数据显示复苏已取得更好的结果，这主要是因为自动体外除颤器的使用，它们在许多公共场所都有配置。大多数人复苏成功后仍会因心力衰竭而死亡，但阿姆斯特丹学术医疗中心的研究表明，90%在医院外遭受心搏骤停的老年人在复苏后几乎没受到什么损伤。多年来的这些结果的改进使我对复苏的看法发生改变。

第二十八章
展望未来

亲爱的孩子，你永远不应该让历史学家去预测未来——坦率地说，我们预测过去都够困难的了。

——A. J. P. 泰勒（A. J. P. Taylor）

1
计算机与大脑

除非一台机器能够因为它所感受到的思想和情感——而不是因为符号的随意掉落——写出十四行诗或创作一首协奏曲，否则我们无法同意机器等同于人脑。

——杰弗里·杰斐逊爵士

有一部精彩的电影讲述了第二次世界大战期间才华横溢的英国计算机先驱艾伦·图灵开发一种机器破解了德国人用于通信的英格玛（Enigma）密码的故事。通过这项工作，图灵将战争缩短了两年，并挽救了数百万人的生命。然而，战争结束后，由于他的同性恋活动，他被判犯有严重猥亵罪，并被施以采用雌激素进行的化学阉割。他遭受了包括乳房发育在内的严重不良反应，一天晚上他用一把雕刻刀割开了自己的腿，试图把雌激素植入物从腿上割下来，这一幕在电影中并未表现。

41 岁时，图灵吃了一个掺有氰化物的苹果而自杀，虽然有些人对于这实际上是自杀还是谋杀仍存争议。

这部电影的名称是《模仿游戏》，本尼迪克特·康伯巴奇饰演的这位有点自闭、不善社交、自我陶醉的悲剧数学家令人难以忘怀。2013年，也即接近 60 年之后，英国女王伊丽莎白二世赦免了艾伦·图灵，他的罪行后来通过否认程序从档案中删除。

图灵继续活在以他的名字命名的测试中，这是一种用来发现你是在与人交谈还是在与计算机交谈的检测方法。后来，在寻找可行的"图灵测试"方案方面一直在取得进展，尽管在一项测试中，对于一个冒充 13 岁的英语蹩脚的乌克兰男孩"尤金·古斯特曼"（Eugene Goostman）的软件，有 1/3 的研究人员相信那是一位真人。关键在于提出什么样的问题才能去辨识这是计算机程序还是真人。西班牙电影《伊娃》设计了一个很好的问题：当你闭上眼睛时，你看到了什么？

斯蒂芬·霍金曾在其 2014 年的一封公开信中警告，不要创造具有自己意愿的人工智能，霍金称"它可能意味着人类的终结"。我们离那个终结点还有很长的路要走。虽然计算机正变得越来越聪明，但它们仍具有深刻的局限性。"深蓝"是一台超级计算机，它在 1997 年击败了世界国际象棋冠军加里·卡斯帕罗夫。它的程序中被编写了所有国际象棋规则以及大量的国际象棋大师下的棋局，但是，它所能做的就是下棋。"深蓝"连"鲁多游戏"（一种孩童游戏）都不会玩，更别说去发明一种新游戏了。

此后，人工智能领域又迈出了一步，一项发明被首先应用于计算机游戏。2015 年，计算机公司 DeepMind 在《自然》杂志上发表了一篇文章，描述了一种将神经网络和受控学习相结合的自我学习算法——Deep Q。Deep Q 像人一样，从零开始通过尝试、观察会发生什么并记住结果去进行学习，令 DeepMind 的员工感到震惊的是，它有时会发现玩一款游戏的最佳策略。其背后的技术被称为"深度学习",其目标是让电脑像人脑一样去思考。

此后,该技术得到进一步的发展,并在2016年为由谷歌DeepMind构建的围棋计算机AlphaGo带来了胜利:该计算机以4比1击败了十年来最好的棋手——韩国的李世石。围棋比国际象棋拥有更多可用的招数,直到最近它还被认为是计算机所无法破解的。AlphaGo不仅学习了职业围棋选手的数百万步棋招,还在"深度学习"程序的帮助下,每天以惊人的速度与自己下数千场棋。

人工智能采用"深度学习"算法、面部识别技术以及一种特殊的3D打印机去分析了伦勃朗的346幅画作,并在2016年绘制了一幅"新的"伦勃朗作品。伦勃朗研究项目主席恩斯特·范德维特林(Ernst van de Wetering)教授立即注意到了一些计算机似乎没有学会的东西:伦勃朗本人用来显示眼睑下缘的水分的微光,以及伦勃朗用来描绘光在鼻尖上的反射的白色颜料。还有,这幅"新作"的衣领画得很差。但是,这幅"平面"3D绘画中真正缺少的是伦勃朗那无与伦比的创意。计算机正在学习有用的技术去制作漂亮的赝品,但我们不应指望它们能产生卓越的新画作。

在接下来的几年里,"深度学习"将被应用于自动驾驶汽车和机器人,但是别指望让电脑来帮你系鞋带——它们完全不擅长在多变的环境下去完成手眼协调,而且还缺乏精细运动技能。

美国认知科学教授道格拉斯·霍夫施塔特(Douglas Hofstadter)撰写了大量有关人工智能的文章,他明确表示,计算机在理论上可以复制大脑中的任何物理过程,因此它应该能够将任何智力过程作为模型。模仿大脑的并联活动的神经网络技术在面部识别和语音识别方面取得了长足进步,但这些都是非常具体的应用。霍夫施塔特认为,在可预见的未来,我们极不可能拥有像我们自己一样智能的计算机。他指出,从事计算机开发工作的科学家甚至没有试图去捕捉认知,换句话说,去捕捉洞察力、智慧和理解力,而根据霍夫施塔特的说法,这些认知的本质是去做类比。

人脑在模式识别方面远远优于动物界的任何其他大脑,这是一项在整个进化过程中对我们的生存至关重要的技能。我们需要识别可以找到食物的地方,识别可以吃掉或可能吃掉我们的动物。识别面孔及其所表达的情感,以及通过手势进行交流对于我们在复杂社会中的运作非常重要。计算机在模式识别方面还不如我们，事实证明，即使是让一台计算机来区分狗和猫也很困难，而我们的狗，甚至是小狗就能做到这点。

但计算机在面部识别方面的表现越来越好，语音识别方面也取得了巨大进步。语音已经可以立即以文字方式显示在电脑屏幕上，并可以同时被翻译，然后译文被大声朗读出来，尽管这些都还未达到完美的效果。

那么，计算机是否能够像人一样，或者以不同的甚至更好的方式成功地发挥创造力或表现出同理心呢？它会不会感到头疼，或者自己思考？人们正在努力实现这些目标。伦敦帝国理工学院的一个名为"绘画傻瓜"（Painting Fool）的人工智能项目正试图开发一款能扮演富有创意的画家的计算机程序。对于其是否成功的测试将是："绘画傻瓜"是否变得真正具有创造力并绘制出了人们认为具有艺术价值而编写软件的人却不喜欢的作品？这个项目还有很长的路要走。

巨大的技术进步无疑正在发生，IBM 开发了一种组织方式像人脑中的神经元网络的名为 TrueNorth 的处理器去替代传统的线性处理器。处理器中的每个芯片都有 100 万个"神经元"和 2.56 亿个"突触"，这些接触位点将"神经元"彼此连接起来。这听上去是个巨大的数字，但其实并不比在小昆虫的脑中发现的数字更大。人类大脑有大约 800 亿到 1000 亿个神经元，每个神经元上有 1000 到 10 万个接触位点。新型 IBM 处理器能够识别数据中的模式，这可以被称为是思考的开始，但除非该系统可以极大规模地升级，否则它与我们今天使用的计算机不会有太大的区别。IBM 已经成功地连接起 16 个芯片，然而即便如此它总共也只有 1600 万个"神经元"。IBM 的目标是将 4096 个芯片连接在一起。

还有一些其他技术进步，例如"记忆电阻器"的诞生，这种交换器就像神经突触一样可以记住信息，因此不再需要把信息传输到硬盘。人们有望取得的另一个突破是量子计算机，理论上它可以同时进行数百万次的计算。IBM 的未来努力目标还涉及对碳纳米管的使用，其导电速度比硅快 100 到 200 倍。当晶体管的尺寸减小时，两个电极之间的"栅极"变得更小，因此电子更难以通过，而碳纳米管则可能极大地加速电流传导。

欧盟已经启动了一项耗资 10 亿欧元的"人类大脑计划"，旨在通过软件去捕获有关人脑的所有事实，并使用超级计算机去模拟整个人脑工作。自下而上的数据随后可以逐层组建起来，从分子尺度经过细胞尺度而发展到解剖学的尺度。根据法国 INSERM 神经成像部门负责人斯坦尼斯拉斯·德哈恩（Stanislas Dehaene）的说法，这并不能模拟大脑功能和大脑疾病，正如无法通过模拟鸟的每一根羽毛去解释鸟的飞行一样。他想添加一种自上而下的研究方法，也即从行为学和脑电活动出发。这听起来合乎逻辑，然而，欧盟的"人类大脑计划"已经取消了关于人类认知结构的研究，德哈恩也因此退出了该计划。

与此同时，150 名科学家签署了一份书面抗议，反对在他们看来的欧盟"人类大脑计划"的过于狭隘的研究方法。

显然，要想拥有像人脑一样工作的计算机，具有洞察力、智慧和幽默感，能够坚持生活、自我复制并将获得的知识传递给下一代，我们还需要遥遥无期的等待。

2
为什么做大脑研究？

> 进步是由年轻科学家们获得的，他们做了那些老科学家们认为行不通的实验。

> ——弗兰克·韦斯特海默（Frank Westheimer）

2011 年，J. 德克森教授在荷兰《NRC 商报》发表的一篇评论文章中问道："哪些临床应用真正用到了有关大脑的知识了呢？"他的提问是基于一种错误假设。目前正在进行的大脑研究并非旨在为脑部疾病和脑功能障碍的治疗带来急

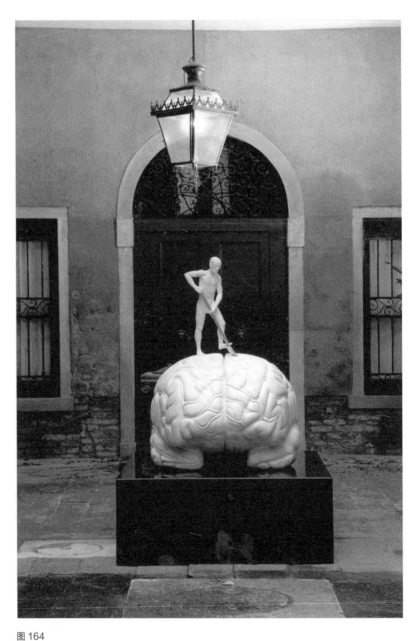

图 164

扬·法布尔，《行星人类学》（大理石概念模型 / 研究编号 1,2007 ）。

剧变化，否则就会是个虚假的承诺。我们只能希望脑科学研究能为我们的后代带去新的治疗方法。然而，有些人想要拒绝科学家们迅速增长的对大脑的兴趣而宁愿把大脑视为一个"黑箱"，就像20世纪的心理学家和精神病学家所做的那样。他们只关心什么进入大脑，什么从大脑中出来。他们对于大脑内部到底发生了什么不感兴趣。

这种态度表明，他们缺乏对科学可以告诉我们的大脑的功能和大脑的障碍的好奇心。基础研究最终会带来对社会和医学有用的结果，历史上一直如此，我对此深信不疑。仅举一个例子，基于大脑研究，左旋多巴已成为治疗帕金森病的最常用的手段。

我们可以通过多种方式让包括药丸、谈话、音乐、安慰剂等进入大脑以达到治疗目的，它们的共同之处在于改变了脑区活性。大脑非常复杂，治愈大脑疾病的能力总是遇到显著的限制。预防胜于治疗，对于脑部疾病尤其如此，但为此我们需要深入了解疾病过程的机制以及大脑的运作方式。

无论如何，大脑研究人员已经可以指出一些成功之处，它们并非都是治疗问题。见解或洞察力本身也很重要，例如，我们现在能够诊断性别认同障碍，并且满意地看到今天跨性别者们能够让自己的身体适应他们的性别认同。我们非常想知道这类困难的脑部疾病是否有可以预防的原因，目前正在进行研究以找出答案。

我们还发现在跨性别者的脑组织中发生了基于性别差异的男女逆转现象，从而使他们的大脑结构与他们自己性别认同的体验相吻合，这不仅让我们对于性别认同障碍有了更进一步的理解，还对不同国家人们如何帮助这个群体起到指导作用：我们的发现促使英国通过了一项法律，对跨性别者的出生证明和护照里的性别做出调整，这些发现也对欧洲法院做出相同的法律修订起到决定性作用。

对于自杀者脑中谷氨酸能系统分子变化的深入研究已经帮助我们了解到氯胺酮这一药物的疗效机制：它可以阻断谷氨酸受体 NMDA。基于对死后大脑的研究发现，一项显示自杀风险的血液测试正在开发中：参与应激反应的 SKA2 基因如果发生变异，或由于环境影响导致的 DNA 甲基化表观遗传改变而造成其活性降低，则自杀和创伤后应激障碍的风险就会增加。这种表观遗传变化可以在血液里的白细胞中测到，该研究的作者声称，可以根据针对血液样本的检测对自杀意念或自杀企图做出预测，其可信度为 80%。目前科研人员正进一步研究这一重要发现，希望它能很快得到证实。

还可以使用脑部扫描来预测哪些创伤后应激障碍患者会对创伤聚焦治疗产生反应或不产生反应。这不仅可以防止不必要的治疗，还可以确定哪些患者需要寻求其他治疗方法。关于压力激素皮质醇水平升高的抑郁症患者对心理治疗的反应较低的观察结果，也具有这样的功效。

深部脑电刺激和其他新疗法

人们开发了深部脑电刺激来治疗不再对药物有反应的帕金森病患者的震颤。现在深部脑电刺激也被用于治疗难治性抑郁症、强迫症、成瘾、特发性震颤、图雷特氏综合征、神经性厌食、疼痛、肌张力障碍、最小意识状态、癫痫，以及智障者的攻击性等，它还具有改善阿尔茨海默病患者认知功能的疗效。

一名 38 岁名叫达雷克·菲迪卡（Darek Fidyka）的保加利亚患者在截瘫四年后于波兰接受了移植来自鼻子的胶质细胞的治疗。经过两年的康复训练后，他恢复了部分功能。手术两年后，他的腿恢复了一些感觉，并且能够慢慢走上几步了。他说他觉得自己好像重生了。该程序由杰弗里·赖斯曼（Geoffrey Raisman）开发，赖斯曼于早些时候证明了它可以改善脊髓被实验性切断的大鼠的行动。虽然单个病人并不能提供足够的证据，但这似乎标志着一种新疗法的开始。

此外还有一些有效的神经康复疗法是基于对患者神经系统的刺激而开发的。大脑研究在刑法中的应用越来越广泛。除了认知行为疗法等心理技术外，音乐疗法已在对照试验中被证明有效。

基础研究表明，催产素不仅是一种作用于外周的激素，而且是大脑内部的一种神经调质，是一种影响前额叶皮质，特别是前扣带皮层的社交肽。目前的研究发现，经鼻吸入催产素可以减轻自闭症的症状，例如那些缺乏同理心、情感、认知和心智理论的症状。阿姆斯特丹学术医疗中心正在研究催产素在预防和治疗创伤后应激障碍中的可能疗效。

人机交互

一台机器可以去做 50 个凡人的工作。没有机器可以去做一个非凡的人的工作。

——阿尔伯特·哈伯德（Elbert Hubbard）

神经反馈已被证明对帮助患有注意力缺陷多动症的儿童有效，而人机交互技术的迅速发展为截瘫和肌萎缩侧索硬化症患者也带来了希望，患者已经能够通过思想的力量操作假肢和计算机。一位肌萎缩侧索硬化症患者通过意念移动手指而按下语音电脑的按键。对于最终无法活动的肌萎缩侧索硬化症患者，人们已为其开发出一种电子头带，它能记录其思想指令并将指令传递给平板电脑。你想打开或关闭房间里的电灯吗？发出一道思想命令吧，嘿，转眼间灯火通明！

盲人的假体研制现在已进入高级阶段：它包含一个可以拍摄外部世界的相机，相机拍摄的图像刺激佩戴者的视觉皮质，使得他们即使在没有眼睛功能的情况下也能"看见"。对这种奇妙装置的第一次临床试验即将开始。

对一位四肢瘫痪了 10 年的人的大脑功能性磁共振成像扫描发现，当他想着去做一个动作时，显然大脑的顶叶皮质做出了这个动作的计划。科研人员在他的这个脑区植入一系列电极，使他能够去移动一只假手。在另一项实验中，他甚至能够通过想象将手分别移到嘴巴或下巴上来而开启或关闭单个脑细胞的活动。甚至已有研究证明，通过无线连接将大脑皮质中的行走信号传输到脊髓，可以使半瘫痪的猿类再次行走。

在奥地利，三名男子的瘫痪手在截肢后被换上假手，这样他们就可以使用刀、转动钥匙和倒咖啡了。这些人的手臂神经在登山或骑摩托车时跌倒而被撕裂，即使在手术后也没有恢复手部的精细运动技能。他们的仿生手则从手臂肌肉中获取脉冲信号，有时需要从大腿取一块肌肉移植到手臂以产生足够强大的信号。目前，研究人员也正在研制能够直接从神经接收信号的电极。

3
污名化和禁忌

与心脏病发作不同，脑部疾病会给患者及其家人带去污名，就好像我们仍然相信精神错乱是对罪人的神圣惩罚，或者疯子是被魔鬼附了身。当然，我们害怕那些影响人格的疾病，但这并不意味着我们可以接受对疾病的污名。此外，围绕脑部疾病和脑功能障碍的禁忌非常危险。

在荷兰，有 16% 的成年人在生命的某个阶段患有抑郁症，大多数其他西方国家的统计数据也类似。而在中国，官方数据曾经显示只有 5% 的人患有抑郁症。然而，这并非由于中国人比我们健康得多，而是由于患有抑郁症的人因为民间对于该病的污名化而不敢去看精神科医生：被贴上耻辱的标签不仅会影响他们自己，也会影响他们的家人。由于患者未去寻求专业的帮助，在过去中国的自杀率较高。此外，向儿童精神科医师咨询有关患有学习和行为障碍的孩子的情况更是绝对禁忌，有人采用中药去治疗多动症儿童，但是没有效果。一些多动症孩子的母亲对此感到绝望，然而她们缺乏去寻求儿童精神科医师帮助的勇气。

艾瑞斯·萨默（Iris Sommer）教授与荷兰的大脑基金会一起撰写了一本名为《虚弱的大脑》（*Haperende hersenen*，2015 年）的书，探讨了 9 种不同精神和神经系统疾病。当我阅读这本书时，我发现书中的神经系统疾病患者乐于以自己的真实姓名发表自己的病史，而患有精神疾病的病人则选择采用化名。神经系统疾病患者会和周围的人谈论自己的疾病，而大多数精神疾病患者对自己的病情保持缄默。所以，在荷兰依然存在对于精神疾病的禁忌。

对自己的精神问题保密是有充分理由的：如果你的病情被人知晓，你更有可能被排除在晋升或就业之外。工作面试时当然不是解释这种疾病的最佳场合，然而如果你的病情突然恶化，这种保密本身可能会导致工作中的额外应激以及难以找到相应解决办法。

神经系统疾病的患者常常面临着无知和不理解。一位肌萎缩侧索硬化症患者坐在海边咖啡馆露台上的轮椅里，妻子正在游泳，而他被告知不能坐在那里，要是不点个吃的或喝的——并非所有工作人员都知道这位患者已被允许坐在那里，而患者也无法清楚地说明，因为他已不能说话。他本可以通过自己的 iPad 去告知工作人员，但是工作人员却害怕与一位明显残疾的人进行交流。另一位肌萎缩侧索硬化症患者因为"在公共场合酗酒"而在街上被捕，然而这仅仅是因为他行走困难并且说话含糊不清。

我坚信，解决这些对脑部疾病的污名化、禁忌以及对脑部疾病的无知和不理解的唯一有效方法就是激发人们对大脑这一奇妙机器的更多兴趣，是大脑使我们成为人类并使我们享受生活和文化。然后，我们需要解释，这台复杂的机器从受孕的那一刻起就存在弱点，没有人应为此而受到指责，这些弱点可能导致智力障碍，或是呈现为各种精神和神经系统疾病的大脑功能障碍。

大脑太复杂了，这使得开发有效的治疗脑部疾病和功能障碍的方法非常困难。但我们需要全力以赴。只有这样，我们才有希望去改善我们子孙后代的情况。这些疾病的折磨并没有什么神秘或可怕之处，人们也不应该去接受对脑部疾病的污名或对患者的驱逐。我希望这本书能够通过激发人们对大脑的理解和兴趣，以及对大脑的敬畏和钦佩，为我们急需的对大脑疾病的去污名化做出贡献。

致谢

50 多年前，当我在阿姆斯特丹的荷兰脑研究所——后来更名为荷兰神经科学研究所——作为一名医学生而开始研究时，全球的脑研究人员的数量还相对较少。人们对我们表示怀疑，感觉我们的研究目标是去操纵别人。但其实我们完全不知道该如何去操纵别人，我们只是被这个由数千亿脑细胞组成的奇妙世界深深吸引。如今，世界上所有声誉卓著的大学都拥有自己的大脑研究中心。在这个大脑研究人员的数量呈爆炸式增长的极具刺激性的年代，我从众多优秀的研究人员那里获得了巨大启发，并向他们学到很多东西，以至于无法一一列举。和以往一样，我的导师们（也即我的学生和同事们）似乎一直在变得更加年轻。直到今天，我都特别感谢他们多年来向我传授的神经文化学。在我自己的领域之外，我受到查尔斯·达尔文和弗兰斯·德瓦尔等伟人的启发。令人难以置信的是，进化认知学——弗兰斯·德瓦尔开发的一个领域——和神经科学最终不仅走得越来越近，而且还开始相互影响。神经科学也开始对社会科学的许多方面作出贡献。过去的 50 年非常有趣，而下一个 50 年将会更为有意义。

我碰巧出生在这样一个家庭，它经常接待一些在医学界富有创意并具有专业权威意见的人。我的家庭也热爱书籍、艺术、音乐以及任何可以在世界各地看到和体验到的有趣的文化。这种背景和我对艺术和文化的兴趣，以及我自己的神经科学研究专业为这本书奠定了一个非常自然的基础。

本书的主题位于神经科学和其他许多学科的交汇处，但广大读者也可以读懂。因此，我要感谢所有批判性地阅读整本书的手稿的人，包括 Kees Boer、Jannetje 和 Rinske Koelewijn、Jenneke Kruisbrink、Patty Swaab 和 Linda Visser。他们对本书的关键改进做出了贡献。此外，来自不同学科的许多人审读过本书手稿的某些部分，或就特定的主题与我进行过深入的辩论，这都反映在这本书里了。我要感谢包爱民、包利民、Margreet Brandes、Adelbert Goede、Michel Hofman、Tycho Hoogland、Maarten Kamermans、Dingeman Kuilman、Dick Mesland、Gerben Meynen 与我进行的讨论；感谢 Tini Eikelboom 和 Wilma Verweij 对本书的文字编辑以及 Ton Put 给予的技术支持。

如果没有总编辑 Bertram Mourits 的不懈努力，这本书就不可能完成，他一次又一次愉快地设法让我相信对文稿做出重大修订益处良多。那些修订也许是必要的，但通常都是我最不愿意听到的。他不厌其烦地、总是开开心心地一次次对文稿进行文字润色，导致最后我甚至觉得他已经舍不得放手把手稿交给印刷厂了。我还要感谢荷兰出版社 Atlas Contact 当时的主管 Mizzi van der Pluijm，感谢她在出版这本书时的热情和鼓励，以及她在出版本书的各个阶段所部署的优秀员工所作出的贡献。

术语表

ADHD——注意力缺陷多动症，更多见于男孩，而他们也更多难以控制冲动。

阿尔茨海默病——最常见的痴呆症类型。在显微镜下可以看到脑中形成的斑块（含有 β 淀粉样蛋白的小疤痕）与神经原纤维缠结（由化学性质改变了的 tau 转运蛋白组成）。

杏仁核——位于颞叶海马体前方，与情感、攻击性、记忆力和性行为有关。它在精神病态和创伤后应激障碍中表现出活性改变。

雄激素——包括睾酮在内的雄性激素。患有雄激素不敏感综合征的人在性染色体上是男性，但由于雄激素受体的基因突变，他们的大脑和身体对睾酮不敏感，因此他们发育成异性恋女性。

无脑儿——由于在胚胎发育的早期神经板未能在神经管中闭合，大脑的构建过程随后发生退化，导致大脑缺失。

角回——颞叶和顶叶之间边界附近的大脑沟回。这里整合了来自身体和环境的感觉信息。因此，这个脑区对于我们在周围空间中的自我意识至关重要。它还参与社交互动。这部分大脑受到阿尔茨海默病的进程的影响。在濒死体验中这部分大脑的功能也会发生紊乱，导致人们产生自己正在离开身体的错觉。

快感缺乏——无法体验快乐。这是抑郁症的一个症状。

疾病失认症——患者对自己的病情缺乏认识。在精神疾病和痴呆症 / 失智症的早期相当常见。

导水管——也被称为大脑导水管，是连接第三和第四脑室的通道。

弓状束——连接运动脑区和听觉脑区的纤维束。

听觉皮质——听觉信息在初级听觉皮质进入大脑，这个皮质隐藏在颞叶和顶叶之间的外侧沟的深处。

轴突——将信息从一个神经元的胞体传送到大量其他神经元去的神经纤维。

脑干——大脑和脊髓之间的那部分脑。它包含了控制体温、呼吸和心跳的中枢。

布洛卡（Broca）——布洛卡语言区位于额下回，负责言语的运动方面。

猝倒——发作性睡病中由情感引发的肌肉的突然松弛。

尾状核——涉及运动系统和奖赏的纹状体的一部分。

小脑——小（的）脑。负责自动运动（内隐记忆）和精细运动控制。

大脑皮质——大脑外部几毫米厚的一层灰质（细胞以及细胞之间的接触），用于处理和存储信息。大脑皮质在与其他脑区相互作用而产生意识中至关重要。

扣带皮质——位于胼胝体上方的内侧皮质脑回。扣带皮质参与主动行动、应激反应、冲突监测和心智理论。这一皮质在经历生命早期的创伤后会变薄，并且在抑郁症和自杀时发生活性改变。

昼夜节律系统——调节我们白天—黑夜之间节律的系统，包括觉醒与睡眠以及激素波动节律。这个系统的关键组成部分是生物钟（视交叉上核）和松果体。

认知——大脑获取信息和处理信息的功能。

认知抑制解除——与认知抑制相反的过程（见下文）。

认知抑制——对不断从外部世界通过我们的感官传入以及从脑中传入的大量信息进行抑制。丘脑和前额叶皮质在抑制这种信息流方面很重要。

先天性的——出生时就存在，也即要么是遗传的，要么是在子宫中产生的。

胼胝体——连接大脑两个半球的纤维。

纹状体——由尾状核、壳核和苍白球组成的大脑部分，它涉及运动的学习和表现以及奖赏。

皮质醇——来自肾上腺的应激激素，它作用于大脑和器官，为我们的"打或逃"反应做好准备。

默认网络——它们主要在我们没执行任何任务而思想在自由发挥时活跃。

痴呆症（或失智症）——发生在阿尔茨海默病、亨廷顿病、血管性痴呆、额颞叶痴呆以及有时在帕金森病等疾病中的思维能力和记忆力等智力的下降。

树突树——神经元（脑细胞）的树状分支纤维，在这些分支纤维上有来自其他神经元的数万或者数十万根纤维的末端（这些末端被称为突触）。因此，树突树是脑细胞接收信息的结构。神经元对这些信息做出决定并将这种决定沿着轴突发送出去。

显性突变——如果一个人具有显性基因突变，他或她或多或少地会以明显形式而继承与该突变相关的疾病。

多巴胺—— 一种神经递质（脑中的化学信使）。帕金森病患者缺乏多巴胺。奖赏系统伏隔核释放的多巴胺产生愉快感觉。抑郁症中这一过程紊乱，导致患者的快感缺失。

多巴胺能系统——多巴胺产生于黑质（对运动功能很重要）和腹侧被盖区（对奖赏很重要），并在大脑的许多部位包括纹状体（运动功能）、伏隔核（奖赏）和皮质（情绪）释放。

脑电图（EEG）——利用头皮的导电性而记录大脑的电活动。例如，从电波的频率可以看出一个人是放松还是警觉，或者辨别睡眠的阶段，或癫痫等疾病发生过程。

胚胎期——器官形成的早期发育阶段。

情绪传染——岛叶皮质在个体看到厌恶的表情并即将产生同样感觉时发生的活动。岛叶皮质是大脑中处理味觉和嗅觉的脑区，控制我们的肠道运动。

内嗅皮质——位于海马旁的大脑皮质的一部分。它对记忆很重要，也是最先受到阿尔茨海默病影响的脑区。

表观遗传变化——由环境因素引起的 DNA 化学变化，它们不改变 DNA 编码，而是可能导致基因长时间甚至永久性开启或关闭。

眼动脱敏和再处理（EMDR）——在回忆创伤性事件时，创伤后应激障碍患者的眼睛跟随治疗师手指的运动从一侧移动到另一侧。

（脑细胞）放电——脑细胞（神经元）发出的电脉冲称为动作电位，它沿着轴突运行并导致化学信使（神经递质和神经调质）的释放。

额颞叶痴呆—— 一种痴呆症的形式，开始于大脑的最前部分，首先表现为行为学改变，而记忆障碍随后才出现。

梭状回——视觉系统的一部分，位于颞叶内侧，使我们能够识别人面。

GABA —— γ-氨基丁酸的缩写，是最重要的抑制性化学信使（神经递质）。

性别认同——感觉自己是男性或者是女性。

基因治疗——使用一段 DNA 作为药物，通过病毒将 DNA 导入细胞，包括脑细胞。

格式塔效应——我们的大脑从平面区域的一组简单线条中提取出完整的三维图形的能力。

胶质细胞——各种类型支持和保护神经元的非神经元细胞，它们参与神经传递（星形胶质细胞），在神经纤维周围形成绝缘层，也即髓鞘（少突胶质细胞），或参与应激反应和免疫反应（小胶质细胞）。

谷氨酸——脑中最重要的刺激性化学信使（神经递质）。

灰质——由脑细胞和它们的接触（突触）组成。一立方毫米的灰质包含 50000 个神经元和 50206 个突触。

颞横回——听觉皮质中的一个脑回。

海马体——从进化角度来看，大脑皮质最古老的部分。它有三层细胞结构，是对记忆、情感和空间定位至关重要的结构，它在阿尔茨海默病中严重受累。

下丘脑—垂体—肾上腺（HPA）轴——也被称为应激轴，是调节应激反应的大脑系统。在抑郁症中 HPA 轴活性亢进。

下丘脑——下丘脑根据性别认同和性取向而在结构和功能上有所不同，并参与两者功能。它是一个对物种（它调节繁殖）和个体（它调节饥饿、"打或逃"反应、体温、血压、心跳以及睡眠和清醒节律）的生存至关重要的结构。

内隐记忆——储存复杂动作的指令，例如走路、游泳、骑自行车和弹钢琴，这些指令在练习和重复过程中被储存并进一步细化在小脑中。一旦储存在内隐记忆中，所有这些动作都会完全自动地发生。

岛叶皮质——岛叶皮质是脑中处理味觉和嗅觉的部分，它控制着我们的肠道。电刺激这个脑区会引起胃收缩和干呕。

等亮度——图像的两个部分虽然看起来颜色完全不同，但在我们看来具有相同的亮度水平的现象。

氯胺酮——一种人们熟知多年的麻醉性物质，它能阻断谷氨酸活性，但有引起幻觉等副作用。现已证明，低剂量的氯胺酮对治疗抑郁症和自杀念头有效。

外侧膝状核——丘脑中的中继中心，视觉信息从视神经到达这里，然后被发送到初级视觉皮质。

损伤——破坏、伤害或缺陷。在脑中它可以由创伤、出血、梗死或肿瘤引起。

生活事件——重大应激事件，例如战争、离婚或亲人去世。

边缘系统——靠近脑室并与情感有关的脑区的集合，包括海马体、杏仁核、下丘脑和前额叶皮质。

小头畸形——从出生开始头部和大脑就比正常人的小，通常伴有智力障碍。

镜像神经元——位于大脑腹侧前运动皮质和顶叶皮质前部的脑细胞，它们能模仿他人的行为或感受，从而让我们感受到彼此的情感。

基因突变——DNA 密码子的改变，是使得进化发生的遗传变异的基础，也是遗传性疾病的基础。

嗜睡症——一种由下丘脑中食欲素细胞失活引起的神经系统疾病。强烈的情感也可能导致患者猝倒（突然丧失肌肉张力）。病因可能存在于自身免疫过程。

天然的还是后天的——对于个性和疾病，人们经常会提出关于它们是先天的（天然的）还是获得的（后天的）问题。然而，两者几乎总是一起参与并相互作用的。

新皮质——从进化的角度来看，大脑皮质最年轻的部分，它有六层神经元。新皮质的许多脑区都参与处理和存储视觉信息，以及视觉、听觉、触觉、运动、语言和意识。

神经生长因子（NGF）——一种由神经元产生的生长因子，参与神经纤维生长发育过程，以及成年期的多种大脑功能。

神经退行性疾病——脑部疾病，包括阿尔茨海默病、帕金森病和亨廷顿病，其中脑细胞丧失功能、萎缩和 / 或死亡。

神经反馈—— 一种相对较新的治疗形式。大脑的电活动（由脑电图测量）被转换为图像或声音，例如表明活动是由快速脑电波（如集中注意力）还是慢脑电波（如放松时）支配。

神经发生——产生新的脑细胞（神经元）。这一过程主要发生在发育过程中，但在成年期，有几个脑区（海马体、脑室下区）可以形成数量有限的新神经元。

神经调质——影响神经递质效应的化学信使，例如神经肽。

神经元——处理信息、存储信息并将其传递给其他神经元的脑细胞。

神经肽——由神经元产生的一种小蛋白，作为化学信使作用于其他神经元。

神经传递——神经元之间的信息传递。

神经递质——使信息能够通过神经元之间的突触间隙传递（神经传递）的化学信使。它们在神经元电活动的影响下释放，神经递质的例子包括谷氨酸、GABA、乙酰胆碱和多巴胺。

伏隔核——奖赏系统的一部分。伏隔核释放多巴胺会产生一种愉快的感觉。这一过程在抑郁症中受到干扰，导致快感缺失。

Meynert 基底核——基底前脑的一个区域，将生产乙酰胆碱的关键酶传入新皮质，负责在新皮质中生产乙酰胆碱。对记忆很重要。随着年龄的增长，它的活性降低，在阿尔茨海默病中活性更低。

视交叉—— 视神经交叉的位置。

眶额皮质（OFC）——前额叶皮质的一部分，对抑制冲动、个性、设置道德界限、情感、决策、奖赏和创造力很重要。它与眼窝相邻。

催产素—— 一种由九个氨基酸组成的肽。这种特殊的神经肽在下丘脑中产生并释放到血液中，以刺激分娩时的子宫收缩和母乳喂养时的泌乳。催产素也会在大脑中释放，影响社交互动。

海马旁回 / 皮质——围绕海马体的大脑皮质区域，包括内嗅皮质。这个结构对记忆很重要，也处理视觉信息。

副交感神经系统——自主神经系统的一部分，主要起抑制和镇静作用。

顶叶 / 顶叶皮质——顶叶和顶叶皮质的前边界由中央沟和初级感觉皮质形成。它是一个关联皮质，整合了来自感官和其他脑区的信息，在计算中也很重要。

峰值位移——艺术中经常使用的夸张形状的效果，具有神经生物学基础，在动物行为中被称为"峰值位移"。

导水管周围灰质——也被称为中央灰质，由位于大脑导水管周围的神经元和它们的连接组成。这个区域主要与疼痛、对应激或警报的反应、体温调节、性行为和自主过程有关。

信息素—— 一种通过尿液和汗液释放的气味，男女之间的气味不同。虽然我们不能有意识地闻到信息素，但它们会影响我们的性行为和对伴侣的选择。

松果体——位于脑干附近的大脑中心结构，是昼夜节律系统的关键部分，在夜间产生睡眠激素松果体素。

垂体腺——这是一个产生激素的腺体，位于大脑底部，受下丘脑的调节。它反过来调节所有内分泌腺的功能，因此有时被称为"主腺体"（master gland）。

极平面（Planum polare）——大脑皮质前部，位于颞叶。

颞平面——大脑皮质的后部，位于颞叶，部分与韦尼克语言区重叠，也参与听觉。

可塑性——在学习、训练或经验的影响下大脑组织的变化。在大脑发育过程中明显存在可塑性。成人大脑的可塑性仍然存在于学习期间的突触变化水平。新的脑细胞的形成（神经发生）可以在成年期在非常有限的程度上发生在海马体中，并且仍然有可能形成新的连接和突触。

多态性——基因组成部分的微小变异，它导致我们每个人都相互不同，并可能使我们或多或少地容易罹患脑部疾病或其他疾病。也称为单核苷酸多态性或 SNP。

创伤后应激障碍（PTSD）——由令人震惊的事件例如战时的经历引起，特征是对创伤性事件的反复、非常生动的回忆。患者的警觉性、攻击性、羞耻感、内疚感增强，而心率加快、睡眠浅、频繁醒来和过度激惹。

前额叶皮质——新皮质的前部，参与工作记忆、计划、决策和情感调节。它还与丘脑相互作用在意识中发挥作用。同理心是包括前额叶皮质在内的大脑区域的一种功能，在精神病患者中表现出活性降低。前额叶皮质的连接直到 24 岁左右才完全成熟。

视前区——下丘脑中参与性行为和温度调节的部分。这个脑区在更年期开始时变得过度活跃。

壳核——纹状体的一部分，主要参与运动的学习和调节。

感受野——神经元的感受野是一个区域（例如在视野中或皮肤上），其刺激（可能通过光或者触摸）导致神经元的电活动（放电频率）发生改变。

受体——一种蛋白质，化学信使（例如神经递质）必须与之结合才能将信息传递给细胞。

学者（Savant）——患有疾病，通常是患有自闭症或智力缺陷，但在某个特定的领域，例如数学或者艺术领域具有非凡能力的人。

性取向——对异性（异性恋）、同性（同性恋）或两性（双性恋）的性感觉取向。理论上性取向和性别认同是相互独立的。

血清素——一种涉及许多功能包括食欲刺激、情绪、攻击性降低、社交互动和幸福感的神经递质。

单核苷酸多态性（SNP，读作 snip）——基因组成部分之一的变异，可以使我们或多或少地易患疾病，包括脑部疾病和精神疾病。

脑室下区——脑室周围有一层细胞，其中有星形胶质细胞和前体细胞，即使在成年期也可以从这些细胞中产生新的神经元和胶质细胞。

额上回；额中回；额下回——额叶上的脑回，额叶的背面以初级运动皮质和中央沟为界，它们的功能请参阅"前额叶皮质"。

颞上回；颞中回；颞下回——颞叶脑回，其功能参见"颞叶"。

颞上沟——位于颞上回和颞中回之间。当我们感到失望或者我们对违反社会规则的行为做出反应时，这个脑区的活性会发生改变。

视交叉上核（SCN）——中枢生物钟，位于下丘脑中视神经交叉的地方，负责我们的昼夜节律。

交感神经系统——自主神经系统的激活部分，为我们的"打或逃"反应做好准备。

突触——神经元之间接触的地方，在这里信息由神经递质传递到下一个神经元的树突树。通过突触形状的变化或新突触的形成，信息被存储在记忆中。

颞叶/颞叶皮质——颞叶参与听觉、音乐、语言和记忆。它还处理视觉信息。

丘脑——大脑中心的一个区域，除了嗅觉之外的所有感觉信息都从这里经过而进入大脑。丘脑与新皮质的相互作用对意识也很重要。

心智理论——对他人的想法、感受或计划形成印象的能力。它涉及镜像神经元、前额叶皮质和催产素。

血管升压素—— 一种由下丘脑神经元生产的、由九种氨基酸组成的小蛋白质或神经肽。它部分从垂体后叶释放到血液中，并在肾脏中起抗利尿激素作用；它也作用于垂体前叶，参与应激调节和促肾上腺皮质激素（ACTH）的释放。血管升压素也在大脑中释放而参与社交互动。

腹侧苍白球——腹侧纹状体和伏隔核的另一个名称，多巴胺在这里作为奖赏系统的一部分被释放。

腹侧纹状体——纹状体的一部分，也被称为伏隔核和腹侧苍白球。源自腹侧被盖区的神经元的纤维末端正是在这里释放多巴胺，两者都是奖赏系统的一部分。

腹侧被盖区——在中脑的腹侧被盖区中有奖赏系统的神经元，它们将纤维发送到伏隔核。当我们遇到我们认为令人高兴或有吸引力的事物时，这些神经元会释放多巴胺。

脑室——充满脑脊液的脑腔。侧脑室、第三脑室和第四脑室之间可以显著区分，后两者通过称为大脑导水管的狭窄通道而连接。

视觉皮质——处理和存储视觉信息的大脑皮质部分，它包括初级视觉皮质（V1）图像中的结构在这里被勾勒出来。有两条通路从 V1 获取视觉信息后向前继续发送处理：一条背侧通路用于处理运动，该通路运行到颞中回（MT=V5）以获取有关"在哪里"发生某事的信息，另一条腹侧通路用于处理颜色（V4）、面部（到梭状回）和物体（到海马旁回）以获取有关我们正在查看的"是什么"的信息。

韦尼克（Wernicke）——韦尼克语言区负责语言的理解，它位于颞叶的后部并与颞平面重叠，对于聆听语言和音乐很重要。

白质——有髓鞘的轴突或脑区之间的纤维束。髓磷脂起到绝缘层的效应。

威尔逊效应（Wilson effect）——在不同的发育阶段，不同的遗传学程序会按顺序表达。因此，智商的遗传性随着年龄的增长而增加，环境对智商的影响则随着年龄的增长而降低，这种现象被称为威尔逊效应。

图书在版编目（CIP）数据

造物之脑 /（荷）迪克·斯瓦伯著 ;包爱民译. --上海: 上海科学技术
文献出版社, 2023
ISBN 978-7-5439-8934-4

Ⅰ.①造… Ⅱ.①迪… ②包… Ⅲ.①大脑－普及读
物 Ⅳ.①R338.2-49

中国国家版本馆CIP数据核字（2023）第175440号

Ons creatieve brein © *2016* by Dick Swaab
Originally published by Uitgeverij Atlas Contact, Amsterdam

This edition arranged with Atlas Contact
through Big Apple Agency, Inc., Labuan, Malaysia
Simplified Chinese edition copyright © 2023
by Guomai Culture and Media Co.Ltd

All rights reserved

责任编辑：苏密娅
封面设计：文 薇

造物之脑
ZAOWU ZHI NAO
［荷兰］迪克·斯瓦伯 著 包爱民 译
出版发行：上海科学技术文献出版社
地 址：上海市长乐路 746 号
邮政编码：200040
经 销：全国新华书店
印 刷：河北尚唐印刷包装有限公司
开 本：889mm×1194mm 1/16
印 张：31.25
字 数：400 千字
印 数：1-5, 000
版 次：2023 年 12 月第 1 版 2023 年 12 月第 1 次印刷
书 号：ISBN 978-7-5439-8934-4
定 价：98.00 元
http://www.sstlp.com